ERNÄHRUNG
FÜR EIN
BESSERES
LEBEN

Peter Brabeck-Letmathe ist Präsident des Verwaltungsrates von Nestlé S.A. Er begann seine berufliche Laufbahn bei Nestlé im Jahr 1968, zunächst als Verkäufer und später Produktmanager für Eiscreme. Von 1970 bis 1987 war er für Nestlé in Chile, Ecuador und Venezuela tätig und wechselte dann zum Hauptsitz in Vevey, Schweiz, wo er weltweit die Verantwortung für die kulinarischen Produkte trug. 1992 wurde er Mitglied der Generaldirektion, verantwortlich für Strategische Business Units, Marketing und Kommunikation und ab 1997 Mitglied des Verwaltungsrates und Chief Executive Officer, einen Posten, den er 2008 abgab. Seit 2005 ist er Präsident des Verwaltungsrates von Nestlé. Peter Brabeck-Letmathe ist außerdem als Vizepräsident des Stiftungsrates beim World Economic Forum in Davos aktiv und Mitglied verschiedener Verwaltungsräte.

Peter Brabeck-Letmathe

ERNÄHRUNG FÜR EIN BESSERES LEBEN

Eine Reise von den
Anfängen der industriellen
Nahrungsproduktion
zur Nutrigenomik

Campus Verlag
Frankfurt/New York

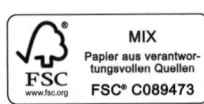

MIX
Papier aus verantwor-
tungsvollen Quellen
FSC® C089473

ISBN 978-3-593-50596-1 Print
ISBN 978-3-593-43436-0 E-Book (PDF)
ISBN 978-3-593-43456-8 E-Book (EPUB)

Umschlaggestaltung: total italic, Thierry Wijnberg, Amsterdam/Berlin
Redaktionelle Mitarbeit: Ruth E. und Friedhelm Schwarz
Satz: Marion Gräf-Jordan, Heusenstamm
Gesetzt aus: Scala und Scala Sans
Druck und Bindung: Beltz Bad Langensalza GmbH
Printed in Germany

www.campus.de

INHALT

VORWORT
Prof. Dr. Patrick Aebischer

Kann im Jahr 2030 eine Weltbevölkerung von 8,5 Milliarden Menschen gerecht, gesund und nachhaltig ernährt werden? Die gute Nachricht ist, dass Hunger in seiner extremsten Form weltweit immer weniger Menschen betrifft: Waren es in den Jahren 1990 bis 1992 noch über 1 Milliarde oder 18,9 % der Weltbevölkerung, ging die Zahl im Zeitraum 2011 bis 2013 auf 842 Millionen oder 12 % zurück.

Durch Wissenschaft für Ernährungssicherheit zu sorgen und Landwirten Hilfe zur Selbsthilfe zu bieten, ist ein Teil der Lösung. Olivier de Schutter, UN-Sonderbeauftragter für das Recht auf Nahrung, erinnert uns aber daran, dass sich der Ansatz zur Ernährung der Weltbevölkerung fundamental veränderte, als die UN 2015 ihre neuen Ziele für nachhaltige Entwicklung einführte. Der Fokus liegt nun nicht mehr alleine auf der Bekämpfung der Unterernährung und auf Ernährungssicherheit, sondern umfasst die Qualität und gerechte Verteilung von Nahrungsmitteln sowie Nahrungsmittelsysteme mit Schwerpunkt auf der Bekämpfung aller Formen von *Mangelernährung*. Mangelernährung ist tatsächlich ein bedeutendes öffentliches Gesundheitsproblem, betrifft sie doch die besonders anfälligen Bevölkerungsgruppen: Kinder, ältere, verletzte oder kranke Menschen sowie sozial isolierte oder über begrenzte Ressourcen verfügende Personen. Schätzungen zufolge sind zwischen 30 und 50 % der hospitalisierten erwachsenen Patienten in den USA mangelernährt. Der WHO zufolge wiesen 2012 zwei Milliarden Menschen einen Mangel an essenziellen Vitaminen und Mineralstoffen auf.

Sind Wissenschaft und Industrie in der Lage, die Herausforderung der Mangelernährung anzunehmen? Eine wissenschaftsbasierte Antwort auf das Problem der Mangelernährung ist die Nutrigenomik, also die Anwendung der Genomik in der Ernährungsforschung, um besser zu verstehen, welchen Einfluss die Ernährung auf die Stoffwechselwege hat, welche Rolle »ernährungsregulierte« Gene wahrscheinlich bei chronischen Erkrankungen spielen und inwiefern Nährstoffe bei verschiedenen Menschen unterschiedliche Wirkungen zeigen. Letzten Endes wird die Nutrigenomik zu wirksamen diätetischen Interventionsstrategien führen. Die Industrie spielt hierbei eine entscheidende Rolle, indem sie den Kunden diese personalisierten oder gruppenspezifischen Produkte verfügbar macht.

Der Bedarf an Nährstoffen sollte vor allem über qualitativ hochwertige Nahrungsmittel gedeckt werden. Die Ernährungswissenschaft und die Lebensmitteltechnik produzieren gesündere Nahrungsmittel oder streben dies an. Verarbeitete Nahrungsmittel werden aber zunehmend als problembehaftet betrachtet. Dabei blenden wir aus, dass beinahe jedes Nahrungsmittel, das wir heute essen, verarbeitet ist. Schon die drei Grundnahrungsmittel der alten Griechen – Olivenöl, Wein und Brot – waren alle verarbeitet. Zudem neigen wir dazu, die Vorteile des modernen Nahrungsmittelsystems zu vergessen: weniger Nahrungsmittelverluste, höhere Haltbarkeit und Verfügbarkeit, besserer Ernährungszustand sowie mehr Komfort und Auswahl. Um die bestmögliche Ernährung sicherzustellen und Mangelernährung zu bekämpfen, müssen wir alle Hilfsmittel nutzen, die uns zur Verfügung stehen. Glücklicherweise profitiert die Lebensmitteltechnik von der raschen Konvergenz von Nanotechnologie, Biotechnologie, Informatik und Kognitionswissenschaft, wobei sich faszinierende neue Wege auftun. Dazu zählen das Food Structuring, die Verpackungstechnik, die Simulation und Modellierung des Verdauungssystems sowie das Verständnis der Bioverfügbarkeit von Nährstoffen, der Mechanismen des Sättigungsgefühls und der Rolle genetischer Prädispositionen.

Die Lebensmitteltechnik wird auch von verschiedenen Nahrungsmittelkonzernen vorangetrieben. Sie haben in ihren Forschungszentren ein Umfeld für modernste Lebensmittelforschung geschaffen. Die Ernährungswissenschaft ist ein Bereich, in dem Universitäten und die Industrie aufeinander angewiesen sind. Die Forschung auf dem Gebiet der Ernährung erscheint sinnlos, wenn wir die Ergebnisse nicht für Kunden und Patienten umsetzen können. Gleichzeitig erfordert sie hoch qualifizierte personelle Ressourcen und teure Ausrüstung, wie sie typischerweise an Universitäten zur Verfügung stehen. Die Ernährungswissenschaft schafft außerdem viele neue Arbeitsplätze. Im besten Fall sollte sie Universitäten, die Industrie sowie Köche mit einbeziehen, denn Ernährung ist mehr als ihre einzelnen Bestandteile.

Die Nahrungsmitteltechnologie hat bereits zahlreiche Erfolge erzielt, darunter den Super-Brokkoli, präbiotische Oligosaccharide und das probiotische Bakterium Lactobacillus acidophilus in Joghurt, vollkornreiche oder allergenfreie Nahrungsmittel oder auch die Verringerung der Packungsgrößen. Trotzdem wird die Nahrungsmitteltechnologie oft als »Nutritionismus« verschrien – ein vereinfachender Ansatz, der Nahrungsmittel auf die Summe ihrer Nährstoffkomponenten reduziert –, weil sie in der Wahrnehmung vieler im Vergleich zur »Vollwertnahrung« minderwertige Produkte liefern würde. Obwohl die Geschichte der verarbeiteten Nahrungsmittel auch viele Misserfolge kennt – wie Speiseöle mit geringem Gehalt an gesättigten Fettsäuren und hohem Gehalt an Trans-Fettsäuren –, ist diese Pauschalkritik nicht gerechtfertigt. Der Koch Anthony Warner meinte dazu treffend: »Die Herkunft eines Nahrungsmittels sagt nichts darüber aus, ob es gut für Sie ist. Sein Nährwert ist davon abhängig, woraus es besteht. [...] Natürlich bedeutet nicht zwingend gesund und verarbeitet nicht zwingend ungesund. Es ist gut, Wert auf frische Nahrungsmittel und Selbstgekochtes zu legen, doch noch mehr sollten wir Wert auf Fakten legen. Wenn wir – Wissenschaftler, Politiker, Gesundheitsfachleute, Journalisten und Köche – uns weiterhin von allen verarbeiteten Nahrungsmitteln distanzieren, entfernen wir uns auch von echten, mit wenig Zeit ausgestatteten Konsumenten und werden nichts verändern können.«

Das Buch von Peter Brabeck-Letmathe kommt gerade zur rechten Zeit – einer Zeit, in der die Belastbarkeit der Nahrungsmittelsysteme vor zunehmende Herausforderungen gestellt wird, in der sich die Gesundheits- und die Nachhaltigkeitsagenda zwangsläufig überschneiden und in der die Landwirtschaft vor einer datenbasierten Revolution steht. Seine einzigartigen Einblicke sind ein geschätzter Beitrag bei der Bewältigung der wichtigsten Herausforderung dieses Jahrhunderts: neun bis zehn Milliarden Menschen gerecht, gesund und nachhaltig zu ernähren.

EINLEITUNG

Der größte Menschheitswunsch war schon immer, ein gesundes und langes Leben zu führen. Bis heute sind wir diesem Ziel bereits ein ganzes Stück näher gekommen. Seit der Mitte des 19. Jahrhunderts hat sich die Gesundheit breiter Bevölkerungskreise in den USA und in Europa deutlich verbessert. Die durchschnittliche Lebenserwartung von Neugeborenen verdoppelte sich in Großbritannien von 41 Jahren und in Deutschland von 37 Jahren im Jahr 1871 auf über 80 Jahre im Jahr 2015, in Japan sogar von 37 auf heute 85 Jahre.[1] Weltweit betrug die Lebenserwartung im Jahr 1820 26 Jahre[2] und 2013 71 Jahre.[3]

Diese Entwicklung ist zum entscheidenden Teil das Ergebnis der sich ständig verbessernden Ernährung. Erst die industrielle Produktion und Logistik von Nahrungsmitteln sorgten für eine ausreichende Menge von preiswerten, nahrhaften Lebensmitteln hoher Qualität und frei von Risiken für die breite Masse der Bevölkerung in den Städten und auch auf dem Lande. Die Medizin hat parallel dazu bei der Bekämpfung von Infektionskrankheiten und im Bereich der Hygiene ebenfalls Fortschritte erzielt, die sich mit denen in der Nahrungsmittelproduktion vergleichen lassen.

Inzwischen ist so nicht nur in den USA und in Europa, sondern auch in vielen anderen Teilen der Welt eine Überflussgesellschaft entstanden. Bis 1996 ließ sich in den hoch industrialisierten Gesellschaften ein klarer Zusammenhang von mehr verfügbaren Kalorien und zunehmender Lebenserwartung nachweisen. Die Zahl der verfügbaren Kalorien stieg seither zwar immer noch weiter, aber die Lebenserwartungskurve flachte ab.[4]

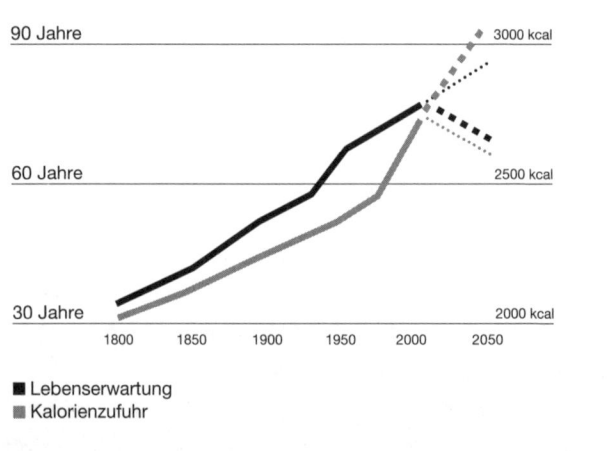

Abb. 1: Zusammenhang Kalorienzufuhr/Lebenserwartung

Das quantitative Wachstum der Nahrungsmittelproduktion bringt den Menschen in der westlichen Überflussgesellschaft keinen zusätzlichen Nutzen mehr. Wohlstandskrankheiten wie Herz-Kreislauf-Erkrankungen, Diabetes und Adipositas haben ein epidemisches Ausmaß erreicht und das Risiko, an Alzheimer zu erkranken, steigt mit jedem Jahr, das wir älter werden. Für die Hersteller von Nahrungsmitteln bedeutet dies, sich neu zu fokussieren und Wissen für Produkte mit neuen Eigenschaften zu generieren, die weit über den Ersatz und die Reduktion von Zucker, Salz und Fett in der Nahrung hinausreichen.

Schon in der Antike war den Menschen bewusst, dass es einen Zusammenhang zwischen Ernährung und Gesundheit gibt. Diese Erkenntnis war über Jahrhunderte die wichtigste Grundlage der Heilkunde. Das medizinische Wissen beruhte fast ausschließlich auf Beobachtungen. Da man einfach zu wenig über die Funktionsweise des Körpers wusste, waren falsche und unwirksame Therapien und Empfehlungen eher die Regel als die Ausnahme. Bis heute gibt es Lehren, die ein gesundes und langes Leben versprechen, ohne sichere Beweise für ihre Richtigkeit liefern zu können.

Tatsächlich wird durch die Fortschritte in den verschiedenen Forschungsfeldern der Life Sciences der Zusammenhang von Ernährung und Gesundheit in einem vollkommen neuen Licht gesehen. Wenn wir unsere Lebensgewohnheiten in entsprechender Weise verändern, können wir schon heute unsere Gesundheit nachhaltig optimieren und bestimmten Krankheiten vorbeugen. Ausgeschöpft ist das Potenzial aber noch lange nicht.

Deshalb wird das Thema Gesundheit in den kommenden Jahrzehnten eine Innovationswelle in der Nahrungsmittelindustrie auslösen. Sie wird mit ihrer Spitzentechnologie eine entscheidende Rolle bei der Verbesserung der Gesundheit ganzer Bevölkerungsgruppen spielen. Bei dieser auf Wissenschaft basierenden personalisierten Gesundheitsernährung geht es in Zukunft darum, effiziente und kostengünstige Wege zu finden, um akuten und chronischen Krankheiten des 21. Jahrhunderts vorzubeugen und sie zu behandeln.

Die Kernaussagen des Buches sind in sechs Thesen zusammengefasst, die dieser Einleitung folgen.

Das *erste Kapitel* beginnt mit dem Konsumenten und der Frage, welche Ernährungstrends die Zukunft bestimmen werden, welche Trends wir in der Vergangenheit hatten und wie diese mit generellen gesellschaftlichen Entwicklungen und Veränderungen verflochten sind und waren. Danach folgt eine Betrachtung der Veränderungen in der Nahrungsmittelproduktion unter Berücksichtigung der Konsumentenwünsche, der Umweltaspekte und der Ressourcenschonung. Der dritte Teil des ersten Kapitels eröffnet einen ersten Blick in die neuen Wissenschaften, die unter dem Dach der Life Sciences versammelt sind.

Der Begriff der industriellen Fertigung hat im Zusammenhang mit vielen Alltagsprodukten wie Kraftfahrzeugen oder Computern einen positiven Klang. Auch Produkte aus der Unterhaltungsindustrie werden durchaus geschätzt. Die Nahrungsmittelindustrie hat es im Vergleich dazu schwerer, in der heutigen Gesellschaft positiv wahrgenommen zu werden.

Im *zweiten Kapitel* möchte ich deshalb in einer Reise durch die Zeit vor Augen führen, welche Leistungen die Nahrungsmittelindustrie für den Fortschritt der Menschheit erbracht hat, und zeigen, welches Potenzial für die Herausforderungen der Zukunft in dieser Industrie steckt.

Im *dritten Kapitel* geht es um eine Bestandaufnahme der gegenwärtigen Situation der Welternährung, der gesamtgesellschaftlichen Entwicklung und Veränderung.

Die Ernährungsforschung wird im *vierten Kapitel* behandelt. Ihre Empfehlungen finden in den Publikumsmedien große Beachtung. Doch viele Forscher begnügen sich damit, bereits vorhandene Erkenntnisse und Empfehlungen zu überprüfen und zu bestätigen. Andere begeben sich in einen Wettbewerb mit ihren wissenschaftlichen Kollegen und versuchen, diese mit noch sensationelleren Meldungen zu übertrumpfen oder zu widerlegen. Am Ende wird der Verbraucher vollkommen verunsichert mit der Flut der Informationen allein gelassen. Deshalb wende ich mich im *fünften Kapitel* der Verantwortung der Lebensmittelindustrie zu.

Im *sechsten und siebten Kapitel* geht es um die Verantwortung, die die Politik und der Einzelne tragen. Das *Kapitel acht* bietet einen Ausblick auf die kommenden Entwicklungen.

In diesem Buch wage ich einen Blick in die Zukunft. Nicht spekulativ in Form von Science-Fiction, sondern auf der Basis dessen, was heute erforscht wird. Die Forschungsergebnisse werden schon in wenigen Jahren vorliegen und die Lebensmittelproduktion dahingehend revolutionieren, dass wir der Verwirklichung des Menschheitstraums von einem gesunden und langen Leben näher kommen. Wir sollten uns diese Chance nicht entgehen lassen.

Wer mehr über die Hintergründe und den weiteren Rahmen meines Denken und Handelns erfahren möchte, dem empfehle ich, dies in meiner Biografie nachzulesen (Friedhelm Schwarz: *Peter*

Brabeck-Letmathe und Nestlé – ein Porträt. Gemeinsam Werte schaffen, Bern 2010). Informationen über die Richtlinien der WHO zu den Themen Zucker, Salz und Fett finden sich im Anhang.

Peter Brabeck-Letmathe
Vevey/Schweiz, August 2016

6 THESEN ZUR ZUKUNFT DER ERNÄHRUNG

1. Die Herausforderung

Der Wunsch von uns allen ist ein gesundes und langes Leben. Dazu bedarf es in der Zukunft grundlegender Veränderungen in der Ernährung: Die gesunde Ernährung einer wachsenden Weltbevölkerung ist nur zu gewährleisten, wenn neue wissenschaftliche Erkenntnisse bei der Herstellung von Nahrungsmitteln beachtet werden, wenn die Lebensweise der Menschen sich an dem Ziel eines gesunden, langen Lebens orientiert und wenn mit den natürlichen Ressourcen schonend und effizient umgegangen wird.

2. Das Leitbild

Es wird keine einheitliche, für alle Menschen gleichermaßen gesunde Ernährung geben, sondern jeweils eine personalisierte Ernährung für unterschiedliche Bevölkerungsgruppen. Diese Unterschiede können sowohl genetischer oder epigenetischer Natur sein, aber zum Beispiel auch altersbedingt oder abhängig von der spezifischen Lebenssituation.

3. Die Verantwortung der Wissenschaft

Die Life Sciences werden das Wissen im Hinblick auf die Zusammenhänge von biologischen Funktionen im menschlichen Körper, Ernährung und Gesundheit auf eine vollkommen neue Basis stellen.

4. Die Verantwortung der Lebensmittelindustrie

Die Lebensmittelindustrie wird auf Basis der wissenschaftlichen Erkenntnisse der Life Sciences Produkte und Dienstleistungen für eine personalisierte Ernährung unterschiedlicher Bevölkerungsgruppen entwickeln. Sie erbringt diese Leistungen ressourcenschonend und sozial für eine möglichst große Zahl an Menschen.

5. Die Verantwortung der Politik

Die sozialen Systeme und die Gesundheitssysteme müssen von der Versorgung bestehender Krankheiten auf die Vorsorge zur Vermeidung von Krankheiten umgestellt werden. Ein offener Markt muss eine effiziente Allokation der Ressourcen und umfassende Innovationen ermöglichen.

6. Die Verantwortung eines jeden Einzelnen

Die Menschen müssen einen neuen ganzheitlichen Qualitätsanspruch an ihre persönliche Lebensweise und Ernährung entwickeln und dabei von Erziehungsinstitutionen, Medien, den Erzeugern und Verarbeitern von Lebensmitteln sowie dem Lebensmittelhandel unterstützt werden.

KAPITEL 1:
AUF DEM WEG ZUR ERNÄHRUNG
DER ZUKUNFT

Die Gründe, warum wir uns in Zukunft anders ernähren werden, finden wir in den Ergebnissen der wissenschaftlichen Forschung, bei der Herstellung von Nahrungsmitteln und natürlich auch in einem sich ständig wandelndem Verbraucherverhalten. Weltweit werden die Konsumenten ihr Verhalten und ihre Gewohnheiten in den kommenden 20 Jahren weitaus schneller ändern, als es in den vergangenen 60 Jahren der Fall war. Das liegt am wachsenden Wohlstand und Wissen sowie daran, dass wir schon heute über technische Möglichkeiten in der Nahrungsmittelproduktion verfügen, die noch vor wenigen Jahrzehnten undenkbar waren.

Ein Mehr an Wohlstand bringt aber nicht nur Verbesserungen, sondern, wie die Erfahrung zeigt, auch Probleme mit sich. Es sind nicht nur die Unternehmen, die sich den Herausforderungen der Globalisierung stellen müssen, es ist auch jeder Einzelne, der sich den globalen Veränderungen anpassen muss und diese zwar meist als Vorteil, doch manchmal auch als Nachteil erlebt.

Von den industriellen Herstellern von Nahrungsmitteln wird einerseits erwartet, dass sie die immer weiter wachsende Weltbevölkerung versorgen, andererseits müssen sie auch die Konsumwünsche von sich immer stärker differenzierenden Verbraucherschichten befriedigen. Vor 60 Jahren bestand die Herausforderung für die Nahrungsmittelhersteller hauptsächlich darin, mehr und Besseres zu produzieren. Heute müssen sie zusätzlich noch einen umfangreichen Forderungskatalog im Hinblick auf Nachhaltigkeit, Ressourcenschonung und Umwelt erfüllen. Das tun sie nicht nur deshalb, weil es die Konsumenten und die Politik von ihnen fordern, sondern weil sie auch selbst dazugelernt und erkannt haben, dass Wachstum heute unter dem Aspekt der Zukunftssicherheit nach anderen Regeln erfolgt als in den ersten Jahrzehnten nach dem Zweiten Weltkrieg.

In den Wissenschaften hat man in den 1980er-Jahren damit begonnen, ganz neue Forschungsfelder zu eröffnen. Heute sind wir an dem Punkt, wo wir beginnen können, diese neuen Erkenntnisse in die Praxis umzusetzen, um den Menschen das zu geben, was sie sich am meisten wünschen, Gesundheit und ein langes Leben.

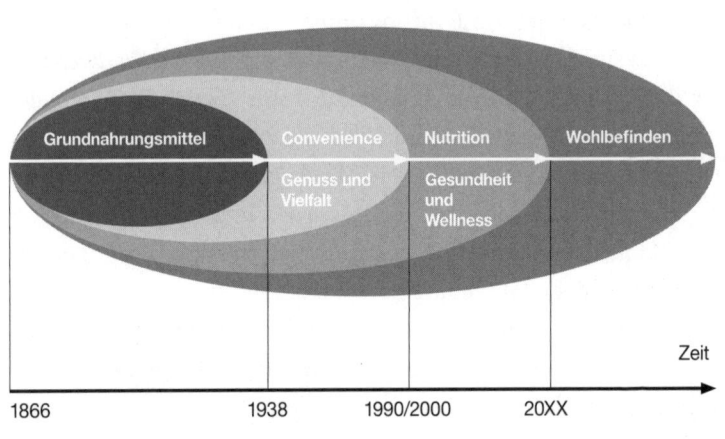

Abb. 2: Die nächste Stufe: umfassendes Wohlbefinden

Globale Megatrends auf der Konsumentenseite

»Panta rhei – alles fließt«, diese Erkenntnis des griechischen Philosophen Heraklit könnte auch der Leitgedanke für die Trendforschung sein. Unsere Welt befindet sich in einem ständigen Wandel, der von den meisten Menschen gar nicht wahrgenommen wird, weil sie selbst ein Teil davon sind. Die Veränderungen und Entwicklungen in den Tiefen der globalen Gesellschaft sind wie Strömungen im Ozean, die eine große Kraft entfalten.

Megatrends verändern die Welt zwar langsam, dafür aber langfristig und grundlegend. Wenn ein neues iPhone von Apple auf den Markt kommt, ist das vielleicht ein trendiges Produkt, aber es stellt weder einen Trend noch einen Megatrend dar. Die mobile Kommunikation, die Anfang der 1990er-Jahre begann, ist jedoch ein hervorragendes Beispiel für einen Megatrend, der das Leben der meisten Menschen grundlegend verändert hat. Der Trendforscher John Naisbitt sagte ihn bereits im Jahr 1982 voraus[1], als weder Mobiltelefone noch Internet, zumindest nicht für die breite Bevölkerung, verfügbar waren. Zehn Jahre später, 1993, gab es weltweit schon 34 Millionen Mobiltelefonanschlüsse, 2015 waren es dann 7,085 Milliarden. Auf der Erde gibt es also fast so viele Mobiltelefone wie Menschen (7,3 Milliarden).[2]

Foodtrends, die beschreiben, wie unsere Ernährungsweise in Zukunft aussehen wird, werden von einer ganzen Reihe von Megatrends bestimmt. Umgekehrt sind Veränderungen im Essverhalten für die Trendforscher aber auch Indikatoren, die Rückschlüsse auf die Entstehung neuer Megatrends zulassen. Für die zukünftige Entwicklung der Ernährung sind folgende Megatrends von besonderer Bedeutung:

- eine immer älter werdende Gesellschaft,
- die Zunahme von chronischen Krankheiten und
- ein immer weiter wachsendes Gesundheitsbewusstsein, das zum größten Teil auf den beiden ersten Trends beruht.

Es gibt aber auch noch andere starke Faktoren, die unser Essverhalten zukünftig beeinflussen werden. Dazu gehört, dass immer mehr Menschen in immer größeren Städten leben werden, die dort mit Nahrungsmitteln versorgt werden müssen, und dass sich durch die Anforderungen und Möglichkeiten der Globalisierung ein neuer Lebensstil herausbildet, der als Trend zur »Individualisierung des Lebens« beschrieben wird. Auch das hat weitreichenden Einfluss darauf, was wir essen, wann wir essen und wo wir essen.

1 von 5 wird über 65 sein
70 % der entwickelten Länder mit mehr 50+ als 50-
Über 200 Mio. in China älter als 65 Jahre
• Gesundheitssysteme müssen an die Bedürfnisse älterer Menschen angepasst werden

3 von 5 werden an einer chronischen Erkrankung sterben
50 Mio. Alzheimer-Patienten
7 % der Erwachsenen werden weltweit mit Diabetes leben
• Mehr Vorbeugung und Behandlung von chronischen Erkrankungen

1 von 5 wird übergewichtig oder fettleibig sein
120 Mio. in den USA
20 % der unter 18-Jährigen in China
• Notwendigkeit, zunehmende Begleiterkrankungen zu behandeln (Herzerkrankungen, Diabetes)

Die Welt wird 5 bis 10 Billionen Dollar für Gesundheitsfürsorge ausgeben
Mehr als 16 % des BSP für Gesundheitsfürsorge
Die nationalen Gesundheitsausgaben der USA werden 14.000 $ pro Kopf erreichen
• Die Kosten müssen eingedämmt und/oder die Finanzierung erhöht werden

Abb. 3: Welternährung und Gesundheitsthemen 2020

Die Silver Society – auf dem Weg in eine älter werdende Welt

Auf allen Kontinenten erreichen mehr Menschen ein höheres Alter als jemals zuvor. Das betrifft sowohl die Industriestaaten, die Schwellenländer als auch die wenig entwickelten Länder, und zwar in unterschiedlichem Tempo je nach Ausgangslage der Gesellschaften. Die rasante Zunahme älterer Bevölkerungsgruppen ist nicht nur eine Herausforderung an die Sozialsysteme, sondern natürlich auch an die Lebensmittelhersteller, denn jedes Lebensalter, vom Säugling bis zum Hochbetagten, braucht nach heutigem Verständnis eine Ernährung, die auf die ganz spezielle Lebenssituation abgestimmt ist.

Für das Jahr 2050 rechnet man mit einer Weltbevölkerung von rund 9,7 Milliarden Menschen.[3] Die Zahl der über 60-Jährigen, die heute weltweit bei rund 841 Millionen liegt, dürfte bis 2050 auf über zwei Milliarden ansteigen. Davon werden 360 Millionen älter als 80 Jahre sein und drei Millionen älter als 100 Jahre. Im Jahr 2020 wird es erstmals in der Geschichte der Menschheit mehr über 60-Jährige auf der Welt geben als Kinder unter fünf Jahren.[4] Der Grund dafür, dass wir immer älter werden, ist in erster Linie der zunehmende globale Wohlstand, der eine bessere Ernährung und medizinische Versorgung gewährleistet. Derzeit befinden sich weltweit rund zwei Milliarden Menschen auf dem Weg aus der extremen Armut hin zu einem Leben, das ihnen eine ausreichende materielle Versorgung bietet.[5]

Am schnellsten steigt zurzeit die Lebenserwartung der Menschen in Lateinamerika und in Asien. In Lateinamerika wird den Kindern, die 2012 zur Welt kamen, ein durchschnittliches Lebensalter von mindestens 70 Jahren prognostiziert. In Asien ist die Lebenserwartung von Land zu Land noch sehr unterschiedlich. Den Spitzenplatz nehmen die Bewohner von Singapur und Hongkong ein. Es ist gut möglich, dass sie mit den westlichen Industriestaaten gleichziehen oder sie vielleicht sogar noch überflügeln werden. Heute liegt Europa allerdings noch vorn.[6]

Nach Japan, Italien und der Schweiz ist Deutschland das Land mit dem vierthöchsten Durchschnittsalter der Bevölkerung. Im Jahr 2030 werden in Europa mehr als die Hälfte der Menschen über 50 Jahre alt sein. Die weitere Lebenserwartung der 50-Jährigen wird dann bei noch einmal 40 Jahren liegen. Man geht davon aus, dass 2030 in den Industriestaaten insgesamt mehr als ein Drittel der Bevölkerung 65 Jahre und älter sein werden. Zur selben Zeit wird in Asien der Anteil der über 60-Jährigen schon mehr als die Hälfte der Bevölkerung betragen.[7] In den USA werden 37 Prozent über 50 Jahre alt sein und gute 20 Prozent über 65 Jahre.[8]

Der demografische Wandel führt zu einem generellen Wandel in den Gesellschaften. Nicht nur der Lebens- und Konsumstil wird sich durch die wachsende Bevölkerungsgruppe der Älteren verändern, sondern auch die Anforderungen an die sozialen Systeme und Gesundheitssysteme. Die Älteren werden ihren Lebensstil, den sie in den 30 Jahren vor ihrem 60. Lebensjahr erworben haben, auch in den kommenden Jahren beibehalten wollen. In den USA fühlt sich die Mehrheit der Bevölkerung erst mit 80 Jahren alt. In Deutschland setzt dieses Gefühl im Durchschnitt bereits mit 77 Jahren ein. Schaut man jedoch auf die durchschnittliche Lebenserwartung dieser Länder, dann beträgt der Zeitraum, in dem die Menschen sich alt fühlen, nur drei bis fünf Jahre. Das gefühlte Alter der Menschen in diesen Ländern ist zwischen zehn bis 20 Jahre niedriger als ihr tatsächliches biologisches Alter.[9]

Die Menschen haben heute also eine komplett veränderte Selbstwahrnehmung. Das liegt sicherlich daran, dass die jungen und mittleren Alten ihr Lebensgefühl und ihre Lebensweise mit denen der Hochbetagten vergleichen. Viele Menschen erreichen ein hohes Alter bei kaum eingeschränkter Gesundheit. Die Erwartung, sein Leben in Gesundheit verbringen zu können, die sogenannte »healthy life expectancy«, wird also immer besser erfüllt, da akute Erkrankungen, Unfälle, aber auch Infektionen von der heutigen Medizin besser behandelt und chronische Erkrankungen zeitlich verzögert werden. Außerdem kommen immer mehr alte Menschen zu der Überzeugung, dass sie durch ihr ganz persönliches Verhalten den Alterungsprozess und seine Symptome immer weiter hinausschieben können.

Das Gefühl alter Menschen, tatsächlich alt zu sein, wird auch durch die Urbanisierung und die steigende Mobilität abgemildert. Zurzeit entsteht eine »Multi-Aging-Kultur«[10] mit vielen individuellen Formen des Alterns. Immer mehr alte Menschen sorgen aufgrund ihrer Lebenserfahrung für den Zusammenhalt in einer sich wandelnden Gesellschaft. Die Gesundheits- und Ernährungskonzepte sind bei alten Menschen längst nicht in dem Maße an der Vergangenheit orientiert, wie gemeinhin erwartet wird. Die Bereitschaft, den Prozess der Alterung selbst zu gestalten, ist heute bei alten Menschen weitaus größer als noch in den vorangegangenen Generationen. Und diese Haltung überträgt sich auch auf die Nachkommen.

In vielen entwickelten Ländern sind die älteren Menschen die einzig wachsende Konsumentengruppe, denn die heutige Generation 50 plus ist konsumgewohnt, kaufkräftig, mobil und beherrscht die modernen Kommunikationsmedien.[11] Neben dem klassischen »ersten Gesundheitsmarkt«, bestehend aus Ärzten, Krankenhäusern, Krankenkassen, Pflege-, Pharma- und Biotechnologieunternehmen sowie der Medizintechnik greifen immer mehr Ältere auch auf den »zweiten Gesundheitsmarkt« zurück. Dazu gehören die alternative Medizin, Coaching-, Wellness- und Sportangebote sowie Ernährungsberatung und die gesamte Lebensmittelbranche.[12]

Was sich ältere Menschen wünschen, sind Ernährungsangebote, die ihr Wohlbefinden steigern und ihnen spürbar guttun. Allerdings soll dieses Essen nicht als »Seniorenteller« oder als »Babynahrung für Rentner« daherkommen. Die Herausforderung an die Lebensmittelindustrie lautet also, ein differenziertes Nahrungsangebot zu schaffen, das den metabolischen Anforderungen alternder Menschen entspricht und sich in Geschmack und Präsentation nicht von dem unterscheidet, was jüngere Menschen gewohnt sind zu essen.

Chronische Krankheiten nehmen zu

Als chronisch krank gelten Menschen, die wenigstens ein Jahr lang wegen derselben Krankheit mindestens einmal pro Quartal von einem Arzt behandelt werden. In Deutschland traf dies 2010 auf zwei von fünf Menschen zu.[13] In den USA sind chronische Erkrankungen (darunter auch Krebs) für sieben von zehn Todesfällen jährlich verantwortlich und verursachen 86 Prozent der gesamten nationalen Gesundheitskosten.[14] Eines der Hauptprobleme ist das metabolische Syndrom, ein Systemkomplex aus krankhaftem Übergewicht, Störungen im Fettstoffwechsel, Typ-2-Diabetes und Herz-Kreislauf-Erkrankungen. Nach Schätzungen der International Diabetes Federation (IDF) aus dem Jahr 2014 leiden weltweit 387 Millionen Menschen an Diabetes.[15] Zwei Drittel davon leben in Entwicklungsländern. Für das Jahr 2035 prognostiziert die IDF eine Steigerung der weltweit an Diabetes Erkrankten auf 592 Millionen.

Mehr als eine Milliarde Menschen von insgesamt 6,7 Milliarden waren 2008 übergewichtig, also rund 15 Prozent. 2050 wird dies auf rund 20 Prozent der auf 9,6 Milliarden geschätzten Bevölkerung zutreffen, sagen die Vereinten Nationen.[16] In den USA werden über 170 Millionen Menschen, die 18 Jahre und älter sind, Übergewicht haben (2014), dabei sind es aber nicht nur Erwachsene, die darunter leiden. In China werden es 20 Prozent der unter 18-Jährigen sein und der Anteil übergewichtiger männlicher Kinder und Jugendlichen in Brasilien, Mexiko und Russland ist schon heute höher als in Deutschland.

Mit unserem Lebensstil exportieren wir die sogenannten Zivilisationskrankheiten auch in ärmere Länder, stellte der Organisator des Weltgesundheitsgipfels (World Health Summit) 2010, Prof. Detlev Ganten, fest. Dass es immer mehr chronisch Kranke gibt, liegt unter anderem auch daran, dass wir länger leben und die Zahl der Risikofaktoren steigt. Diabetes ist eine typische Alterskrankheit und Demenz auch. Heute gibt es weltweit 55 Millionen dementer Patienten und ihre Zahl wird sich bis 2050 auf 135 Millionen nahezu verdreifachen.[17]

Ein Großteil der chronischen Krankheiten wie Herz-Kreislaufleiden, Diabetes, Fettleibigkeit, Krebs und Atemwegserkrankungen lassen sich auf eine relativ kleine Zahl von Risikofaktoren zurückführen. Dazu gehören Rauchen und übermäßiger Alkoholkonsum, Übergewicht, erhöhte Cholesterinwerte und Bluthochdruck. »Wir essen zu viel und falsch. Wir bewegen uns zu wenig. Um zum Beispiel chronische Erkrankungen des Herz-Kreislauf-Systems und Übergewicht in den Griff zu bekommen, muss sich in erster Linie bei der Ernährung etwas ändern«, sagte Prof. Ganten.

Es sei daher wichtig, dass wir schon im Kindergarten gesunde, weniger salz- und zuckerreiche Ernährung zu uns nehmen und ein Verständnis dafür entwickeln, was unser Körper braucht.

»Es wird viel über Kosten gesprochen, ich glaube, dass die eigentliche Herausforderung vielmehr Bildung ist. Diese ist sozusagen die beste Impfung, die Grundvoraussetzung für gesundes Verhalten«, sagte Ganten, der frühere Chef der Charité, in Berlin. »Wir werden nie eine Gesellschaft erreichen, die völlig frei von Krankheiten ist. Diese gehören zum Leben dazu«, so Ganten. »Aber die Fehler, die wir in vielen Bereichen machen, müssen wir vermeiden.«[18]

Weltweit sind im Jahr 2008 etwa 57 Millionen Menschen gestorben, 36 Millionen davon an nicht übertragbaren Krankheiten. 17 Millionen Todesfälle gehen davon auf Herz-Kreislauf-Erkrankungen zurück, 7,6 Millionen auf Krebs, 4,2 Millionen auf chronische Atemwegserkrankungen und 1,3 Millionen auf Diabetes. Diese vier Krankheitsgruppen sind für etwa 80 Prozent der Todesfälle durch nicht übertragbare Erkrankungen verantwortlich. Allein auf Bewegungsmangel gehen etwa 3,2 Millionen Todesfälle zurück.[19]

Wer glaubt, diese Zivilisationskrankheiten würden hauptsächlich die Menschen in den Industriestaaten betreffen, irrt sich. Auf allen Kontinenten außer Afrika übertrifft die Zahl der Todesfälle durch chronische Erkrankungen mittlerweile die Zahl der Todesfälle durch Infektionskrankheiten.[20]

Um die globalen Gesundheitsprobleme der Weltbevölkerung erfolgreich bekämpfen zu können, bedarf es der Zusammenarbeit aller Beteiligten, die sich mit der Ernährung der Menschen befassen. Es wird nicht ausreichen, in Zukunft nur an die Vernunft der Menschen und an ihre Eigenverantwortung zu appellieren. An der Bekämpfung der Gesundheitsprobleme müssen sich die Konsumenten zwar in hohem Maße selbst beteiligen, doch können sie aus unterschiedlichen Gründen dies oft nicht. Auch über die medizinische Versorgung der Menschen durch Ärzte und Pharmahersteller wird man angesichts der Größe des Problems nicht zu befriedigenden Lösungen kommen.

Deshalb sind besonders die Lebensmittelindustrie, der Handel und die Gastronomie gefordert. Alle, vom Produzenten über den Fast-Food-Verkäufer bis zum Konsumenten, könnten natürlich auf die Herstellung, den Verkauf und auf den Verzehr kompletter Nahrungsmittelgruppen, wie zum Beispiel Fleisch und Wurstwaren, alkoholfreie Softdrinks und Süßwaren sowie bestimmte Backwaren, verzichten. Dazu wird aber allen voran der Verbraucher nicht bereit sein, weil Essen für ihn Lebensgenuss ist und nicht nur satt machen soll.

Die Gesundheitssysteme aller Länder werden die Unterstützung der Nahrungsmittelindustrie brauchen, um die mit den nicht übertragbaren, darunter auch chronischen Erkrankungen verbundenen Gesundheitskosten nicht noch weiter ansteigen zu lassen. Immerhin sind es schon heute 70 bis 80 Prozent der Kosten im Gesundheitswesen, die auf nicht übertragbare Krankheiten (vor allem Demenz, Krebs und Diabetes) entfallen, so Prof. Ganten.

Der Trend zu einem wachsenden Gesundheitsbewusstsein

Wann ist man eigentlich gesund? Prof. Detlev Ganten hat darauf eine Antwort: »Was Gesundheit bedeutet, lässt sich schwer fassen. Und erst recht nicht messen. Denn wenn man nur genau genug hinsieht, wird man in jedem Körper ein paar tickende Zeitbomben finden. Ebenfalls darf man an den Gesundheitsbegriff keine Anforderungen stellen, die den Einzelnen überfordern.« Wenn man leisten kann, was andere von einem erwarten und man selbst von sich selbst, dann ist man in seinen Augen ziemlich gesund.[21] Gesundheit ist also eine Frage der Selbstwahrnehmung und der Unterschied besteht darin, ob man sich auch krank fühlt, wenn man krank ist.

Das moderne Gesundheitsbewusstsein hat seine Wurzeln in der Zeit nach dem Zweiten Weltkrieg, als man feststellte, dass die bis dahin häufigsten Todesursachen wie Lungenentzündung, Tuberkulose und Magen-Darm-Erkrankungen durch Herz-Kreislauf-Erkrankungen und Krebs abgelöst worden waren. Der United States Public Health Service (PHS) wollte herausfinden, warum die koronare Herzkrankheit (KHK) die häufigste Todesursache in den USA war und welche Risikofaktoren zu Herzinfarkt oder Schlaganfall führten. Deshalb begann 1948 die systematische Untersuchung der Bevölkerung in der Stadt Framingham in Massachusetts.

Die als *Framingham Herz Studie* bekannt gewordene Untersuchung erstreckte sich zunächst über einen Zeitraum von 20 Jahren. In der Startphase wurden rund 5200 Männer und Frauen zwischen dem 30. und 60. Lebensjahr ausgewählt, die zu diesem Zeitpunkt noch keine Herz-Kreislauf-Erkrankungen hatten. 1971 wurden dann die Kinder der Untersuchungsteilnehmer miteinbezogen, sodass eine generationenübergreifende Beobachtung möglich wurde. Bis in die 1990er-Jahre wurde die Studie dann weitergeführt und sie gehört noch immer zu den wichtigsten epidemiologischen Studien in den USA.[22]

Insgesamt wurden auch hier die bekannten Risikofaktoren ermittelt. Im Laufe der Untersuchungen stellte sich dann heraus, dass die lebensbedrohlichen Symptome durch eine Veränderung des Lebenswandels der jeweils Betroffenen zumindest gemindert werden konnten. Die Empfehlung lautete Reduktion von Übergewicht, Kontrolle der Salzaufnahme, Einnahme von blutdrucksenkenden Mitteln, Bewegung und natürlich Schluss mit dem Rauchen. Man konnte also aufgrund dieser Studie feststellen, dass präventive Maßnahmen die Gesundheit nachhaltig fördern. Außerdem zeigte die Framingham Herz Studie, dass der moderne Lebensstil und der Konsum im Überfluss der Gesundheit mehr schaden als nützen. Zahlreiche nachfolgende Studien überprüften diese Ergebnisse und bestätigten sie.

Die Rolle der Gesundheit in der heutigen Leistungsgesellschaft

Vor allem die Konsumenten der sogenannten Millennial-Generation interessieren sich für neue Gesundheitstrends und für die Inhaltsstoffe ihrer Nahrung. Sie bevorzugen häufig handwerklich erzeugte und natürliche Produkte, die gentechnik- oder glutenfrei sind oder aus biologischem Anbau stammen. Passend zu ihrem geschäftigen Lebensstil wünschen sie sich schnelle, konsumfertige Lösungen und klare Portionsangaben. Feste Mahlzeiten sind immer weniger die Regel und Zwischenmahlzeiten werden immer beliebter.

Das liegt auch daran, dass sich die Familienstrukturen verändern. In vielen Gesellschaften wächst die Zahl der Alleinerziehenden und der Singlehaushalte. Die Millenials wünschen sich zunehmend eine Ernährung mit zusätzlichem Gesundheitsnutzen. So werden sie aller Voraussicht nach ein längeres, aktiveres und gesünderes Leben führen.

In der *Social Trends Gesundheit* Studie hat Tomorrow Focus Media im Dezember 2012 untersucht, was die Menschen in der heutigen Leistungsgesellschaft tun, um gesund und fit zu bleiben. 91,2 Prozent der Befragten halten Gesundheit für das Wichtigste und interessieren sich sehr dafür. Auch die Mehrzahl der Jugendlichen hat ein ausgeprägtes Gesundheitsinteresse. Bei den unter 16-Jährigen liegt es immerhin schon bei 74,3 Prozent und erreicht bei den über 55-Jährigen einen Wert von 96,7 Prozent.[23]

86 Prozent achten auch im Alltag auf ihre Gesundheit und 67 Prozent verzichten ihrer Gesundheit zuliebe auf Dinge wie Alkohol, Zigaretten oder Süßigkeiten. Ernährung und Bewegung sind die Faktoren, die den höchsten Stellenwert haben, um gesund zu bleiben. Fast die Hälfte aller Befragten holen sich ihre Informationen zum Thema Gesundheit aus dem Internet. Das ist nicht verwunderlich, denn die Suchmaschine Google bietet zu dem Stichwort Gesundheit 180 Millionen Einträge. Rund 20 Prozent der an Gesundheitsthemen Interessierten beziehen ihre Informationen aus gedruckten Medien, die heute fast alle Gesundheitsthemen behandeln.

Gerade für die große Zielgruppe, die den Gesundheitsthemen pragmatisch gegenübersteht, wird es notwendig sein, über das Gesundheitsversprechen hinaus zusätzliche psychologische Anreize (Nudging) zu schaffen, um sich noch stärker um die eigene Gesundheit zu kümmern. Dabei wird der gesamte Bereich der »E-Health« als Teil des zweiten Gesundheitsmarktes eine immer größere Rolle spielen. Smartphones und Tablets dienen als mobile Endgeräte nicht nur zur Kommunikation, sondern auch zur Messung von Vitaldaten. Das geht bis hin zur Empfehlung von bestimmten Nahrungsmitteln am Supermarktregal, soweit vorher mittels Sensoren der ernährungsphysiologische Bedarf des Kunden errechnet werden konnte.

Schon jetzt ist jede 23. App weltweit eine Health-App.[24] Bei den beiden großen App-Stores iTunes und Google Play gab es Anfang 2015 rund 80 000 Apps in den Kategorien Medizin sowie Gesundheit und Fitness. Die Zahl der Android-Gesundheits-Apps betrug mehr als 30 000. Hinzu kommen circa 46 000 iOS Health-Apps. Hier liegt auch die Quelle, um die Verbindung zwischen persönlichen Mess- und Assistenzsystemen oder digitalen Fitness-Tools zu den Möglichkeiten von Big Data herzustellen. Heute macht die Zielgruppe der LOHAS (Lifestyles of Health and Sustainability) von diesen Angeboten Gebrauch. Aber ähnlich wie bei den Smartphones ist wohl damit zu rechnen, dass auch diese Angebote aus dem Bereich E-Health sich von Statussymbolen zu selbstverständlichen Geräten und Anwendungen für die Nutzung im Alltag durch breite Bevölkerungsschichten entwickeln werden.

Individualisierung zeigt sich besonders beim Essen

Der Trend zum »Man-selbst-Sein«, sich selbstbewusst wahrzunehmen, sich von anderen abzugrenzen, ohne sich zu isolieren, aber nicht in der Masse unterzugehen, zeigt sich besonders im Bereich der Ernährung. Um den individuellen, hoch differenzierten Verbraucherwünschen zu entsprechen, ist in den Supermärkten ein stark fragmentiertes Angebot von Lebensmitteln entstanden. Das macht es für den Verbraucher oft schwer, sich zu orientieren.

Individualität wird auch als Wahlfreiheit verstanden, wie man sein Leben als Ganzes und erst recht in den Details gestaltet. Dazu gehört, was man wie, wo und mit wem isst.

Das, was wir essen, ist für uns immer auch die Möglichkeit zur Selbstverwirklichung, zur Selbsterfahrung und nicht zuletzt zur Selbstdarstellung. Nahrung stiftet Identität und wird von vielen Menschen als Ausdruck ihrer Weltanschauung angesehen. Dies alles gilt natürlich nur für diejenigen, die in Überflussgesellschaften leben oder zumindest über ausreichend Nahrung verfügen, aber natürlich nicht für jene, die Hunger leiden müssen.

Wir leben heute in einer Zeit der »Consumer Confusion«, weil es im Zusammenhang mit der Nahrungsmittelherstellung viele negative Nachrichten gibt und viele Informationen, die einander widersprechen. Dem Konsumenten fehlt bei der Vielzahl der Ratschläge, Empfehlungen und Angebote die Fähigkeit, sich für die für ihn geeignete, gesunde Ernährungsweise zu entscheiden. Es ist ganz eindeutig die Aufgabe der Nahrungsmittelindustrie, in Zusammenarbeit mit öffentlichen Instanzen (Gesundheitsbehörden, Schulen etc.) und der Wissenschaft, ihm eine Hilfestellung zu geben, indem ihm deutlich und transparent gemacht wird, welche Nahrungsmittel für seine Gesundheit gut oder weniger gut sind.[25]

Durch Innovation und Renovation der Produkte sorgt Nestlé dafür, dass diese zu einer gesunden Ernährung beitragen und auf die sich wandelnden Verbraucherwünsche eingehen. In den Vereinigten Staaten ist zum Beispiel die früher auf Diätkost spezialisierte Marke Lean Cuisine dabei, sich als Marke für moderne Ernährung zu etablieren. Das neue Sortiment von Stouffer's Fit Kitchen mit jeweils mindestens 25 Gramm Proteinen pro Portion, komplexen Kohlenhydraten und Gemüse richtet sich vorrangig an männliche Konsumenten, die Untersuchungen zufolge im Tiefkühlsortiment gute, nährstoffreiche Gerichte vermissen.

Die meisten Verbraucher pendeln bei der Auswahl ihrer Ernährung zwischen den beiden Polen Sicherheit durch Gewohnheit auf der einen Seite und dem Reiz, etwas Neues zu probieren, auf der anderen. Der Mensch ist evolutionär darauf angelegt, ständig nach Neuem zu suchen. Wer zu den Ersten gehört, die etwas Neues probieren, verfügt über einen Erfahrungsvorsprung vor anderen und wertet sich dadurch selbst auf. So ist es nicht verwunderlich, dass auch bei den Nahrungsmitteln ständig Neues probiert wird.

Globalisierung und Urbanisierung unterstützen diesen Trend. Mehr als die Hälfte der Weltbevölkerung lebt heute in Städten. Im

Jahr 2050 werden es nach Prognosen der Vereinten Nationen fast 70 Prozent der Weltbevölkerung sein. Die Lebensqualität hängt von vielen Faktoren ab. Einer davon ist die Versorgung mit Lebensmitteln, die in Preis und Qualität den Bedürfnissen und Möglichkeiten der Stadtmenschen entsprechen.[26]

Die Aufgaben der neuen Ernährungswissenschaft

Im April 2005 fand auf Initiative der International Union of Nutritional Sciences (IUNS) und des World Health Policy Forums in Gießen ein internationaler Workshop statt, dessen Ziel es war, eine neue umfassende Definition der Ernährungswissenschaften zu erarbeiten. Namhafte Wissenschaftler aus aller Welt, die sich in unterschiedlichen Disziplinen mit Fragen der Ernährung befassen, nahmen an diesem Workshop teil. Das Ergebnis wurde in der Gießener Erklärung (Giessen Declaration) verabschiedet und im September 2005 auf dem 18. Internationalen Congress of Nutrition (ICN) in Durban vorgestellt.[27]

Die Definition der neuen Ernährungswissenschaft (Nutrition Science) lautet wie folgt:

»Die Ernährungswissenschaft befasst sich mit Nahrungssystemen, Essen und Trinken, den darin enthaltenen Nährstoffen und anderen Inhaltsstoffen sowie ihrer Wechselwirkung in und zwischen allen relevanten biologischen, gesellschaftlichen und ökologischen Systemen.

Die Aufgabe der Ernährungswissenschaft ist es, zu einer Welt beizutragen, in der heutige und künftige Generationen ihre Möglichkeiten ausschöpfen können, in bester Gesundheit zu leben sowie eine zunehmend vielfältige Umgebung zu entwickeln, zu erhalten und zu genießen.

Die Ernährungswissenschaft sollte die Grundlage für die Nahrungs- und Ernährungspolitik bilden. Diese wiederum sollte die

Identifizierung, Schaffung, Bewahrung und den Schutz rationaler nachhaltiger und gerechter regionaler, nationaler und globaler Nahrungssysteme ermöglichen, um so die Gesundheit, das Wohlergehen und die Unversehrtheit der Menschheit und auch der biologischen und physikalischen Welt zu erhalten.«[28]

Diese Erklärung geht natürlich weit über das hinaus, was die klassischen Ernährungswissenschaften in ihrer Konzentration auf die Entwicklung neuer Produkte und Produktionsprozesse ausmacht. Es ist fraglich, ob die klassische Lebensmittelindustrie und die klassische Ernährungswissenschaft fähig sind, diese neu formulierten Herausforderungen anzunehmen und tatsächlich umzusetzen.

Ebenso fraglich ist es, ob denn vielleicht die Pharmaindustrie und deren Forschungseinrichtungen in der Lage wären, mit ihren Mitteln und Instrumenten die Gesundheitsprobleme von Milliarden Menschen zu lösen. Wir haben bei Nestlé durchaus geprüft, in welchem Rahmen eine Zusammenarbeit zwischen Pharmaunternehmen, Pharmaforschung und Lebensmittelunternehmen sowie Lebensmittelforschung möglich wäre. Dabei stellten wir fest, dass die Strukturen beider Seiten nicht gut miteinander kompatibel sind, da die Lebensmittelindustrie in erster Linie konsumentenorientiert arbeitet, während sich die Pharmaseite auf die Suche und Vermarktung neuer Wirkstoffe konzentriert. Was wir also brauchen, ist eine neue integrative wissenschaftliche Sichtweise, die auch in der Lage ist, eine neue Industrie mit Forschungsergebnissen zu versorgen, die als konkrete Produkte oder Dienstleistungen an den Konsumenten weitergegeben werden können.

Wir gründeten deshalb eine neue Firma Nestlé Health Science und als entsprechendes wissenschaftliches Pendant das Nestlé Institute of Health Sciences. Die Health Sciences vereinigen die unterschiedlichsten Disziplinen angewandter Wissenschaft im Bereich der Gesundheit von Mensch und Tier. Dabei gibt es zwei Hauptaspekte: die Erforschung der Grundlagen von Gesundheit und dann die Umsetzung dieses Wissens, um Gesundheit zu verbessern, Krankheiten zu vermeiden oder zu heilen.

Life Sciences – eine neue Dimension der Wissenschaft als Lösungsbeitrag

Life Sciences, auch Biowissenschaften oder Lebenswissenschaften genannt, umfasst all jene Forschungszweige der Natur- und Ingenieurwissenschaften, die sich mit Prozessen und Strukturen von lebenden Organismen beschäftigen. Das sind nicht nur Menschen und Tiere, sondern auch Pflanzen und Mikroorganismen. Zu den Life Sciences gehören zahlreiche Zweige der Biologie, unter anderem Agrarforschung, Biotechnologie, Humanbiologie, Zellbiologie, Genetik, Molekularbiologie und Neurobiologie, auch die Medizin, biomedizinische Forschung, Biochemie, Biophysik, Bioinformatik, Genomik sowie die Ernährungswissenschaften und die Lebensmittelforschung. Fortschritte in verschiedenen Disziplinen der Life Sciences haben die Entstehung einer leistungsfähigen Lebensmittelforschung ermöglicht. Sie verfolgt das Ziel, Nahrung zu entwickeln, die uns gesund erhält und Krankheiten vorbeugt oder sogar heilt.

Dass ein Zusammenhang zwischen der Ernährung und der Gesundheit des Menschen besteht, wusste man schon in der Antike. Wissenschaftlich erklären konnte man ihn jedoch nicht. Erst Mitte des 19. Jahrhunderts waren Chemiker in der Lage, die Hauptbestandteile der Nahrung zu identifizieren, das waren Proteine, Kohlenhydrate, Fette und Wasser. Zu dieser Zeit betrachtete man die Nahrung noch fast ausschließlich als Energielieferant, das heißt, die Qualität wurde an der Kalorienzahl gemessen. Das änderte sich erst am Anfang des 20. Jahrhunderts mit der Entdeckung der Vitamine und anderer Mikronährstoffe, die zwar keine Energie liefern, aber für den Stoffwechsel notwendig und insgesamt lebenswichtig sind.[29]

Zu den Mikronährstoffen, die der menschliche Körper aufnehmen muss, da er sie nicht oder nicht in genügendem Maße selbst herstellen kann, zählen neben den Vitaminen vor allem Mineralstoffe und Spurenelemente. Sie wurden entdeckt, als Wissenschaftler den Zusammenhang zwischen Mangelernährung und Krankheiten wie Skorbut untersuchten. 1911 wurde das Vitamin B entdeckt, ein Jahr später das Vitamin A und Anfang der 1920er-Jahre das Vitamin C. Nach 1930 gelang es, Vitamine kostengünstig synthetisch herzustellen.[30]

Zu dieser Zeit entwickelte sich die Ernährungsforschung, welche die Gesundheit in den Vordergrund stellte. Es wurden zahlreiche Bevölkerungsstudien durchgeführt, aus deren Erkenntnissen allgemeine Ernährungsempfehlungen abgeleitet werden konnten. Doch erwiesen sich diese als nicht immer allgemeingültig, da, wie wir heute wissen, die Menschen sowohl in genetischer als auch in metabolischer Hinsicht Unterschiede aufweisen.

Aufgrund der Fortschritte in der Genforschung, vor allem seit der vollständigen Entschlüsselung des menschlichen Genoms im Jahr 2001 und der Untersuchung der Genome vieler unserer Nahrungspflanzen, waren die Ernährungswissenschaften nun in der Lage, die Nahrungsbestandteile und den Ernährungsstoffwechsel auf molekularer Ebene und ihre Wechselwirkung mit unseren Genen zu untersuchen. So entstand das neue Forschungsgebiet der »Nutrigenomik« beziehungsweise der »Nutrigenomforschung«. Diese relativ junge Disziplin untersucht die spezifischen Wechselwirkungen zwischen unserer Nahrung und dem auf unseren jeweiligen Genen basierenden Stoffwechsel.

Die Ernährungsforscher versuchen herauszufinden, warum bestimmte Nahrungsmittel für manche von uns gesund und für andere weniger gesund sind. Denn die Grundlage der individuellen Verarbeitung von Nahrungsmitteln liegt in der Funktionsweise unseres ganz eigenen persönlichen Stoffwechsels. Und die Wirkung aller Stoffe, die wir aufnehmen, hängt von deren Um- und Abbau oder der Speicherung im Körper ab. Dabei sind die individuellen Ausführungen der Stoffwechselbestandteile, zum Beispiel der Enzyme, für jeden Einzelnen von uns in unserem Erbgut genau festgelegt. Das heißt, je nach Enzymversion, die man hat, arbeitet der Stoffwechsel bei einem Menschen etwas schneller oder langsamer als bei einem anderen.[31]

Ein gutes altbekanntes Beispiel, das deutlich macht, dass es einen Zusammenhang zwischen Genen und Ernährung tatsächlich gibt, ist die Tatsache, dass die meisten Asiaten Alkohol nicht gut vertragen. Hier liegt eine Genvariante vor, wodurch weniger von dem Enzym gebildet wird, dessen Aufgabe es ist, den Alkohol in der Leber abzubauen. Dafür können Japaner offensichtlich rohen Fisch viel besser verdauen als die Europäer.

Unsere Zellen nutzen nicht immer alle ihnen zur Verfügung stehenden Gene. Während ihres Lebens und abhängig von speziellen Umständen schalten sie nur eine Selektion ihrer Gene ein (Expression), die restlichen bleiben ausgeschaltet. Dieses Prinzip heißt Genregulation. Es gibt viele Wege, wie Gene eingeschaltet oder ausgeschaltet werden können. Manchmal ergeben sich langfristige Effekte der Genregulation, resultierend aus dem Alter, der Umwelt, dem Lebensstil oder einer Krankheit.

Die Ernährungsforscher untersuchten die Nahrungsbestandteile hinsichtlich ihres Einflusses auf die Regulierung der Genaktivität. Sie fanden dabei bestimmte Nahrungsbestandteile, die in der Lage sind, nach dem Verdauungsprozess in das Zelleninnere einzudringen und dort als Schalter bestimmte Gene zu aktivieren oder zu deaktivieren. Dies gilt vor allem für die Gene, die für den Stoffwechsel maßgebend sind.[32]

Für die Suche nach Zusammenhängen zwischen Ernährung und Erbgut müssen gewaltige Datenmengen verarbeitet werden, was wiederum nicht ohne die Weiterentwicklungen der Informatik und der Bioinformatik möglich ist. So nutzen die Nutrigenomiker gern die enorm große Untersuchungskapazität von sogenannten Genchips aus. Mit ihrer Hilfe können pro Person bis zu einer Million Genvarianten auf einmal analysiert und mit Faktoren, wie zum Beispiel Gewichtszunahme, Cholesterinwerte, Krankheitsgeschichte, die man direkt bei der Person misst oder erfragt, in Zusammenhang gebracht werden. Man sucht zum Beispiel danach, ob sich Auffälligkeiten zwischen bestimmten Genotypen und Ernährungsreaktionen finden lassen. Je mehr Personen man dabei untersuchen kann, desto besser.

Eines ist relativ sicher: Es gibt keine bestimmte Ernährungsform, die für alle Menschen die beste ist. Das gilt auch für die oft angepriesene Mittelmeerdiät, nach der schon allein der Verzehr von Olivenöl und von viel Obst und Gemüse in jedem Fall zur Lebensverlängerung beitragen kann. Man muss das Beste für jeden von uns individuell ermitteln.

Untersuchungen haben festgestellt, dass bei Griechinnen sehr wahrscheinlich eine Korrelation zwischen einem längeren Leben und ihrer mediterranen Ernährungsweise besteht. Bei deutschen Frauen hat eine Umstellung ihrer Ernährungsgewohnheiten auf Olivenöl und andere Mittelmeerspeisen keinen Hinweis auf einen solchen Zusammenhang ergeben. Erklärt wird dieses Phänomen damit, dass noch unbekannte Genvarianten dafür verantwortlich sind, dass manche Menschen eben Olivenöl in ihrem Stoffwechsel besser verwerten können als andere. Die Variante guter Olivenölverwerter bringt natürlich in Gegenden, in denen schon seit vielen Jahrhunderten Oliven angebaut werden, ihren Vorteil und hat sich deshalb über einen längeren Zeitraum bei der Vererbung durchgesetzt.

Hauptziel der heutigen Ernährungsforschung ist eine maßgeschneiderte Ernährung und Nährstoffzusammensetzung für bestimmte Bevölkerungsgruppen, die den gleichen Gesundheitszustand und Lebensstil haben und sich in dem gleichen Umfeld bewegen. In Zukunft werden die Life Sciences in der Lage sein, durch Gentests Menschen nach bestimmten genetischen Merkmalen in solche Gruppen einzuteilen. Wir befinden uns also auf dem Weg zu einer personalisierten Ernährung.[33]

Die Epigenetik gehört zu den jüngsten Bereichen der Life Sciences. Sie befasst sich mit der Frage, welche Faktoren (u.a. die Ernährung) die Aktivitäten von Genen beeinflussen, und untersucht, wie unsere charakteristischen Eigenschaften und Merkmale geformt werden. Neben den genetischen Informationen von unseren Eltern gibt es auch Umwelteinflüsse als epigenetische Faktoren. Einer der wichtigsten ist die Nahrung, die man zu sich nimmt.

Wissenschaftler haben herausgefunden, dass einige der Veränderungen der Genregulation an die nächste Generation weitergegeben werden können, ohne die Informationen, die in den Genen enthalten sind, zu ändern. Diese Veränderungen werden durch »Epi-Marks« hervorgerufen. Bisher war man der Ansicht, dass diese Veränderungen aus der DNA gelöscht werden, bevor sie an die nächste Generation weitergegeben werden. Nun sieht es so aus, als ob sie zum Teil bestehen bleiben könnten.

So fand eine amerikanisch-europäische Gemeinschaftsstudie heraus, dass das pränatale Erleben einer Hungersnot zu epigenetischen Veränderungen führen kann, die später im Leben die Gesundheit eines Menschen und sogar seiner Kinder beeinflussen. Die Studie zeigt auf, dass Kinder, die im sogenannten »holländischen Hungerwinter« 1944–1945 geboren wurden, von permanent schlechter Gesundheit betroffen waren und sogar noch sechs Jahrzehnte später besonders anfällig waren für Herz- oder Lungenerkrankungen, andere Krankheiten und für Glukoseintoleranz. Außerdem brachten Frauen, die aufgrund des Hungerns der Mutter damals ein geringes Geburtsgewicht hatten, später selbst besonders kleine Kinder zur Welt, obwohl sie nun genug zu essen hatten. Und sogar diese Kinder waren noch besonders anfällig für Krankheiten.[34]

Die Epigenetik zeigt also, dass die Lebensumstände unserer Großeltern, was sie gegessen haben, wie viel sie sich bewegt haben oder welchen Umwelteinflüssen sie ausgesetzt waren, auf uns übertragen werden können und beeinflussen, wie unser Körper aussieht und wie er im Inneren funktioniert. Allerdings sind diese epigenetischen Veränderungen veränderbar und reversibel. Die epigenetische Forschung versucht nun, besser zu verstehen, wie unsere Umwelt epigenetische Marker in der DNA hinterlässt und wie diese sich positiv oder negativ auf unsere Gesundheit auswirken. Wenn man die potenziellen epigenetischen Effekte des Nahrungsverhaltens kennt, wäre man in der Lage, den zukünftigen Generationen zu helfen, gesünder in das Leben zu starten und länger gesund zu bleiben. Die Forschung konzentriert sich deshalb auf die Ernährung der Mutter vor und während der Schwangerschaft sowie auf die optimale Ernährung des Kindes von Anfang an.[35]

Die Ernährungsforschung hat vor allem in den vergangenen Jahrzehnten große Fortschritte erzielt, um die Zusammenhänge zwischen Nahrung und Gesundheit zu verstehen. Es werden aber noch hohe Investitionen nötig sein, um die gesetzten Ziele zu erreichen. Dies gilt vor allem für die Herausforderungen in den aufsteigenden Ländern Asiens und Afrikas, die gleichzeitig zwei große Lasten zu tragen haben, nämlich die Unter- und auch die Überernährung.

Die wichtigsten Begriffe in Kürze

-omik

Mit -omik, im Englischen -omics, enden die Bezeichnungen für Teilbereiche der Life Sciences, die sich mit der Analyse von Gesamtheiten ähnlicher Einzelelemente beschäftigen. So betrachtet zum Beispiel die Genomik das menschliche Genom, das ist die Gesamtheit aller Gene. Die Metabolomik untersucht das Metabolom, das ist die Gesamtheit aller Metaboliten (Stoffwechselprodukte) eines Menschen. Die Mikrobiomik ist am Mikrobiom interessiert, das ist die Gesamtheit aller Mikroorganismen, die den Menschen besiedeln, seien es Darmbakterien, Mikroorganismen auf der Haut oder anderen Körperteilen.

Genetik

Die Genetik oder Vererbungslehre versucht, die vorliegende Prädisposition der genetischen Ausstattung von Lebewesen zu verstehen.

Sie befasst sich mit den Gesetzmäßigkeiten und materiellen Grundlagen der Ausbildung von erblichen Merkmalen und der Weitergabe von Erbanlagen an die nächste Generation. Als Begründer der Genetik gilt der Augustinermönch Gregor Mendel, der 1856 bis 1865 im Garten seines Klosters in Brünn systematisch Kreuzungsexperimente mit Erbsen durchführte und statistisch auswertete.

Molekulargenetik

Die Molekulargenetik, die in den 1940er-Jahren begründet wurde, befasst sich mit den molekularen Grundlagen der Vererbung. Dazu gehören die Struktur der molekularen Träger der Erbinformationen (DNA), die Vervielfältigung (Replikation) dieser Makromoleküle und die dabei auftretenden Veränderungen des Informationsgehalts sowie die Realisierung der Erbinformationen im Zuge der Genexpression.

Epigenetik

Die Epigenetik untersucht Mechanismen und Konsequenzen vererbbarer Chromosomen-Modifikationen, die nicht auf Veränderungen der DNA-Sequenz beruhen. Es geht dabei um das Verständnis genetischer Regulation von Entwicklungs- und Erkrankungsprozessen. Epigenetische Codierungen strukturieren die Chromosomen, steuern die Genaktivität und sorgen in weiten Teilen des Genoms dafür, dass große Genomabschnitte stumm geschaltet bleiben. Diese Codierungen sind jedoch potenziell reversibel und können sich daher im Verlauf eines Lebens entwicklungsabhängig und umweltbedingt ändern. Die Epigenetik bietet daher die Möglichkeit, den Einfluss umweltbedingter Veränderungen auf die Gene zu erfassen und deren langfristige Konsequenzen für den Menschen zu verstehen.

Molekulare Ernährungsforschung

Die molekulare Ernährungsforschung strebt an, die Wechselwirkung zwischen Ernährung und Körper auf molekularer und zellulärer Ebene zu verstehen.

Nutrigenetik

Die Nutrigenetik untersucht die Beziehung zwischen Ernährung und Genetik. Insbesondere wird analysiert, wie ernährungsbedingte Krankheiten und andere Vorgänge im Organismus durch die genetische Varianz beeinflusst werden. Es gibt im menschlichen Genom rund zehn Millionen einfache Nucleotid-Varianten. Die Nutrigenetik untersucht, wie die genetische Ausstattung zu einer Prädisposition für eine gesunde Ernährung führt.

Nutrigenomik

Die Nutrigenomik fragt, wie Ernährung die Genexpression moduliert. Ziel ist, Nahrungsmittel zu entwickeln, die sich in der medizinischen Prävention und Behandlung von Krankheiten einsetzen lassen. Die aktuelle Arbeit konzentriert sich auf die Erforschung genetischer Ursachen verschiedener Zivilisationskrankheiten und ernährungsbedingter Erkrankungen.

KAPITEL 2:
VON DEN ANFÄNGEN DER INDUSTRIELLEN NAHRUNGSPRODUKTION BIS HEUTE

Die Entwicklung der Nahrungsmittelindustrie ist eine Erfolgsgeschichte mit messbaren positiven Auswirkungen für die Menschen. Die bis heute erzielten Fortschritte sind ein Beleg dafür, dass diese Industrie auch zukünftigen Herausforderungen gewachsen ist.

Die Entscheidung darüber, welche Lebensmittel wie und in welcher Qualität produziert wurden, lag bis zum Beginn des 19. Jahrhunderts ausschließlich in den Händen von Großgrundbesitzern, Bauern und lokalen Ernährungshandwerkern, wie Müller, Bäcker und Fleischer. Für die ländliche Bevölkerung stand die Eigenversorgung im Vordergrund, die Versorgung der Städte übernahmen die Viehhändler und Getreidehändler. Viele Bauern im näheren Umland der Städte verkauften ihre Überschüsse auf regionalen Märkten oder belieferten das Lebensmittelhandwerk und kleine Krämer.[1]

Städte mit mehr als 2 000 Einwohnern wurden aus dem Umland in einem Radius von 30 Kilometern mit Nahrungsmitteln beliefert. Größere Städte mit mehr als 5 000 Einwohnern benötigten einen Fluss- oder Seehafen, um sich versorgen zu können. Das einzige Transportmittel an Land waren Pferde- oder Ochsenfuhrwerke, die auf den wenigen, damals noch ungepflasterten Straßen eine Tagesreichweite von maximal 40 Kilometern hatten. Der Transport von Gütern, speziell von Massengütern, über größere Strecken intensivierte und verbilligte sich mit dem Ausbau des Eisenbahnnetzes.

Die Lebensmittelversorgung der Städte war also hochgradig unsicher. Die Qualität der Lebensmittel ließ offensichtlich stark zu wünschen übrig. Betrug und Fälschungen waren an der Tagesordnung.

Die gesetzlichen Vorschriften wurden für Lebensmittel immer detaillierter, weil man hoffte, so die Bürger vor Gesundheitsgefahren durch verdorbene Nahrungsmittel oder Irreführung schützen zu können.[2]

Bis zum Anfang des 19. Jahrhunderts lag der Anteil der in Städten lebenden Menschen an der Weltbevölkerung je nach Region zwischen neun bis 14 Prozent. In den neu industrialisierten Regionen wuchs dann die Stadtbevölkerung explosionsartig zwischen 1800 und 1914 auf 212 Millionen Menschen. Knapp die Hälfte der in den Städten arbeitenden Menschen war damals in der Industrie beschäftigt.[3] So ist es auch kein Wunder, dass die traditionelle bäuerliche und handwerkliche Lebensmittelproduktion nicht mehr zur Versorgung der Menschen ausreichte. Die Grundlage für die Industrialisierung bildeten zahlreiche Erfindungen und neue naturwissenschaftliche Erkenntnisse. Zum Ende des 19. Jahrhunderts setzte ein zunehmender Wettbewerb zwischen den Herstellern ein. Gleichzeitig gab es noch zahlreiche Kartelle. Es entstanden Markenartikel und es wurde Werbung gemacht. Im Prinzip waren nach 1900 bereits alle Strukturen vorhanden, die wir heute in der Produktion von Lebensmitteln kennen.

Als das Gespenst des Hungers die Welt beherrschte

»Die Massenernährung verschlechterte sich bis zu einem allgemeinen Tiefpunkt um etwa 1800 kontinuierlich: Viele Produkte wie die Kartoffel oder der Kaffee und neue Produktionsverfahren wie die Schnapsdestillation drangen in Europa in eine Massenkost vor, die kaum mehr als das tägliche Überleben sicherte.«[4]

Hunger war also für die meisten Menschen in Europa noch bis zur Mitte des 19. Jahrhunderts ein immer wiederkehrender, alltäglicher Begleiter. Mit Ausnahme der Neuen Staaten in Nordamerika galt das wohl für alle Völker der Welt. Heute wie damals sind Kriege,

Naturkatastrophen und klimatische Anomalien wie Dürreperioden oder zu viel Niederschläge zur falschen Zeit die Hauptgründe für Hunger. Aber auch falsche politische Entscheidungen verursachen immer wieder Hungerkatastrophen.

Die größte Naturkatastrophe, die in weiten Teilen von Nordamerika und Europa zu Hungersnöten führte, war der Ausbruch des Tambora-Vulkans auf der indonesischen Insel Sumbawa im Jahr 1815. Der Vulkanausbruch förderte wohl 160 Kubikkilometer vulkanisches Material in die Atmosphäre. Asche und Schwefelsäure-Aerosole verteilten sich global und ließen die Durchschnittstemperaturen im Jahr 1816 weltweit um drei Grad Celsius sinken. Chaotische Wetterverhältnisse, Missernten und dadurch verursachte Hungersnöte waren die Folge. An den Spätfolgen des Vulkanausbruchs starben mindestens 71 000 Menschen. Das Jahr 1816 ging als »Das Jahr ohne Sommer« in die Geschichte ein.[5]

Eine weitere große Hungersnot ereignete sich in Irland in den Jahren zwischen 1845 und 1852. Einerseits beeinträchtigten noch Nachwirkungen des Vulkanausbruchs vom Jahr 1815 die Anbaumöglichkeiten von Kartoffeln, die zu jener Zeit das Hauptnahrungsmittel der Iren waren. Als dann der Erreger der Kartoffelfäule aus Nordamerika eingeschleppt wurde, fehlte großen Teilen der Bevölkerung das Grundnahrungsmittel, das sie zum Überleben brauchten.[6] Verschärft wurde das Problem durch die Politik. Insgesamt starben in Irland infolge der Hungersnot eine Million Menschen, das waren etwa zwölf Prozent der irischen Bevölkerung. Zwei Millionen Iren wanderten aus.

Die Hungersnot während des Ersten Weltkriegs in Deutschland zählt zu den schwersten des 20. Jahrhundert in Westeuropa.[7] Deutschland hatte sich nicht rechtzeitig auf einen Krieg vorbereitet, der länger als nur ein paar Monate dauern würde. Größere Lebensmittelvorräte fehlten und weder durch Rationierungen noch durch Streck- und Ersatzstoffe konnte der extreme Mangel an Nahrungsmitteln ausgeglichen werden. Im Brot wurden Eicheln, Stroh und sogar Sägemehl mit verarbeitet. Fast die gesamte deutsche Bevölkerung litt an Unterernährung, als ab 1915 die Grundnahrungsmittel rationiert worden waren.

Die Bezeichnung »Steckrübenwinter 1916/17« erinnert daran, dass die Steckrübe für große Teile der Bevölkerung zum wichtigsten Nahrungsmittel wurde. Die Steckrübe wurde auf alle erdenkliche Weisen verarbeitet, als Suppe, als Kotelett, als Pudding, als Marmelade und als Brot. In Deutschland starben in der Zeit zwischen 1914 und 1918 vermutlich 800 000 Menschen an Hunger und Unterernährung. Viele Grundnahrungsmittel blieben auch noch nach Ende des Krieges rationiert und die Lebensmittelversorgung erreichte erst 1924 das Vorkriegsniveau. Heute ist diese Zeit nicht nur in Deutschland weitgehend in Vergessenheit geraten.

Nach dem Zweiten Weltkrieg gab es in China in den Jahren zwischen 1958 und 1961 eine große Hungersnot, die sowohl auf schlechtes Wetter zurückzuführen war als auch auf politische Maßnahmen der kommunistischen Partei. Man wollte in dieser Zeit zum »Großen Sprung« ansetzen, um den Rückstand zu den westlichen Industrieländern aufzuholen. Dazu gehörten eine Zwangskollektivierung der Landwirtschaft und die zusätzliche Belastung der Bauern durch Mitarbeit an industriellen Projekten.

Drei Viertel der chinesischen Bevölkerung arbeiteten zu der Zeit noch in der Landwirtschaft. Der Ackerbau auf den kleinen Parzellen fand vorwiegend von Hand statt. Da immer mehr Bauern vom Land in die Städte zogen, sanken die landwirtschaftlichen Erträge. Gleichzeitig wurde den Bauern Getreide weggenommen und exportiert. Nach den chinesischen Regierungsstatistiken starben in diesen vier Jahren rund 15 Millionen Menschen an Unterernährung. Inoffizielle Schätzungen beziffern die Zahl der Hungertoten auf 20 bis 45 Millionen.[8]

Bevölkerungswachstum und Nahrungsknappheit

Ab der Mitte des 19. Jahrhunderts ging es in Europa und Nordamerika nicht nur darum, immer größere Teile der Bevölkerung satt zu machen, indem die landwirtschaftliche Produktion gesteigert wurde. Nahrungsmittel sollten auch sicherer und gesünder werden. Doch bis dahin war der Übergang von der feudalistischen Agrarwirtschaft zur Industrialisierung für viele Menschen mit dem sozialen Abstieg verbunden. »Hatten sich um 1500 selbst die Armen zumeist noch Fleisch, Brot und Gemüse leisten können, so verschlechterte sich die Lage der Unterschicht bis in die frühindustrielle Zeit immer weiter. Die Pauper (lat. pauper = arm) um 1830 überlebten durch eine Kost aus Kartoffeln, Schwarzbrot, Kaffee und Branntwein, mehr nicht.«[9]

Im Jahr 1750 lag die Zahl der Weltbevölkerung bei 629 bis 961 Millionen[10], davon in Europa rund 160 Millionen. Seitdem stieg die Zahl der Menschen in Europa stetig an. Der Grund dafür war, dass mehr Menschen ein heiratsfähiges Alter erreichten und die Geburtenrate stieg. Doch die landwirtschaftlichen Ertragssteigerungen hielten mit dem Bevölkerungswachstum nicht mit. Durch den Kartoffelanbau konnte gegenüber dem Getreideanbau auf der gleichen Ackerfläche zwar deutlich mehr Nahrungsenergie erzeugt werden, doch das änderte nichts an der Armut der ländlichen Bevölkerung. Durch den Zusammenprall von alten feudalen Strukturen auf dem Lande und neuen Produktionsweisen in den Städten entstand in Europa das Phänomen des »Pauperismus«, einer strukturellen, länger andauernden Armut breiter Bevölkerungsschichten, die weder durch individuelles Verhalten zu erklären noch auf einzelne Ursachen zurückzuführen war.

In der vor- und frühindustriellen Zeit spielte die Heimarbeit eine große Rolle. Durch die Einführung der Fabrikarbeit änderten sich sowohl das familiäre Gefüge der Fabrikarbeiter als auch ihre Zeitordnung. »Bis um 1850 reduzierte sich der Aufwand, den sich einfache Haushalte für die Selbstversorgung leisten konnten. Die allgemeine Verarmung auf dem Land schränkte die Möglichkeit ein, gehaltvolle Lebensmittel selbst herzustellen und zu konservieren.«[11] Da die Kaufkraft der Löhne sank, waren viele Menschen auf wohltätige Organisationen und Armenspeisungen angewiesen. »In größeren Städten war bei der Unterschicht das Essen außer Haus im frühen 19. Jahrhundert fast der Normalfall. Dem diente ein ambulantes Gewerbe zum Verkauf von Kleinmahlzeiten.«[12] Vom Ideal der Hausfrau, die am heimischen Herd für die Familie kocht, war man damals noch weit entfernt.

Mit der Industrialisierung kam der Wohlstand

Große Hungersnöte, die auch in Europa immer wiederkehrten, traten dort ab Mitte des 19. Jahrhunderts nur noch im Zusammenhang mit Kriegen auf. Das lag unter anderem daran, dass durch die Agrarrevolution die Produktivität in der Landwirtschaft gesteigert worden war. Auch beim Transport gab es durch den Ausbau der Eisenbahnnetze sowie durch die Intensivierung der Seeschifffahrt und des Überseehandels eine Revolution. Mitte des 19. Jahrhunderts wurde es auf diesen Wegen möglich, Produkte aus den Überschussgebieten in Nordamerika und Osteuropa in die im Zuge der Industrialisierung wachsenden Städte zu schaffen. Durch neue Konservierungsmethoden und die einsetzende industrielle Verarbeitung von Lebensmitteln wurden diese auch haltbarer sowie besser zu lagern und zu transportieren.[13] Es kamen mehr und billigere Lebensmittel auf den Markt. Trotzdem gab es bis zum Ende des 19. Jahrhunderts auch in Europa immer noch Bevölkerungsschichten, die mangelhaft oder unterernährt waren.

Die Lebensmittelindustrie folgte im 19. Jahrhundert mehreren verschiedenen wissenschaftlichen und technologischen Entwicklungslinien. Wissenschaftler wie Louis Pasteur oder Justus von Liebig vermittelten mit ihren Forschungen und Entdeckungen der industriellen Lebensmittelproduktion wesentliche Grundlagen und Impulse. Auch der Apotheker und Kaufmann Henri Nestlé zählt zu diesen bis heute unvergessenen Persönlichkeiten. Ein anderer starker Impuls ging von der Weiterentwicklung handwerklicher Verfahren der Lebensmittelverarbeitung zu industriellen Prozessen in größerem Maßstab aus. Besonders zu nennen sind hier die Fleisch- und Milchverarbeitung sowie die Mühlen- und Zuckerindustrie. Zu den wichtigsten Prozessen zählte das Haltbarmachen von Lebensmitteln durch Trocknung, Konservierung, Sterilisieren oder Pasteurisation. Aber auch die Erfindung von Kältemaschinen, um Nahrungsmittel zu kühlen oder sogar zu gefrieren, war einer der großen Schritte in die Gegenwart.

Die Entdeckungen der wissenschaftlichen Forschung und die neuen Verarbeitungsmöglichkeiten führten zur Entwicklung zahlreicher Nahrungsprodukte, die es zuvor noch nicht oder nicht in dieser Form und Qualität gegeben hatte. Hierzu gehörten zum Beispiel Fleischextrakt, Kindermehl, Kondensmilch, Margarine, Milch- und Schmelzschokolade und löslicher Kaffee. Aber es kam nicht nur darauf an, neue Produkte mit neuen Verfahren herzustellen, sondern diese ebenso wie bereits bestehende Produkte massenwirksam zu vermarkten. Dafür stehen Namen wie Maggi, Kellog's, Heinz, Libby's, Campbell oder eben auch Nestlé.

Persönlichkeiten, die Geschichte schrieben

Justus von Liebig (1803–1873) war weder Industrieller noch Kaufmann, sondern mit ganzem Herzen Wissenschaftler. 1825 wurde er in Gießen zum ordentlichen Professor für Chemie berufen und legte seinen Arbeitsschwerpunkt auf die Erforschung organischer Stoffe. Er entwickelte nicht nur die neue Fachrichtung der Agrikulturchemie, sondern beschäftigte sich in den 1840er-Jahren auch mit der Analyse von Fleisch. Dabei kam er zu der Überzeugung, dass der wesentliche Nährwert des Fleisches in seinen löslichen Bestandteilen liegt.

Als Fleischersatz für Kranke und Arme dampfte er Fleischbrühe zu einem Sirup ein, aus dem bei Bedarf wieder eine kräftigende Suppe gemacht werden konnte. Allerdings wurde für ein Kilogramm seines Fleischextrakts rund 30 Kilogramm Rindfleisch als

Ausgangsprodukt benötigt. Da die Fleischpreise zu jener Zeit noch sehr hoch lagen, war an eine industrielle Produktion zunächst nicht zu denken. Anfang der 1850er-Jahre gelang es Liebig, durch den Einsatz seines Fleischextrakts der Tochter eines Freundes, die wegen einer infektiösen Magen-Darm-Erkrankung keine feste Kost zu sich nehmen konnte, das Leben zu retten. Dies veröffentlichte er in den Annalen der Chemie unter dem Titel *Eine neue Fleischbrühe für Kranke*[14].

Der Hamburger Unternehmer und Ingenieur Georg Christian Giebert las diese Veröffentlichung und bot Liebig an, in Uruguay den Fleischextrakt industriell herzustellen. In Südamerika gab es zu jener Zeit einen hohen Überschuss an Rindfleisch, weil die Tiere nur wegen ihrer Häute, Hörner und Knochen gehalten und geschlachtet wurden, das Fleisch aber wegen seiner schnellen Verderblichkeit nicht verwertet werden konnte.

Bereits 1863 begann dort die erste industrielle Produktion von Liebig's Fleischextrakt und seit 1865 trug das Unternehmen den Namen Liebig's Extract of Meat Company Ltd. Liebig beschränkte seine Tätigkeit ausschließlich auf die Kontrolle der Qualität des Produkts, das seinen Namen trug. Da der Fleischextrakt nach wie vor sehr teuer war, verwendete man ihn anfangs nur als Kranken- und Soldatenkost. Als Suppengrundstoff und Würzmittel wurde er schon bald von pflanzlichen Produkten der Marke Maggi aus dem breiten Markt verdrängt. Allerdings gibt es Liebig's Fleischextrakt als Bestandteil der gehobenen Küche auch heute noch.

Der Kaufmann und Mühlenbesitzer Julius Maggi hatte sich in der Schweiz zunächst darangemacht, auf der Basis von Hülsenfruchtmehlen (Leguminosen) eine leicht verdauliche, eiweiß- und fettreiche Kost zu entwickeln, die preiswert und schnell zuzubereiten war. Der Impuls dazu kam von dem Arzt und Fabrikinspektor Fridolin Schuler. Dieser hielt auf der Jahresversammlung der Schweizerischen Gemeinnützigen Gesellschaft im Jahr 1882 einen Vortrag zu dem Thema »Die Ernährung der Arbeiterbevölkerung und ihre Unzulänglichkeiten«, in dem er den Konsum von Hülsenfrüchten empfahl, um eine ausreichende Ernährung sicherzustellen. »Einen großen Einfluss auf die Alltagskost hatte die Fabrikarbeit. Denn die Essenszeiten hatten sich nun an die Laufzeiten der Maschinen anzupassen. Gegessen wurde frühmorgens vor und spät abends nach der Arbeit, was die bisherige Bedeutung des Mittagsmahls relativierte. Der oft zwölfstündige Arbeitstag wurde häufig nur durch eine einzige Pause unterbrochen.«[15]

1883 begann Maggi mit der industriellen Herstellung seiner Maggi-Leguminosenmehle. Diese waren zwar nahrhaft, hatten aber leider nur einen mäßigen Geschmack und verkauften sich schlecht. Also entwickelte er ab 1886 diverse Trockensuppen sowie seine bis heute berühmte Suppenwürze auf pflanzlicher Basis als Geschmacksverstärker. Ihr großer Vorteil war, dass sie vom Aroma her an Fleisch erinnerte, ohne tierische Proteine zu enthalten. Doch Julius Maggi war nicht nur bei Nahrungsmitteln erfinderisch. Er entwarf auch die eigenwillige Flaschenform und das gelbrote Etikett. 1908 gelang ihm mit der Erfindung des Brühwürfels ein weiterer Welterfolg. Industriell hergestellte Nahrungsmittel waren jetzt endgültig beim Verbraucher angekommen.

Die hohe Kinder- und Säuglingssterblichkeit, jedes fünfte Kind starb in den 1860er-Jahren bereits vor Vollendung des ersten Lebensjahres an Unterernährung oder Krankheiten, veranlasste auch Henri Nestlé (1814–1890), sich mit diesem Problem zu befassen. Heinrich Nestle oder, wie er sich später nannte, Henri Nestlé kam ursprünglich aus Frankfurt am Main in Hessen und war seit 1843 im schweizerischen Vevey als Kaufmann und Fabrikant tätig. Er hatte von der sehr aufwendig herzustellenden und nur in Apotheken verkauften »Suppe für Säuglinge«, die von Liebig erfunden worden war, erfahren und diese weiterentwickelt. Er sagte selbst, dass dies keine neue Entdeckung sei, sondern eine richtige und rationelle Anwendung von Substanzen, welche als vorteilhaft für die Ernährung von Kindern bekannt waren. Milch, Brot und Zucker bester Qualität bildeten die Hauptbestandteile.[16]

Zunächst wurde ein zwiebackähnliches, leicht verdauliches Brot gebacken, das dann zu Mehl zerstoßen und mit einer Paste aus Milch und Zucker vermischt wurde. Diese Masse wurde getrocknet und zur Förderung der Bekömmlichkeit mit Kaliumbicarbonat versetzt. Das so entstandene pulverförmige »Kindermehl« konnte durch Zugabe von Wasser wieder zu einem Brei gemacht werden. Ursprünglich dachte Nestlé nur daran, mit diesem Brei Kinder zu ernähren, die schon einige Monate alt sind. Doch im Jahr 1867 wurde er von dem befreundeten Professor Schnetzler gebeten, sein Kindermehl an einem 15 Tage alten Kind, das weder Muttermilch noch andere Nahrung zu sich nahm, zu erproben. Er konnte diesem Kind tatsächlich das Leben retten.

Ab 1868 bot Nestlé nun sein Kindermehl in der Schweiz und nach wenigen Jahren auch europa- und weltweit an. Da er aufgrund seiner Erfahrungen von seinem Produkt vollständig überzeugt war, schaltete er nicht nur Anzeigen, sondern schickte auch Warenproben direkt an Ärzte und Apotheker, damit diese sich selbst einen Eindruck verschaffen konnten. 1871 beschäftigte Henri Nestlé in seinem Betrieb bereits 30 Arbeiterinnen und Arbeiter und produzierte pro Tag zwischen 800 und 1 000 Büchsen des Kindermehls. Die Nachfrage nach dem Produkt stieg ständig an und 1873 wurden bereits 500 000 Büchsen Kindermehl pro Jahr verkauft.

Das Unternehmen hatte jetzt eine Größenordnung erreicht, die Henri Nestlé in fortgeschrittenem Alter nicht mehr allein leiten konnte. Im Jahr 1875 wurde das Unternehmen an drei lokale Unternehmer für eine Million Schweizer Franken übergeben und die neue Firma Farine Lactée Henri Nestlé gegründet. Henri Nestlé hatte nicht nur die Fabrik, sondern auch seinen Namen und die Markenrechte verkauft. Daher existieren sein Name und das von ihm entwickelte Markenzeichen des Vogelnests bis heute weiter.

Einige ganz wesentliche Impulse zur Entwicklung neuer Verfahren und Produkte kamen von der militärischen Seite. Um seine Soldaten mit Nahrungsmitteln versorgen zu können, setzte Napoleon I. in Jahr 1795 einen Preis von 12 000 Goldfranken für die Erfindung eines Verfahrens zum Haltbarmachen von Nahrungsmitteln aus. Den Preis gewann der Pariser Konditor und Zuckerbäcker Nicolas Appert. Er kombinierte das Erzeugen eines Vakuums mit der Methode des Dampfkochens, indem er im Jahr 1804 Nahrungsmittel in luftdicht verschlossenen Champagnerflaschen erhitzte und dadurch konservierte.[17]

Die Seeleute der französischen Marine waren die Ersten, die ab 1809 in den Genuss der Verpflegung mit diesen auf neue Art konservierten Nahrungsmitteln kamen. Bis dahin war nur das Haltbarmachen durch Trocknen, Dörren, Räuchern, Salzen und Pökeln sowie durch das Einlegen in Essig, Alkohol oder Zucker bekannt.

Konserven erobern den Markt

Der in England lebende französische Kaufmann Peter Durand erfand dann im Jahr 1810 die Konservendose aus Blech, in der man nach der Methode von Appert Lebensmittel konservieren konnte. Sein Patent verkaufte Durand 1812 an Bryan Donkin und John Hall, die damit die erste Blechkonservenfabrik der Welt gründeten.[18] In Deutschland begann der Braunschweiger Klempnermeister Heinrich Züchner 1845 damit, in selbst gefertigten Blechdosen Spargel zu konservieren. Insgesamt entwickelte sich die Konservenindustrie in Deutschland nicht so rasant wie in den USA, obgleich gerade auf militärischer Seite die Nachfrage schnell anstieg.[19]

Außerhalb der USA setze sich die Konservendose erst Ende der 1920er-Jahre durch. Dass in Amerika schon fast 30 Jahre vorher Konserven von den Verbrauchern akzeptiert und genutzt wurden, ist darauf zurückzuführen, dass einerseits schon sehr früh Markenprodukte mit einem ganz klaren Qualitätsversprechen hergestellt und diese andererseits massiv beworben wurden. In Europa waren die Konserven im Vergleich zu anderen haltbar gemachten Lebensmitteln deutlich teurer und für viele Bevölkerungsschichten nahezu unerschwinglich. Auch misstraute man den industriell gefertigten Nahrungsmitteln in Konservenbüchsen, weil man nicht sehen konnte, was sie enthielten und ob Menge und Qualität stimmten. Außerdem konnten diese Dosen bei unsachgemäßer Verarbeitung zu Bleivergiftungen führen oder die Lebensmittel wurden durch Bakterien verunreinigt.

Die Nahrungsmittelkonserven erhielten mit der beginnenden Hochindustrialisierung dennoch auch in Europa eine immer größere Bedeutung. Dies lag einerseits an den Neuerungen in der Konservierungstechnik, wie zum Beispiel die Verwendung antiseptischer Konservierungsstoffe. Aber auch anderen technischen Verbesserungen wie den Großtrocknungsanlagen und der Gefriertechnik ist zu verdanken, dass die Nachfrage nach Lebensmitteln stieg, die ohne wesentliche Geschmacks- und Nährwertverluste aufbewahrt und bei Bedarf schnell verzehrt werden konnten.[20]

Die Firma Libby's wurde 1868 von Archibald McNeill und den Brüdern Arthur und Charles Libby gegründet. Das erste Produkt war »Libby's Corned Beef« in der berühmten sich trapezförmig nach oben verjüngenden Dose. Um 1900 kamen dann auch Gemüsekonserven und Mixed Pickles ins Sortiment. Ab 1910 wurde Ananas aus Hawaii angeboten.[21] Die Entwicklung ging immer stärker zu Obstkonserven.

Eine andere Erfolgsgeschichte ist die der 1869 gegründeten Campbell Soup Company. Der Obsthändler Joseph A. Campbell und der Kühlgerätehersteller Abraham Anderson stellten in erster Linie Gemüse-, Suppen- und Fleischkonserven her. 1897 begann der Lebensmittelchemiker John T. Dorrance, der an der Universität Göttingen studiert hatte, für Campbell ein Verfahren zur Herstellung von Suppenkonzentraten zu entwickeln, die nur noch halb so viel Wasser enthielten wie die früheren Produkte.[22] Suppen waren zu jener Zeit in Europa in konservierter Form deutlich beliebter als in den USA. Das änderte sich aber durch die Produkte von Campbell, die 1898 erstmals ihr charakteristisches rot-weißes Etikett erhielten und zu einem niedrigen Preis von zehn Cent pro Dose angeboten wurden. Sicherlich hat auch die Werbung von Campbell zum Erfolg des Produkts beigetragen. Immerhin prangt die im Jahr 1900 auf der Weltausstellung in Paris erworbene Goldmedaille noch heute auf den Dosen.

Der amerikanische Geschäftsmann Henry John Heinz gründete 1876 gemeinsam mit seinem Bruder und einem Cousin die F. & J. Heinz Company. Er entwickelte eine geheime und bis heute unveränderte Rezeptur für Tomatenketchup. Bei der Herstellung verwendete er nur reife Tomaten und Essig als Hauptbestandteile. So entstand ein reines und wohlschmeckendes Produkt aus besten natürlichen Zutaten. Heinz setzte auch nicht auf Blechkonserven, sondern auf sechseckige Glasflaschen und Gläser, in denen er Gurken und andere Sauergemüse anbot.[23]

Gemeinsam mit anderen Industriellen kämpfte Heinz in den USA für ein Gesetz, das neben falscher Etikettierung und ungenauen Werbeaussagen auch bestimmte chemische Zusatzstoffe bei Lebensmitteln verbot. 1906 wurde so im »Federal Food and Drugs Act« das erste Reinheitsgebot für Lebensmittel in den USA verabschiedet. Zu dieser Zeit war die Lebensmittelbranche in den USA längst zu einer industriellen Leitbranche geworden, die im Bereich der Fleischverarbeitung sowie der Mühlen- und Zuckerindustrie von Monopolen beherrscht wurde. Der Konsumentenschutz war durchaus im Interesse der Kartelle, um ihre Marktmacht durch überwachte Qualität ausweiten zu können. Kleine und mittlere Unternehmen waren oft nicht kapitalkräftig genug, um in moderne hygienische Produktionsverfahren investieren zu können.

Da man in vielen Ländern Europas der industriellen Konserve misstraute und das Konservieren in der Dose im eigenen Haushalt sehr aufwendig war, suchte man nach Alternativen. Inzwischen war die Glasfertigung in der Lage, geeignete Behältnisse herzustellen.

In den 1880er-Jahren entwickelte der Gelsenkirchener Chemiker Rudolf Rempel für das Einmachen spezielle Gläser, deren abgerundete Ränder glatt geschliffen waren und die mit Gummiringen und Blechdeckeln verschlossen wurden. Er entwickelte auch spezielle Klammern, um diese Gläser während des Einkochens geschlossen zu halten. Zu seinen ersten Kunden gehörte Johann Weck, der nach Rempels Tod 1893 das Patent und das Alleinverkaufsrecht an seinen Gläsern und Geräten erwarb. Gemeinsam mit dem Kaufmann Georg van Eyck gründete er 1900 in Öflingen das Unternehmen J. Weck u. Co. Seitdem spricht man in Deutschland vom Einwecken statt vom Einmachen.[24]

Der Siegeszug des Weckverfahrens hing auch mit dem neuen Rollenverständnis der Frau in den kleinbürgerlichen Schichten zusammen. Die ideale Hausfrau ging nicht mehr arbeiten, sondern kümmerte sich um Familie, Heim und Herd. Sie sollte sparsam und vorausschauend wirtschaften. In der Hochindustrialisierung gab es in den Mietskasernen sowohl aus Platz- als auch aus Sicherheitsgründen oft nur eingeschränkte Möglichkeiten, selbst zu kochen. Das änderte sich erst mit der Einführung der in Nordamerika entwickelten eisernen Sparherde. In Verbindung mit emailliertem Kochgeschirr revolutionierten sie die Küchentechnik.[25] Die neu aufkommenden Koch- und Haushaltsschulen hatten das Ziel, die Volksernährung zu verbessern und die Frauen ihrer vermeintlich natürlichen Bestimmung zuzuführen.[26]

Große Fortschritte in der Milchverarbeitung

Mit der Entdeckung des für die Milchsäuregärung verantwortlichen Bakteriums im Jahr 1857 konnte der französische Mikrobiologe Louis Pasteur seine Vermutung belegen, dass die Gärung ein von der lebenden Zelle abhängiger Prozess sei. Er brachte auch den Nachweis, dass durch das kurzzeitige Erhitzen von Lebensmitteln ein Großteil der darin enthaltenen Keime abgetötet wird. Auf der Grundlage seiner Beobachtungen entwickelte er dann 1888 eine Methode zum Abtöten von Mikroorganismen durch Hitzeeinwirkung, das Pasteurisieren.

In den USA setzten sich vor allem im Zusammenhang mit der Pasteurisierung immer schärfere Hygienevorschriften durch, deren Einhaltung kleinen Betrieben Probleme bereitete. Das führte zu einem Konzentrationsprozess auf Herstellerseite. Zwischen 1880 und 1923 ging die Zahl der Milch-, Käse- und Butterverkäufer in Boston von rund 1 500 auf 131 zurück. In Milwaukee reduzierte sich die Zahl dieser Betriebe in fünf Jahren nach der Einführung der Pasteurisierung von 200 auf 32 und in den 1930er-Jahren wurden dort 85 Prozent der Milch nur noch von zwei Firmen geliefert, Borden und National Dairy Products.[27]

Eine Forschungsgruppe der Alpura AG, die eine Tochterfirma der Ursina AG (später Ursina Franck) in Konolfingen war, entwickelte von 1948 bis 1952 ein neuartiges Verfahren für keimfreie Milch. Das Verfahren wurde in der Presse als »Weltsensation« bejubelt. Die sogenannte UHT-Milch war bedeutend länger haltbar als die bisher bekannte pasteurisierte Milch und kam ganz ohne aufwendige Kühllagerung aus. 1971 übernahm Nestlé die Ursina Franck AG. Doch bis dahin war es noch ein weiter Weg.

Erhitzen ist bis heute neben der Homogenisierung das zentrale Verfahren bei der Milchverarbeitung. Es wurde immer weiter verbessert und für die unterschiedlichen Zwecke differenziert. Rohmilch bietet übrigens keine ernährungsphysiologischen Vorteile gegenüber hitzebehandelter Milch. Sie ist eine weitgehend unbehandelte Milch, die lediglich filtriert worden ist und mit Krankheitskeimen belastet sein kann. Das hängt von den hygienischen Bedingungen bei der Verarbeitung ab, die bereits beim Melken anfängt. Deshalb gibt es in der Europäischen Union besondere Hygienevorschriften, während in den USA Rohmilch und Rohmilchprodukte gänzlich verboten sind.

Die weltweite Bedeutung der Milchwirtschaft darf nicht unterschätzt werden. Sie ist ein wesentlicher Bestandteil des globalen Ernährungssystems. Und mit rund einer Milliarde Menschen, die in diesem Bereich arbeiten, hat sie auch eine Schlüsselrolle im Zusammenhang mit der nachhaltigen Entwicklung besonders der ländlichen Regionen.

Im Jahr 2011 belief sich die Milchproduktion weltweit auf 748,7 Millionen Tonnen. Hiervon waren 620,7 Millionen Tonnen Kuhmilch, die von 260 Millionen Kühen produziert wurde. 2010 betrug der wertmäßige Anteil von Milch am Bruttoproduktionswert aller landwirtschaftlichen Produkte weltweit 8,9 Prozent. Der Wert der am Weltmarkt gehandelten Milcherzeugnisse, also Aggregate, die Milch enthalten, Sahne, Butter, Käse, Molke, Buttermilch, Milchpulver, Joghurt und Casein, wurde von der FAO für das Jahr 2011 auf 64 Milliarden US-Dollar geschätzt. Zählt man Laktose und Säuglingsanfangsnahrung hinzu, beträgt der Gesamtwert sogar 69 Milliarden US-Dollar. Nach den Erwartungen der FAO und der Organisation für Wirtschaftliche Zusammenarbeit und Entwicklung (OECD) wird der Verzehr von Milch- und Milcherzeugnissen bis zum Jahr 2021 voraussichtlich um 20 Prozent oder mehr zunehmen.[28] Die Idee, der Milch Wasser zu entziehen und sie dann als Kondensmilch in Dosen abzufüllen, geht ebenfalls auf Nicolas Appert zurück. Bereits 1810 entwickelte er in einem Buch die Grundzüge für die Herstellung von Kondensmilch, was ihm schließlich 1827 auch gelang. Das Verfahren zur industriellen Herstellung von Kondensmilch ließ sich der Amerikaner Gail Borden am 19. August 1856 patentieren. Im selben Jahr gründete er die Borden Milk Products LP.[29]

Wie bei Justus Liebig oder auch bei Henri Nestlé waren es ganz persönliche Erlebnisse, die Gail Borden nach neuen Lösungen suchen ließ. Bei einer Reise nach Europa im Jahr 1851 starben an Bord des Schiffes einige Kinder, weil sie infizierte Milch aus der Bordküche getrunken hatten. Das wollte Borden in Zukunft verhindern, indem er Milch haltbar und keimfrei machte.

Es war der Sezessionskrieg in den USA (1861–1865), der dann den Siegeszug der Kondensmilch förderte. Die Soldaten bekamen 450-Gramm-Dosen mit Kondensmilch als Notfallration, die ihnen oft das Leben rettete. Nach ihrer Rückkehr ins zivile Leben wollten sie auf Kondensmilch nicht mehr verzichten und legten so den Grundstein für den Markterfolg der Büchsenmilch. Auch die Brüder Charles und George Ham Page hatten im amerikanischen Bürgerkrieg die Kondensmilch in Dosen kennengelernt. Als Charles Page als amerikanischer Vizekonsul im Jahr 1865 nach Zürich entsandt wurde, kam er auf die Idee, in der Schweiz mit ihren vielen Kühen Kondensmilch für den europäischen Markt zu produzieren. Besonders in Großbritannien gab es einen großen Milchmangel. Charles Page bat seinen Bruder, in die Schweiz zu kommen, um dort mit ihm gemeinsam eine Firma zu gründen, die unter der Marke Borden Kondensmilch herstellen sollte. Doch Borden weigerte sich, seine Markenrechte weiterzugeben.

Deshalb gründeten die beiden Brüder im Jahr 1866 die Anglo-Swiss Condensed Milk Company und importierten für die industrielle Produktion die benötigten Maschinen aus den USA. Schon ein Jahr später wurden 137 000 Büchsen mit einem Inhalt von einem Pound (lb), das sind rund 450 g, produziert. Die Milch stammte von 263 Kühen bei 43 Bauern. Die meisten Milchbauern hatten zu dieser Zeit im Durchschnitt nur zwei Milchkühe. 1875 gab es bereits zwei große Milchbauern mit jeweils elf Milchkühen. Knapp zehn Jahre später bezog die Anglo-Swiss Condensed Milk Company bereits die Milch von 8 000 Kühen und füllte jährlich zwischen 15 und 17 Millionen Dosen ab.[30]

Im Jahr 1875 entschloss man sich, die Blechdosen selbst herzustellen, weil es günstiger war, und 1878 gründeten die Brüder Page eine eigene Eisfabrik, um die Rohstoffe für den Kühlprozess selbst herstellen zu können. George Page machte schon frühzeitig seine Lieferanten mit verbesserten Hygieneregeln vertraut, um qualitativ höherwertige Vorprodukte beziehen zu können.

Aufgrund der großen Erfolge mit dem Verkauf von Kindermehl startete auch die Anglo-Swiss Condensed Milk Company im Jahr 1877 mit der Produktion von Kindernahrung. Im Gegenzug begann die Firma Farine Lactée Henri Nestlé 1878 mit der Produktion von

Büchsenmilch. Beide Unternehmen standen jetzt in direktem Wettbewerb, doch sie wurden mit dem Produkt der Konkurrenz nie richtig erfolgreich. Schon frühzeitig dachte man über eine Fusion beider Unternehmen nach, aber George Page war zeitlebens dagegen. Erst nach seinem Tod im Jahr 1899 nahm man Verhandlungen auf, die jedoch zunächst scheiterten. 1905 war es dann so weit. Die beiden Unternehmen fusionierten, und obgleich die Anglo-Swiss Condensed Milk Company die größere Firma war, wurde der Name Nestlé im Firmennamen nach vorn gestellt.

Die Nestlé & Anglo-Swiss Condensed Milk Company eröffnete dann 1911 in Australien die damals weltgrößte Fabrik für gezuckerte Kondensmilch. Natürlich wurden auch die Soldaten aller am Ersten Weltkrieg teilnehmenden Nationen mit Kondensmilch versorgt.

Die Milch von Borden und Anglo-Swiss war durch Zuckerzusatz vor vorzeitiger Verderbnis geschützt. Deshalb ist der lebensmitteltechnologisch konkrete Fachterminus für diese Art von Kondensmilch »gezuckerte Kondensmilch«. Das Produkt ist deutlich dickflüssiger als Kondensmilch, ohne Zuckerzusatz und farblich etwas dunkler. Ab 1894 verkaufte die Anglo-Swiss unter der Marke »Viking« auch ungezuckerte Kondensmilch, die deshalb sterilisiert werden musste.

Aber nicht nur Kondensmilch ist bis heute ein wichtiges Produkt, sondern auch Trockenmilchpulver. Vollmilch hat einen Wasseranteil von etwa 87,5 Prozent. Dieser wird zunächst durch Eindampfen auf 50 Prozent verringert und dann durch unterschiedliche Trocknungsverfahren auf ungefähr drei Prozent reduziert. Die Entwicklung und Weiterentwicklung von Trocknungsverfahren und die Übertragung dieser Technologien bilden eine tragende Säule in der Entwicklung von Nestlé. Die 1916 erworbene Technik des Egron-Verfahrens wendete Nestlé ab ca. 1920 für die Herstellung von Milchpulver an. Das Sprühtrocknungsverfahren war die Schlüsseltechnik bei der Herstellung des Nescafés ab 1938.

Auch bei der Entwicklung neuer preisgünstiger, konzentrierter und haltbarer Nahrungsmittel spielten in der zweiten Hälfte des 19. Jahrhunderts in Europa wieder militärische Zwecke eine große Rolle. Dabei ging es speziell um die Versorgung der Soldaten auf den Schlachtfeldern. 1869 forderte in Frankreich Napoleon III. den Chemiker Hyppolyte Mège-Mouriés auf, für die Soldaten einen haltbaren Ersatz für Butter zu suchen. Dieser Brotaufstrich sollte billiger als natürliche Butter sein, dabei aber durchaus wohlschmeckend und nahrhaft. Außerdem musste er frei von schädlichen Inhaltsstoffen sein. Das Ergebnis war die Olegomargarin (vom Lateinischen oleu = Öl und Griechischen margaron = Perle), ein Gemisch aus Rinderfett und Milch. Die Margarinesäure war bereits im Jahr 1819 von dem Pariser Chemieprofessor Michel Eugène Chevreul bei der Forschung über Rinderfett entdeckt worden. Es waren die wie Perlen glänzenden Kristalle im Reagenzglas, die ihn veranlassten, den griechischen Begriff für Perle für seine Entdeckung zu wählen.[31]

Zwei Jahre nachdem Mège-Mouriés im Jahr 1869 sein »Margarine Mouriés« zum Patent angemeldet hatte, verkaufte er es 1871 an den niederländischen Butterhändler Jurgens weiter. Dieser gründete im selben Jahr im niederländischen Oss eine Margarinefabrik. Sein schärfster Konkurrent, der Butterhändler van den Bergh, tat genau dasselbe. 1888 gründeten die beiden Unternehmer immer noch getrennt voneinander ihre Margarinefabriken am Niederrhein in Deutschland. Der Grund dafür war, dass der Import von Margarine mit einem 30-prozentigen Schutzzoll belegt worden war.

In den kommenden Jahren wurden Jurgens und van den Bergh zu den führenden Margarineherstellern in Europa. 1927 verschmolzen sie ihre Geschäfte zur Margarine Unie N.V. mit Sitz in Rotterdam. In England produzierte und vermarktete die Firma Lever Brother Ltd. zur selben Zeit eine Kunstbutter unter dem Markennamen »Butterine«, die auch in den USA und den Ländern des Commonwealth vertrieben wurde. Als sich 1930 die Firmen Margarine

Unie und Lever Brother vereinigten, entstand in den Niederlanden die Unilever N.V. und in London die Unilever Ltd. Es war der bis dahin größte Firmenzusammenschluss der Welt.[32]

In den Jahren 1866/1867 entwickelte der Berliner Koch Johann Heinrich Grüneberg die sogenannte »Erbswurst« und verkaufte die Idee an die preußische Armee. Dort kam sie bereits im Deutsch-Französischen-Krieg 1870/71 als Truppenverpflegung zum Einsatz. Die Erbswurst ist eine getrocknete Suppe, welche aus Erbsenmehl, Fett, Speck und Gewürzen besteht. Zum Verzehr löst man die Trockenmasse zunächst in kaltem Wasser auf und erhitzt es dann. Der Name Erbswurst entstand, weil die Zutaten anfangs noch von Hand in einen Naturdarm gepresst und portioniert wurden. Ab 1922 ersetzte man die Wursthüllen durch Pergamentpapier als Verpackungsmaterial. Die Handarbeit beim Verpacken wurde erst 1950 durch eine Einwickel- und Abbindemaschine ersetzt.[33]

Ab 1889 wurde die Erbswurst von der Firma Knorr in Heilbronn produziert. Knorr war von Carl Heinrich Theodor Knorr (1800–1875) als Gemischtwarenladen gegründet worden. 1873 experimentierten der Gründer und seine beiden Söhne mit Hülsenfruchtmehlen, um aus diesen in einer Mischung mit getrockneten und gemahlenen Gemüsen und Gewürzen eine Trockensuppe herzustellen, die sich schnell zubereiten ließ. Nach dem Tod des Firmengründers erhielt die Firma den Namen »C.H. Knorr – Mühlenfabrikate, Landesprodukte, Fabrik von Suppenstoffen«. Seit dem Jahr 2000 gehört die Marke Knorr zum Unilever-Konzern.

Die Bedeutung der Nahrungsmittelindustrie wächst

Aus der Verbindung von Landwirtschaft, Industrie und Verkehrsrevolution entstand vor dem Ersten Weltkrieg in den USA eine Lebensmittelindustrie mit Strukturen, die auch für Europa als Vorbild dienten. In den USA breitete sich der Weizenanbau nach Westen aus, ebenso die Schweinezucht und der Maisanbau. In Chicago und Kansas City entstand eine Fleischindustrie in bis dahin nicht gekannten Dimensionen. Gemüse kam aus dem Süden und Obst aus Kalifornien.[34] Um 1900 war in den USA die Erzeugung von Lebensmitteln zu einer industriellen Leitbranche geworden. Sie umfasste als wichtigste Bereiche die Fleischverarbeitung, die Mühlenindustrie, die Zuckerindustrie und die Herstellung von Backwaren.[35]

Die amerikanischen Nahrungsmittelhersteller waren größer als die in Europa und besaßen auch höhere Marktanteile. Die meisten Großfirmen entstanden zwischen 1870 und dem Ersten Weltkrieg dadurch, dass sie besonders erfolgreiche Produkte oder auch ganze Produktgruppen entwickelten. Doch auch in Deutschland stand die Nahrungsmittelindustrie seit 1895 auf Platz 2 hinter der Schwerindustrie (Bergbau und Stahlerzeugung). Da die Nahrungsmittelproduktion große Kapitalmengen erforderte, waren es nach den Eisenbahnen die Nahrungsmittelhersteller, die sich in Form von Aktiengesellschaften organisierten.[36]

Die Entdeckung des Rübenzuckers

Die Verbreitung keines anderen Grundnahrungsmittels ist so sehr mit der Industrialisierung im 19. Jahrhundert verbunden wie die des Zuckers. Jahrhundertelang war der aus Zuckerrohr gewonnene Zucker ein Luxusgut. Das änderte sich erst, als im Jahr 1747 der Berliner Apotheker und Chemiker Andreas Sigismund Marggraf entdeckte, dass man aus der weißen Runkelrübe Zucker gewinnen konnte. Der Schüler von Marggraf, Franz Carl Achard, begann, in der Nähe von Berlin Zuckerrüben zu züchten, und baute in Cunern in Schlesien die erste Rübenzuckerfabrik der Welt. Dort konnte er 3 600 Rüben pro Tag verarbeiten. In der »Fabrik« gab es 13 Beschäftigte.[37]

Doch der Rohrzucker blieb zunächst weiterhin das bevorzugte Produkt. Das änderte sich erst, als im Rahmen der Kontinentalsperre der Franzosen gegen die Einfuhr englischer Produkte um 1806 kaum noch Rohrzucker in den europäischen Handel gelangte.

Bis 1850 entstanden in Europa dann so viele Rübenzuckerfabriken, dass der Zuckerpreis fiel und der Zucker selbst zu einem Alltagsprodukt wurde. Dank der reichlichen Zuckerproduktion entstand auch schnell eine Zucker verarbeitende Industrie.

Schokolade – ein verführerisches Produkt

Seitdem ausreichend Zucker zur Verfügung stand, mit dem der Kakao vermischt werden konnte, entwickelte sich die Herstellung von Schokolade. Bis zum Beginn des 19. Jahrhunderts wurde diese hauptsächlich in Getränken aufgelöst konsumiert. Die Herstellung spezieller Kakaogetränke wurde erst mit van Houtens Erfindung (um 1830) des Kakaopulvers möglich.

Im Jahr 1819 stellte François-Louis Cailler in Corsier-sur-Vevey erstmals eigene Schokolade her und verlegte die Produktion bald in eine neue Fabrik. Nachdem im Jahr 1826 der Schweizer Schokoladenunternehmer Philippe Suchard eine Maschine zur Vermengung von Zucker und Kakaopulver erfunden hatte, den sogenannten Mélangeur, entschloss sich Cailler, die bis dahin handwerkliche Schokoladenproduktion industriell zu betreiben.

Die Söhne von François-Louis Cailler verlegten das väterliche Geschäft in die Rue des Bosquets in Vevey. Die Tochter des Firmengründers Fanny-Louise heiratete 1863 den Kerzenfabrikanten Daniel Peter, dessen Geschäfte durch die zunehmende Nutzung von Petroleumlampen immer schlechter liefen und der deshalb ins Schokoladengeschäft wechselte. 1867 gründete er die Peter-Cailler et Compagnie. Mit den Produkten seines Freundes Henri Nestlé versuchte er, durch die Verbindung von Milch und Schokolade ein neues Produkt zu kreieren. 1875 gelang es ihm schließlich, aus Kakao, Zucker und Kondensmilch Milchschokolade herzustellen, die bei den Kunden großen Anklang fand. 1878 wurde das Produkt von Daniel Peter nicht nur preisgekrönt, sondern auch bis nach London exportiert.[38] Nach dieser Trinkschokolade in Pulverform, die erstmals Milch und Kakao in einem Produkt vereinte, gelang ihm wenig später auch die Herstellung einer festen Milchschokolade in Tafelform, die bald ihren Siegeszug um die Welt antrat.

1879 gelang es dann dem Schweizer Schokoladenhersteller Rodolphe Lindt, ein spezielles Rührwerk herzustellen, die Conchiermaschine, die der Schokolade den heute bekannten schmelzenden Charakter verlieh. Inzwischen gab es in der Schweiz neben Cailler, Peter, Suchard und Lindt zahlreiche andere kleinere Schokoladenproduzenten, unter anderem auch das Unternehmen von Amédée Kohler. Im Jahr 1904 wurde die Firma von Kohler mit dem Unternehmen von Peter zusammengelegt. Es entstand die Société Générale Suisse de Chocolat. Im selben Jahr begann dieses Unternehmen für Nestlé Schokolade zu produzieren und diese auch unter dem Namen Nestlé über das Nestlé-Vertriebssystem zu verkaufen.

1911 schlossen sich dann Peter, Kohler und Cailler zu einem Unternehmen zusammen, an dem Nestlé and Anglo-Swiss Condensed Milk Co. 39 Prozent der Anteile hielt. Im Jahr 1929 kam es dann zu einer endgültigen Fusion zwischen Nestlé und dem Unternehmen von Cailler, Peter und Kohler. Die Produkte wurden weiterhin unter den Markennamen Peter, Cailler, Kohler und Nestlé verkauft.[39]

Ihren eigentlichen Siegeszug trat die Schokolade aber erst nach dem Zweiten Weltkrieg an. Da der Preiswettbewerb unter den Herstellern immer mehr zunahm, kam es zu einer Konzentration auf wenige große Produzenten. Die Ausdehnung der Anbauflächen führte zu einer relativen Preissenkung und half damit der Verbreitung des Konsums.

Mit Kälte konservieren

Dass Lebensmittel länger haltbar sind, wenn man sie kühl lagert, wissen die Menschen bereits seit Jahrtausenden. Im Winter wurde deshalb das Eis von Gewässern zersägt und in Blöcken in Eiskellern oder Eislagerhäusern aufbewahrt. Im Zuge der Industrialisierung stieg der Bedarf an Kühleis in Schlachthäusern und Brauereien, aber auch im Handel, ständig an.

Neben der Trocknung von Nahrungsmitteln wie Milch, Kaffee oder Suppen waren es die Konserven und die Kühltechnik, die den wichtigsten Beitrag zur Nationalisierung, Globalisierung und kontinuierlichen Versorgung mit Lebensmitteln leisteten. Die Natureisindustrie erreichte in den USA im Jahr 1914 ein Jahresvolumen von 21 Millionen Tonnen, wovon die Hälfte an private Haushalte ging. Im Jahr 1880 lag die Produktion noch bei fünf Millionen Tonnen. Aus klimatischen Gründen erreichte die Natureisindustrie in Mitteleuropa niemals die Dimensionen wie in den USA. In Europa begann der Kühlboom erst mit den Kunsteisfabriken, die dann mit der Einführung elektrischer Kühlschränke wieder an Bedeutung verloren.[40]

Die Grundlage der modernen Kühltechnik wurde im Jahr 1876 gelegt, als Carl von Linde (1842–1934) gemeinsam mit der Maschinenfabrik Augsburg und mit Unterstützung von Brauereien eine Kältemaschine entwickelte, die 1877 in einer Brauerei in Triest aufgestellt wurde. Die von Linde entwickelte Kompressionstechnik trat daraufhin ihren weltweiten Siegeszug an. In den Industrieregionen wurden nun in großer Zahl Kunsteisfabriken und Kühlhäuser gebaut, um die wachsende Bevölkerung mit frischen Lebensmitteln versorgen zu können.[41] Kurze Zeit später stattete man auch Frachtschiffe mit Kühlräumen aus, um Frischfleisch aus Südamerika nach Europa zu transportieren. England war dabei einer der wichtigsten Importeure von Kühlfleisch für Europa. Da die USA den Bedarf wegen der starken Inlandsnachfrage nicht ausreichend decken konnten, kamen neben Argentinien auch Neuseeland und Australien zum Zuge. Wichtig wurde es jetzt, geschlossene Kühlketten zu organisieren, um die gekühlten Lebensmittel auch über längere Strecken transportieren zu können.

Auch vermögende Privathaushalte stellten sich im Rahmen des wachsenden Wohlstands Eisschränke auf, die mit Natureis bestückt wurden. Oben lag das Eis, dazwischen lagerten die Lebensmittel, die Wände waren isoliert, und im unteren Teil befand sich ein Schmelzwasserbehälter. Ein solcher Eisschrank verbrauchte durchschnittlich acht Kilogramm Eis pro Tag. Der Preis für einen Zentner Natureis betrug in Deutschland um 1900 rund 50 Pfennige, was zwei bis drei Stundenlöhnen eines Handwerkers entsprach. Obgleich die ersten elektrischen Kühlschränke in den USA bereits um 1910 auf den Markt kamen und dort schnell Akzeptanz fanden, blieb in Europa die Verwendung von Kunsteis besonders für den Betrieb von Kühlräumen im Handel und in den Gaststätten die bevorzugte Kühlmethode. Aber auch private Verbraucher hielten wegen der günstigeren Kosten noch bis in die 1950er-Jahre an ihren Eisschränken fest.

Der erste Kühlschrank in Trommelform der Firma Robert Bosch AG kam in Deutschland im Jahr 1933 nach vierjähriger Entwicklungszeit auf den Markt und kostete 365 Reichsmark.[42] Dieses Gerät sollte dazu dienen, Bosch neben dem Geschäftsfeld des Kraftfahrzeugzubehörs auch auf den Einstieg in den Hausgerätemarkt vorzubereiten. Wegen seines hohen Preises wurde dieser Kühlschrank nur rund 5 500 Mal verkauft und dann wieder vom Markt genommen. Ein Nachfolgemodell aus dem Jahr 1936 hatte bereits die klassische rechteckige Schrankform, wie man sie bis heute kennt. Insgesamt waren in Deutschland bis 1935 nur 30 000 Kühlschränke produziert worden, während in den USA im Jahr 1937 bereits die Zwei-Millionen-Marke erreicht worden war.

Erst in den Nachkriegsjahren trat der Kühlschrank als Wohlstandssymbol seinen Siegeszug in Europa an. 1960 besaß bereits die Hälfte aller westdeutschen Haushalte einen Kühlschrank. Durch seine Verbreitung veränderten sich auch die Einkaufs- und Verbrauchsgewohnheiten grundlegend. Leicht verderbliche Lebensmittel erlebten einen großen Aufschwung und durch die Einführung der Tiefkühltechnik wurden immer mehr vorgefertigte Produkte gekauft.

Der Amerikaner Clarence Birdseye hatte als Fischereibiologe zwischen 1915 und 1922 Eskimos beobachtet, die in arktischen Temperaturen auf natürliche Weise gefrorene Fische nach Wochen oder Monaten auftauten, um sie wie frische Fische zu essen. So kam er auf die Idee, den Doppel-Band-Froster zu entwickeln und gilt als Erfinder der Tiefkühlkost. 1923 entstand die erste Demonstrationsanlage zum Tiefgefrieren von Lebensmitteln. 1929 kauften The Goldman-Sachs Trading Corporation und The Postum Company das Patent und die Markenrechte.[43] Ab 1930 wurde in den USA immer mehr Tiefkühlkost angeboten, vor allem Frischobst und Gemüse. In Europa gewannen Tiefkühlprodukte erst nach dem Zweiten Weltkrieg an Bedeutung. 1941 kaufte die schwedische Firma A/B Marabou die Firma Findus, welche anfangs Konserven herstellte und ab 1945 Tiefkühlprodukte wie Spinat und grüne Erbsen. 1949 folgten tiefgefrorene Fischfilets. Von Nestlé wurde Findus 1962 übernommen.

Bei der Einführung von Tiefkühlkost spielte tiefgefrorener Fisch eine wesentliche Rolle. Es folgten in den 1960er-Jahren tiefgefrorene Rohprodukte, die dann in den 1970er- und 1980er-Jahren durch zubereitete Gerichte, Backwaren und Pommes frites ergänzt wurden. Heute steht eine Vielzahl von Fertiggerichten im Vordergrund. 1956 brachte Bosch seine erste Tiefkühltruhe auf den Markt. Ab 1959 gab es dann auch Großgeräte für das Hotel-, Gastronomie- und Lebensmittelgewerbe. Die Entwicklung in Europa lief meist 20 Jahre hinter der in den USA her.[44]

Ein wesentliches Element bei der kontinuierlichen Versorgung weiter Kreise der Bevölkerung mit qualitativ hochwertigen Nahrungsmitteln war die Entstehung eines Nahrungsmittelmarktes mit vielen kleinen Läden. Diese Entwicklung stellte im 19. Jahrhundert den Übergang von der Selbstversorgerwirtschaft zur Verbraucherwirtschaft dar. Sie bedurfte zahlreicher Veränderungen im Denken der Menschen. Es war im 18. Jahrhundert wohl so, dass man von staatlicher Seite bemüht war, den Lebensmittelkonsum breiter Bevölkerungskreise einzuschränken, um dadurch eine positive Handelsbilanz zu erreichen. Der Konsum von Nahrungsmitteln im eigenen Land wurde als Wertevernichtung interpretiert, die dem Staat und dem Land Reichtum entzieht. Diese Auffassung wurde erst durch den Liberalismus im 19. Jahrhundert überwunden.[45]

Erst durch neue industrielle Verfahren, neu entwickelte Lebensmittelbestandteile und eine hocheffiziente Logistik in Zusammenarbeit mit dem Einzelhandel konnte die heute vorhandene Produktvielfalt hergestellt werden.

Was sich seit den Babyboomer-Zeiten geändert hat

Die Babyboomer sind die Mitglieder der geburtenstarken Jahrgänge, die in den USA von Mitte der 1940er- bis Mitte der 1960er-Jahre zur Welt kamen und in Europa von der Mitte der 1950er- bis zur Mitte der 1960er-Jahre. Die Babyboomer wuchsen in eine Überflussgesellschaft hinein, die man zuvor so noch nicht gekannt hatte. Im Bereich der Ernährung waren Fast und Convenience Food kennzeichnend für diesen neuen Lebensstil.

Beides, Fast Food und Convenience Food, hatte sich bereits in den ersten 50 Jahren des 20. Jahrhunderts entwickelt, zu den dominierenden Ernährungstrends wurden sie aber erst in den Jahren nach dem Zweiten Weltkrieg. Die schon zuvor entwickelten Technologien zur Nahrungsmittelherstellung wurden weiter verfeinert, neue Handels- und Vertriebsformen für Nahrungsmittel entwickelten sich rasch, die Löhne stiegen und die Preise für Nahrungsmittel sanken. Alles war im Überfluss vorhanden und für breite Schichten verfügbar.[46]

Beim sogenannten Fast Food, ein Begriff, der um die Mitte der 1950er-Jahre in den USA im Zusammenhang mit der Außer-Haus-Verpflegung auftauchte, geht es in erster Linie um die kurze Zeitspanne zwischen der Bestellung und dem Verzehr der fertigen Mahlzeit. Auch wenn der Begriff erst im 20. Jahrhundert entstand, so bildet er doch auch die Ernährungsgewohnheiten des ausgehenden 19. Jahrhunderts ab und setzt sie fort. Generell verlor um die Jahrhundertwende die Selbstversorgung in den Großstädten an Bedeutung. In einfachen Gaststätten wurden zum Beispiel in Berlin eine kalte und preiswerte Schnellkost in Form von Frikadellen, Koteletts und Brötchen angeboten. In London gab es stattdessen Fish and Chips. Die Großstadtbevölkerung ersetzte die traditionelle warme Gemüsekost immer häufiger durch die Vorläufer des modernen Fast Food. Das sogenannte Butterbrot, bestrichen mit Margarine, Butter oder Schmalz und belegt mit Wurst, Käse oder Dosenfisch, wurde zur Basisernährung der Großstädter.[47]

Einer der Hauptgründe für diese Entwicklung lag darin, dass die Frauen ebenso wie die Männer einer Berufstätigkeit nachgingen und die Zeit für die Hausarbeit und die Essenszubereitung immer knapper wurde. Trotzdem blieb das Idealbild von der »perfekten Hausfrau am heimischen Herd« bestehen. Überall auf der Welt bildeten sich daher auf der Basis nationaler Speisen eigene Fast-Food-Traditionen.

Unter dem Motto »Zeit ist Geld« wirkte sich die Beschleunigung der Gesellschaft so auch auf die Essgewohnheiten aus. Dabei hinterließ die Umstellung von der Industriegesellschaft zur Dienstleistungsgesellschaft nicht nur in den USA, sondern auch in Europa schon kurz nach der Jahrhundertwende ihre Spuren. Knappe Mittagspausen gaben den Angestellten nicht mehr die Möglichkeit, eine Mahlzeit zu Hause einzunehmen, weil der Weg zu weit war. Stattdessen wuchs die Nachfrage nach einem preiswerten Imbiss in einem Schnellrestaurant. In den USA verdreifachte sich deren Zahl zwischen 1919 und 1929. Auch die Drugstores gewannen einen immer größeren Anteil am schnellen Essen, das sich um 1930 zu ihrem bedeutendsten Umsatzbringer entwickelte.[48]

Gerade in den USA gibt es einen direkten Zusammenhang zwischen dem Fast Food und der räumlichen Mobilität. Das Automobil wurde immer mehr zum Essplatz und der Begriff »Dine and Drive« zu einer festen Institution. 1921 wurde in Dallas das erste Drive-in-Fast-Food-Restaurant eröffnet. Uniformierte Mädchen nahmen die Bestellungen entgegen und servierten das Essen am Wagen. 1964 lag die Zahl der Drive-ins in den USA bei mehr als 30 000.[49] Es heißt, dass in den USA inzwischen jede sechste Mahlzeit im Auto verzehrt wird.[50] Ab den 1940er-Jahren begann der Siegeszug der Schnellrestaurant Kette McDonald's mit seinen Hamburgern.

Die Idee, Waren über Selbstbedienungsautomaten zu verkaufen, war in den 1870er-Jahren in den USA entstanden. Dort lernte sie der Kölner Schokoladenfabrikant Ludwig Stollwerck 1886 kennen. Gemeinsam mit dem Gehäuse-Hersteller Theodor Bergmann und Max Sielaff, der ein patentiertes Münz-Prüfsystem entwickelte, baute Stollwerck 1887 seinen ersten Verkaufsautomaten. 1895 gründete er dann in Köln die Deutsche Automaten Gesellschaft Stollwerck & Co., die nicht nur die Produktion, sondern auch die Aufstellung, Bestückung und Wartung der Automaten übernahm.

Das Unternehmen hatte dabei zahlreiche rechtliche Hindernisse zu überwinden. So wurden zum Beispiel von Konkurrenten Verstöße gegen örtliche Gewerbeordnungen und Verkaufsverbote an Sonn- und Feiertagen gerichtlich reklamiert. Die Kirche kritisierte den sonntäglichen Verkauf von Süßwaren und die mögliche Verführung von Gläubigen während der Fastenzeit, andere Kritiker waren um die Volksgesundheit besorgt.

Schon 1892 produzierte Stollwercks Freund John Volkmann in New York die ersten Stollwerck-Automaten für die USA. Sie verkauften nicht nur Schokolade, sondern auch Kaugummis. Die ersten Automaten-Restaurants entstanden dann 1898. Selbstbedienungsrestaurants erfreuten sich nach der Jahrhundertwende in den USA großer Beliebtheit. 1929 kam man dann auf die Idee, per Automat Kaltgetränke in Papp- oder Kunststoffbechern zu verkaufen. Getränkeautomaten, die Dosen oder Flaschen ausgeben konnten, folgten kurz danach.[51]

Eiscreme – von der Spezialität zum Massenprodukt

Ein typisches Produkt, das man sowohl im Fast-Food- wie auch im Convenience-Bereich finden kann, ist das Speiseeis. Ab 1870 konnte man es in den Großstädten bei mobilen Eisverkäufern auf der Straße kaufen. Das Eis am Stiel wurde 1923 von dem amerikanischen Limonadenhersteller Frank Epperson zum Patent angemeldet.

In den USA boomte das Eiscremegeschäft nach dem Ende des Zweiten Weltkriegs. Im Jahr 1946 betrug der Pro-Kopf-Konsum bereits genauso viel wie heute, rund 18,5 Liter. Damit stehen die Verbraucher in den USA weltweit an der Spitze. So ist es nicht verwunderlich, dass in den amerikanischen Supermärkten vor allem 2-Liter-Packungen gekauft werden. Chinesische Verbraucher verzehrten 2014 zwar nur 4 Liter Eiscreme pro Kopf, trotzdem hat China mit einem Marktvolumen von 5,9 Milliarden Liter in diesem Jahr die USA mit 5,8 Milliarden knapp überholt. Deutschland lag mit 545 Millionen Liter weltweit auf Platz fünf.[52]

Innerhalb der Europäischen Union beträgt das Marktvolumen für industriell hergestellte Eiscreme rund 2,2 Milliarden Liter mit einem Marktwert von circa 9 Milliarden Euro. Der durchschnittliche Eiskonsum in Europa liegt bei 6,8 Liter pro Kopf und Jahr.

In den Staaten der Europäischen Union stellen insgesamt rund 100 Unternehmen Eiscreme her. Die meisten dieser Firmen sind klein oder mittelgroß und beschäftigen insgesamt rund 15 000 Mitarbeiter.[53]

Coca-Cola – vom Arzneimittel zum Lebensstil

Mitte der 1880er-Jahre suchte der Apotheker John Stith Pemberton in Atlanta im Bundesstaat Georgia nach einem Mittel gegen Kopfschmerzen und Müdigkeit. Es sollte, wie damals bei vielen Arzneien üblich, in Sirupform löffelweise verabreicht werden. Leider war dieser Sirup ziemlich ungenießbar, weshalb Pemberton ihn mit Sodawasser vermischte. Diese Mischung wurde erstmals am 8. Mai 1886 in Jacob's Pharmacy in Atlanta für 5 Cent pro Glas nicht als Erfrischungsgetränk, sondern als Medizin angeboten. Der Umsatz ließ mit einem Verkauf von neun bis 13 Gläsern pro Tag zu wünschen übrig.

Pembertons Buchhalter Frank M. Robinson ließ sich noch im selben Jahr den rot-weißen Schriftzug und den Namen Coca-Cola einfallen, um dieses Getränk auch in den damals beliebten und weitverbreiteten Soda-Bars anzubieten. Kurz nach dem Tod Pembertons erwarb der Apotheken-Großhändler Asa Griggs Candler im Jahr 1888 für 2 300 Dollar die Rechte an Coca-Cola. Er ließ das Getränk auch in Flaschen abfüllen und gründete 1892 The Coca-Cola Company. Da in dieser Zeit in immer mehr Bundesstaaten der USA die Herstellung und der Konsum von Alkohol verboten wurde, konnte sich Coca-Cola schnell als »Ersatzdroge« durchsetzen. Coca-Cola wurde jetzt nicht nur in Soda-Bars ausgeschenkt, sondern seit der Einführung des Kronkorkens im Jahr 1899 überall in den USA in Flaschen verkauft. 1919 verkaufte der Sohn von Asa Candler, Howard, die Coca-Cola Company für 25 Millionen Dollar an ein Konsortium um Ernest Woodruff und Eugene Stetson weiter. 1923 wurde Ernest Woodruffs Sohn Robert Präsident der Coca-Cola Company. Er soll ein wahres Marketinggenie gewesen sein, der Coca-Cola jetzt überall auf der Welt verfügbar machte. Seither ist Coca-Cola mehr als nur ein Getränk, sondern fester Bestandteil des modernen Lebensstils.[54]

Essen schneller und leichter besser zubereiten

Während Fast Food fertig zubereitet serviert oder mitgenommen wird oder als Snack sofort verzehrt werden kann, umfasst das Convenience Food all jene Nahrungsmittel, bei denen sich die Zubereitung auf wenige einfache Arbeitsschritte reduziert. Schon die Erbswurst war in diesem Sinne Convenience Food, die ihre Fortsetzung in den Tüten- und Dosensuppen fand oder auch in den Dosen-Ravioli von Maggi, die seit 1958 bis heute auf dem Markt sind. Man kann das Convenience Food in fünf verschiedene Bereiche aufgliedern:

Zunächst gibt es die küchenfertigen Produkte, wie unzubereitetes Tiefkühlgemüse, gefrorene Fischfilets oder Backmischungen. Zu den garfertigen Nahrungsmitteln zählen Nudeln, die noch gekocht werden müssen, paniertes oder mariniertes Fleisch, aber auch Tiefkühl-Pommes-frites, die entweder im Backofen oder in der Friteuse verzehrfertig zu machen sind. Aufguss- oder auch anrührfertiges Convenience Food sind zum Beispiel Kartoffelpüree-Pulver, das man in heißes Wasser einrührt, und sämtliche Instant-Gerichte, von den Tütensuppen bis hin zu asiatischen Nudelgerichten. Als zubereitungsfertig gelten alle Fertiggerichte aus der Konserve oder Tiefkühltruhe, die nur noch im Topf, im Backofen oder in der Mikrowelle kurzzeitig zu erwärmen sind. Die letzte Gruppe des Convenience Food sind die verzehrfertigen Produkte. Dazu gehören Frühstückszerealien, Joghurts und Speiseeis, aber auch alle Formen von Backwaren oder von Fisch-, Fleisch- und Obstkonserven. Ob man Schokoriegel und andere verzehrfertige Formen von Snacks noch dem Convenience Food zurechnen will oder eher dem Fast Food, wird unterschiedlich gesehen.[55]

Ganz wesentlich zum Erfolg des Convenience Food trug die Erfindung des Mikrowellenofens bei. Seit Mitte der 1960er-Jahre wurden sie auch für private Haushalte angeboten. 1975 überstiegen die Verkaufszahlen von Mikrowellenöfen in den USA erstmals diejenigen der Gasöfen. 1976 war die Mikrowelle in amerikanischen Haushalten weiter verbreitet als der Geschirrspüler. Heute liegt die Verbreitung in Japan bei 98, in den USA bei 85 und in Deutschland bei 75 Prozent.[56]

Zwei Produkte, die im Convenience-Bereich die Frühstücksgewohnheiten weltweit verändert haben, sind der Nescafé und die Kellog's Cornflakes.

Die Herausforderung, das flüchtige Kaffeearoma zu konservieren

Im Jahr 1930 wurde Louis Dapples, der damalige Präsident der Nestlé and Anglo-Swiss Condensed Milk Company, von den Vertretern der brasilianischen Regierung und des brasilianischen Kaffeeinstituts aufgesucht, die ihm vorschlugen, ein Kaffeekonzentrat herzustellen, das das Aroma bewahren und sich in heißem Wasser leicht auflösen konnte. Der Hintergrund dieser Anfrage war, dass Nestlé durch seine Trockenmilchprodukte ein weltweites Renommee besaß und dass andererseits in Brasilien Kaffee im Überfluss produziert wurde, sodass das Land sich gezwungen sah, Teile der Ernte zu vernichten, um die Preise auf dem Weltmarkt nicht ins Bodenlose sinken zu lassen.

Durch die Konservierung in Konzentratform wollte man einerseits Produktionsschwankungen ausgleichen und andererseits neue Kaffeeliebhaber gewinnen. Doch so schnell, wie man es sich in Brasilien wünschte, war das Problem nicht zu lösen. Louis Dapples hatte das Nestlé Forschungslabor in der Schweiz zwar umgehend mit der Lösung des Problems beauftragt, doch brauchte das Forscherteam unter Leitung von Max Morgenthaler noch etliche Jahre, bis es in der Lage war, die flüchtigen Aromastoffe des Kaffees zu konservieren.

Im Frühling 1937 war es dann so weit, dass ein lösliches Pulver auf industriellem Wege produziert werden konnte. Am 1. April 1938 wurde der Nescafé erstmals in der Schweiz angeboten. Er war von Anfang an ein Erfolg. Deshalb wurden kurz darauf weitere Nescafé-Fabriken in Frankreich, Großbritannien und den Vereinigten Staaten gegründet.[57] Da Nescafé zur Truppenverpflegung der US-Armee gehörte, erreichte er schnell eine hohe Bekanntheit und weltweite Verbreitung. Auch in Deutschland wurde Nescafé seit 1943 produziert, allerdings zunächst ausschließlich für die Flugzeugbesatzungen der Luftwaffe. In den 1950er-Jahren entwickelte sich Nescafé dann zum Modegetränk der heranwachsenden Babyboomer-Generation. In den folgenden Jahrzehnten wurden die Herstellungsverfahren für Nescafé immer weiter verbessert und eine große Zahl von Variationen für die verschiedensten Geschmäcker hergestellt. Heute ist Nescafé die wertvollste Marke der Schweiz.

Ihren Ursprung haben die heute weltweit beliebten Frühstückszerealien im Western Health Reform Institute, einem Sanatorium, das die beiden Siebenten-Tags-Adventisten James und Ellen G. White 1866 in Battle Creek/Michigan gründeten. Auf der Basis ihrer religiösen Überzeugungen und der Prinzipien der Naturheilkunde predigten sie den Verzicht auf Fleisch, Alkohol, Tabak und Kaffee. Gegessen wurde in diesem Sanatorium hauptsächlich Brot.

Nachdem John Harvey Kellogg 1876 die Leitung des Sanatoriums übernommen hatte und seinem Bruder Will Keith Kellogg dort ebenfalls Arbeit verschaffte, begannen die beiden Brüder nach Ernährungsalternativen für die Sanatoriumspatienten zu suchen. Wohl durch Zufall entdeckten sie, dass im Wasser aufgequollene Weizenkörner durch Pressen und Trocknen eine gesunde Alternative zum Brot sein konnten. Um die Patienten auch nach der stationären Behandlung mit ihren Flocken zu versorgen, gründeten die Brüder einen Versandhandel. Will Keith Kellogg experimentierte inzwischen weiter und entwickelte auf Maisbasis seine Cornflakes.

Der Erfolg der Frühstücksflocken sprach sich schnell herum und in Battle Creek gab es schon bald mehr als 40 Frühstücksflocken-Produzenten. Der unternehmerische Reiz bestand darin, kostengünstig aus Getreide in einem simplen Herstellungsprozess eine hochpreisige Gesundheitsnahrung zu machen. Im Jahr 1906 gründete Will Keith Kellogg dann die Battle Creek Toasted Corn Flake Company, die 1922 in die Kellogg Company umgewandelt wurde.[58]

Ihre Beliebtheit hatten Kellogg's Cornflakes einerseits der intensiven und geschickten Vermarktung und Werbung zu verdanken und andererseits einer Veränderung der Ernährungsgewohnheiten der US-Amerikaner. Während noch bis zum Ende des 19. Jahrhunderts das Frühstück aus Brot oder Getreidebrei mit gebratenem Speck bestand, was mit einem gewissen Aufwand in der Küche verbunden war, suchte man um die Jahrhundertwende nach Produkten, die sich schneller und bequemer zubereiten ließen. Cornflakes brauchte man nur in eine Schüssel zu füllen und mit Milch oder einer anderen Flüssigkeit zu übergießen. Sie waren hygienisch verpackt und dank der Werbung allseits bekannt.[59]

Cornflakes galten von Anfang an als gesund, schließlich waren sie in einem Sanatorium erfunden worden, und die Werbung verstärkte diese Meinung natürlich noch. Im Laufe der Zeit entstanden immer mehr Varianten von Cornflakes, deren Geschmack durch den Zusatz von Zucker besonders Kinder und Jugendliche ansprach.

Die internationale Nahrungsmittelindustrie

In einer Fallstudie über Nestlé hat die Harvard Business School im November 2015 (N 9-716-422) auch die Situation der größten multinationalen Nahrungsmittelhersteller dargestellt. Die meisten dieser Unternehmen wurden wie Nestlé in der zweiten Hälfte des 19. Jahrhunderts oder Anfang des 20. Jahrhunderts gegründet. Aufgrund der immer weiter verbesserten Fertigungsmethoden nahm der Anteil von verpackten und Convenience-Produkten in der Zeit zwischen 1950 und 1990 außerordentlich stark zu.

Im Jahr 2013 hatten die 500 größten Nahrungsmittelhersteller der Welt einen Marktanteil von 70 Prozent bei der Herstellung industriell gefertigter Nahrungsmittel. Bezogen auf den gesamten Nahrungsmittelmarkt sind es für Nestlé als Marktführer nur wenig mehr als 1,5 Prozent. Das Marktvolumen für Nahrungsmittel insgesamt betrug weltweit 7000 Milliarden US-Dollar.[60]

Seit Mitte der 1990er-Jahre sahen sich die Unternehmen immer stärker mit globalen Umwelt- und Gesundheitsproblemen der Bevölkerung konfrontiert, die sich letztlich auch im Verbraucherverhalten widerspiegelten. Dabei gab es durchaus unterschiedliche Reaktionsweisen, um mit diesen neuen Herausforderungen umzugehen.

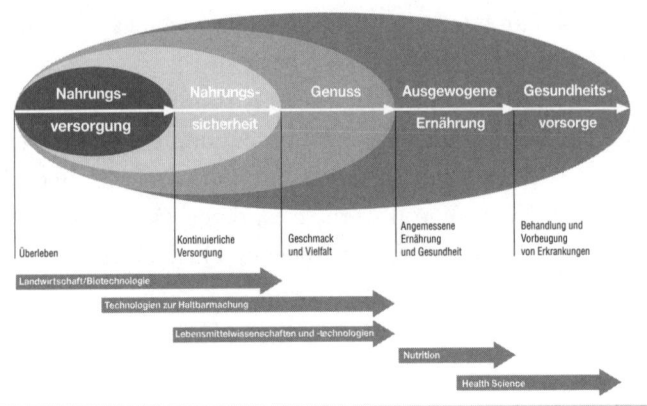

Abb. 4: Von der Verarbeitung von Agrarprodukten zu Nutrition und Health

Pepsico: Umstellung auf gesündere Nahrungsmittel

Die Firma Pepsico war im Jahr 2014 der weltweit zweitgrößte Nahrungsmittel- und Getränkehersteller, was vor allem auf zahlreiche Firmenzusammenschlüsse und Übernahmen seit den 1970er-Jahren zurückzuführen war. Schon 1997 begann Pepsico damit, zum Beispiel Kartoffelchips mit weniger Salz und Orangensaft mit weniger Zucker anzubieten.

Im Jahr 2005 wurde dann der erste Nachhaltigkeitsreport veröffentlicht, in dem das Unternehmen aufzeigte, wie es den Wasser- und Energieverbrauch bei der Herstellung seiner Produkte verringern wollte. Seit 2006 stellte Pepsico seine gesamte Produktpalette immer stärker auf gesündere Nahrungsmittel und Getränke um. Dies führte allerdings nach Ansicht von Marktbeobachtern im Jahr 2011 dazu, dass Marktanteile und Umsätze verloren gingen. Diese Rückgänge sollten dann durch Sparmaßnahmen aufgefangen werden. Gleichzeitig begann Pepsico neue Grundstoffe für seine Produkte zu entwickeln.

Unilever: nachhaltige Produktion von landwirtschaftlichen Erzeugnissen

Die 1929 entstandene Unilever-Gruppe war von Anfang an nicht nur ein Nahrungsmittelhersteller, sondern produzierte auch Reinigungs- und Waschmittel sowie Toilettenartikel. Seit 1999 konzentrierte man sich dann immer mehr auf rund 400 Kernmarken. Seit den 1990er-Jahren förderte Unilever konsequent die nachhaltige Produktion von landwirtschaftlichen Erzeugnissen, was dem Unternehmen ab dem Jahr 2000 einen Spitzenplatz auf dem Dow-Jones-Nachhaltigkeitsindex für Nahrungsmittel und Getränke sicherte.

An diesem Ziel, Marktführer im Bereich der Nachhaltigkeit zu sein, hat Unilever auch nach 2010 festgehalten und im Jahr 2014 wurden bereits 48 Prozent der verwendeten landwirtschaftlichen Produkte nachhaltig produziert. Allerdings begann das Unternehmen auch das Nahrungsmittelgeschäft zurückzufahren und den Bereich für Körperpflegeprodukte auszubauen, sodass es im Jahr 2015 nicht mehr als Nahrungsmittelhersteller, sondern als Hersteller von Körperpflegeprodukten klassifiziert wurde.

Coca-Cola: Reduktion des Kaloriengehalts

Im Jahr 2014 war Coca-Cola der weltweit größte Hersteller von nicht alkoholischen Getränken. Seinen ersten Umweltbericht publizierte das Unternehmen im Jahr 2002, wobei es den Schwerpunkt auf die Verringerung des Wasser- und Energieverbrauchs setzte sowie auf die Vermeidung von Abfall. Angesichts der weltweiten Zunahme von Fettleibigkeit und Diabetes begann Coca-Cola 2008, ein stärkeres Gewicht auf körperliche Aktivitäten der Kunden zu legen. 2014 wurden dann mehr als 100 neue Produkte mit einem reduzierten Kaloriengehalt oder frei von Kalorien in den Märkten eingeführt. Ein Ansatz zur Kalorienreduktion war zum Beispiel das Angebot kleinerer Verpackungen.

Mondelez: Anreiz zu verantwortlichem Konsum

Mondelez International ist der drittgrößte Nahrungsmittelhersteller der Welt nach Nestlé und Pepsico. Seine Wurzeln hat er in der 1903 in Chicago gegründeten Firma Kraft Foods, einem Käsehersteller. 1988 wurde Kraft vom Tabakwarenhersteller Philip Morris übernommen, zu dem bereits der Nahrungskonzern General Foods gehörte. Damit war Philip Morris zumindest zeitweise das größte Lebensmittelkonglomerat der Welt. Weitere Fusionen und Übernahmen folgten. 2007 wurde Kraft dann wieder zu einem unabhängigen börsennotierten Unternehmen, das 2010 den britischen Süßwarenhersteller Cadbury übernahm. 2012 spaltete man Kraft in zwei eigenständige börsennotierte Gesellschaften auf und führte die globalen Aktivitäten unter dem Namen Mondelez international weiter.

Auch Mondelez begann, unter dem Motto »better choice« seine Produkte zu überarbeiten und gesünder zu machen. Ebenfalls gab es Verbesserungen bei der Ressourcennutzung und Umweltverträglichkeit. Mit dem »mindful snacking«-Programm sollten die Verbraucher zu einem verantwortlicheren Konsum animiert werden.

Danone: Gesundheit durch Ernährung für so viele Menschen wie möglich

Danone ist heute der weltweit größte Hersteller von Molkereiprodukten und der zweitgrößte in den Bereichen von in Flaschen abgefülltem Wasser (bottled water) und Kindernahrung. Das ist noch nicht lange so. 1973 fusionierte der französische Glashersteller Boussois-Souchon-Neuvesel (BSN) mit Danone, um in den Nahrungsmittelmarkt einzusteigen. Dabei setzte er von vornherein auf starke Marken. Zunächst hieß das neue Unternehmen BSN-Gervais-Danone, dann für einige Jahre nur BSN, um Anfang der 1990er-Jahre zum Namen Danone zurückzukehren.

1997 entschloss sich das Unternehmen, sich ausschließlich auf Molkereiprodukte, Bottled Water und Gebäck zu konzentrieren. Damit positionierte sich Danone Anfang der 2000er-Jahre als Hersteller von gesunden Nahrungsmitteln. 2007 wurde die Kekssparte an Kraft Foods verkauft. Stattdessen begann man mit der Produktion von mit Mikronährstoffen angereicherten Lebensmitteln. Ab 2012 konzentrierte sich Danone dann auf die vier Geschäftsfelder frische Molkereiprodukte, Wasser, Babynahrung und medizinische Ernährung.

Das Ziel von Danone besteht darin, sich bis 2020 von einem Unternehmen, das Nahrung und Getränke verkauft, zu einem Unternehmen zu wandeln, das die Ernährungsgewohnheiten seiner Kunden positiv beeinflusst. Das Motto lautet: »Gesundheit durch Ernährung für so viele Menschen wie möglich«. Das englische Schlagwort lautet: »Alimentation«. Entsprechend stark ist das Engagement des Unternehmens in den Bereichen Forschung und Entwicklung.

Natürlichkeit als Leitidee

Seit den 1970er-Jahren haben die Umweltbewegung und das gestiegene Gesundheitsbewusstsein zu einer Umorientierung des Marketings geführt. Für den Verbraucher wurden Bezeichnungen wie Natur, natürlich, Bauer, Land oder Bio zu Schlüsselbegriffen. In den USA waren schon 1984 20 Prozent der verkauften industriell hergestellten Nahrungsmittel Light- oder Diet-Produkte.

Die Funktion des Essens wandelte sich in der Wohlstandsgesellschaft tief greifend. Gerade der symbolische Charakter nahm gegenüber der Sättigung zu. Essen wurde situativ und zu einem Ausdruck des Lebensgefühls und der Lebenssituation. Dass durch die industrielle Fertigung von Nahrungsmitteln die Gesundheit ganzer Nationen und die Lebenserwartung breitester Bevölkerungskreise signifikant verbessert wurden, geriet dabei in Vergessenheit.

Die Entwicklung der Forschung von den Anfängen bis zur Nutrigenomik

Forschung und Entwicklung sind tief in der Firmengeschichte von Nestlé verankert. Bereits das »Nestlé-Kindermehl« von Henri Nestlé, das 1867 zur Firmengründung führte, war ein Forschungsprodukt. Die Forschung und Entwicklung (F+E) im modernen, heutigen Sinn begann bei Nestlé bereits in den 1930er-Jahren, als Max Morgenthaler und sein Team in jahrelanger Forschungsarbeit das Herstellungsverfahren für den ersten löslichen Kaffee entwickelten, der 1938 unter dem Namen Nescafé auf den Markt kam.[61]

Die ersten Laboratorien richtete Nestlé ein, um im gesamten Produktionsprozess – von den Rohstoffen bis zu den Endprodukten – die Einhaltung strengster Qualitäts- und Sicherheitsnormen zu garantieren. Die Aufgaben der Forschung und Entwicklung wurden dann ausgeweitet. Im Mittelpunkt standen nun die Entwicklung neuer Produkte und die Umsetzung der Ergebnisse der Laborexperimente in industrielle Herstellungsverfahren. Eine tragende Rolle spielte dabei das aus den ersten Versuchen mit Nescafé entstandene Entwicklungszentrum in Orbe. Die Verarbeitung von Rohmilch und die Rationalisierung der Herstellung von Schokolade in Großserien sind beispielhaft für die frühen Forschungsaktivitäten. Zu den herausragenden Ergebnissen der F&E in den 1950er-Jahren gehörten die Entwicklung kulinarischer Spezialitäten, der Einsatz neuer Grundstoffe für diese Produkte, die Perfektionierung der Automatisation sowie die Erarbeitung des Gefriertrocknungsverfahrens.

Koexistenz von Grundlagenforschung und praxisnaher Entwicklung

Schon damals gab es die auch heute noch bestehende Koexistenz der Bereiche Grundlagenforschung und der praxisnahen Entwicklung von Produkten und Verfahren. Die Grundlagenforschung erarbeitet die wissenschaftlichen Erkenntnisse, aus denen neue beziehungsweise verbesserte Produkte und Verfahren entstehen konnten.

Die praktische Umsetzung dieser Erkenntnisse fand in dezentralen Entwicklungszentren, den Research Companies, kurz »Recos« genannt, in der ganzen Welt statt. Jedes Zentrum ist auf einen oder mehrere Produktbereiche spezialisiert und befindet sich in unmittelbarer Nähe einer Fabrik dieser Produktkategorie.

1987 gab es 18 Recos in zehn Ländern der Welt. In Singapur und Ecuador entstand jeweils ein Reco in den frühen 1980er-Jahren und ein Jahrzehnt später in der Republik Elfenbeinküste. Recos in Entwicklungsländern dienten einerseits dazu, die Rohstoffe wie Kaffee, Kakao und Soja, ihren Anbau und ihre Anwendungen vor Ort zu untersuchen und zu optimieren. Andererseits ging es um die Entwicklung lokaler Produkte. Es gehört zur Strategie Nestlés, in Ländern mit niedriger Kaufkraft neben den konventionellen, überall auf der Welt erhältlichen Produkten auch spezielle auf die Bedürfnisse der Bevölkerung zugeschnittene günstige, sogenannte Popular Positioned Products (PPP) anzubieten.

Schon in den 1970er-Jahren begann man auch mit der Erforschung ernährungsbedingter Zivilisationskrankheiten. Das 1968 gegründete Laboratoire Biologique Orbe (Schweiz) betrieb Grundlagenforschung für den Bereich, den wir heute als »Nutrition« bezeichnen. Es beschäftigte sich mit Problemen wie Fettleibigkeit, Diabetes und Bluthochdruck. Später wurde das Institut in das Nestlé Research Center (NRC) integriert.

Die übrige Grundlagenforschung befand sich seit den 1950er-Jahren in Laboren in Entre-deux-Villes bei Vevey, die sich dann, als das Unternehmen rasant wuchs, als zu klein erwiesen. So wurde in Verschez-les-Blanc bei Lausanne ein neues hochmodernes Zentrum für Grundlagenforschung errichtet. Das Nestlé Research Center (NRC) nahm 1987 seinen Betrieb auf. Es ist seitdem die größte private Lebensmittelforschungseinrichtung der Welt. Beschäftigt wurden anfangs 400 Mitarbeiter aller Fachrichtungen, darunter Chemiker, Physiker, Biologen, Bakteriologen, Physiologen, Immunologen, Experimentalmediziner, Toxikologen, Psychobiologen, Informatiker, Mathematiker und andere Spezialisten.

Den Wissenschaftlern ging es darum, die Auswirkungen der Ernährung auf den Zustand und die Funktionen des menschlichen Organismus zu erforschen und den menschlichen Bedarf an Nährstoffen zu bestimmen. Schwerpunkte der Forschungsarbeit waren die einzelnen Bestandteile der Lebensmittel wie Kohlenhydrate, Eiweiße, Fette sowie die Ernährung an sich, insbesondere in Entwicklungsländern. Dort war die verbesserte Nutzung einheimischer Rohstoffe ein großes Thema. Werner Bauer, der die Leitung des NRC 1990 übernahm, kam aus der Auftragsforschung, ein Hinweis darauf, dass die Nestlé-Grundlagenforschung stärker anwenderorientiert werden und näher an die Bedürfnisse des Marktes herangeführt werden sollte.

Bei aller Dezentralisierung unterstanden das NRC und die Recos direkt und ausschließlich der Generaldirektion in der Zentrale in Vevey. Brian Suter wurde 1987 zum ersten Generaldirektor mit ausschließlicher Verantwortung für Forschung und Entwicklung ernannt. Er institutionalisierte die bis dahin recht lose Zusammenarbeit unter den Recos. 1997 wurde in der Generaldirektion die Verantwortlichkeit für Forschung und Entwicklung mit Technik, Produktion und Umwelt zusammengefasst, die nun in den Händen des Generaldirektors Rupert Gasser lag.

Er machte sich daran, die Anzahl der Recos, inzwischen F&E-Zentren genannt, zu reduzieren und jeweils auf bestimmte Produktkategorien zu konzentrieren. Gemeinsam mit Bauer entwickelte er ein Konzept, das darin bestand, einige F&E-Zentren zu Product Technology Centers (PTCs) aufzuwerten. Dort wurden die vielfältigen Kompetenzen und das gesamte Expertenwissen aus Forschung, den strategischen Geschäftseinheiten und den einzelnen Märkten vereinigt. So bündelte er zum Beispiel die gesamte Kaffeeforschung in nur zwei Zentren, Orbe und Marysville (USA), und die ganze Milchforschung in nur einem Zentrum in Konolfingen (Schweiz).

Durch die Konzentration stiegen nicht nur Geschwindigkeit und Qualität der Entwicklungstätigkeit, sondern es verbesserte sich auch die Umsetzung der Ergebnisse in den Märkten. Während die

PTCs in ihrem jeweiligen Bereich zentral für den gesamten Konzern zuständig waren, konzentrierten sich die F&E-Zentren mehr auf ihre Region. Sie sorgten dafür, dass die Nahrungsmittel trotz der fortschreitenden Globalisierung den lokalen Gegebenheiten und Geschmacksrichtungen sowie dem jeweiligen kulturellen Umfeld entsprachen. Unterstützt wurden sie durch die sogenannten Applikationsgruppen, die schon seit Langem in fast jeder Nestlé-Fabrik existierten. Sie hatten die Aufgabe, an Produkten ihrer Fabrik schnell Veränderungen vorzunehmen, um sie dem lokalen Geschmack und den lokalen Rohstoffen immer weiter anzupassen.

Nutrition als wichtigstes internes Wachstumsziel

Schon 1997 definierte Nestlé Nutrition, also die gezielte, gesunde Ernährung, als wichtigstes internes Wachstumsfeld und schuf dafür eine eigene strategische Geschäftsdivision, für die der CEO die direkte Verantwortung übernahm. Im Jahr 2006 wurde Nestlé Nutrition in eine autonome, global geführte Division umgewandelt. Der neuen strategischen Ausrichtung von Nestlé folgend, konnte sich das NRC nun mit seiner Forschung stärker auf den Bereich Nutrition konzentrieren. Der Zusammenhang zwischen Ernährungsgewohnheiten und Gesundheit wurde immer wichtiger und damit auch die Entwicklung von Produkten, die spezifischen Ernährungsbedürfnissen entsprechen, gleichzeitig qualitativ hochwertig sind und auch noch gut schmecken. Die sieben Prioritäten des Konsumenten waren Gewichtskontrolle, Leistungssteigerung, Schutz des Immunsystems, Verbesserung der Verdauung, Wachstum und Entwicklung bei Kindern und Jugendlichen, gesundes Altern sowie Gesundheit und Schönheit.

Zu den Aufgaben der Forschung gehörte es auch, zu Kostensenkungen beizutragen, ohne die Qualität der Produkte zu beeinträchtigen. Bei den Rohstoffen ging es insbesondere um deren optimale Nutzung und Weiterverarbeitung in Entwicklungsländern. Themen waren auch die Optimierung von Konservierungsverfahren, mit denen die natürlichen Eigenschaften der Produkte bewahrt werden können.

Die Veränderungen in der Umwelt, in den Konsumgewohnheiten und den Herstellungsverfahren waren für die Forschung eine ständige Herausforderung. Ein Beispiel: Nestlé verfügte über jahrzehntelange Erfahrungen mit Extrudern, die als Formgeber bei Frühstückszeralien, Speiseeis, Energieriegeln, Pasta sowie Heimtiernahrung zum Einsatz kamen. Mitte der 1990er-Jahre entwickelten die Forscher des NRC aus der Extruder-Technologie ein spezielles Verfahren »Low Temperature Freezing« zur Herstellung von Speiseeis, das bei vollem Geschmack ein Drittel weniger Kalorien hat.

In den 2000er-Jahren verstärkte das NRC die Zusammenarbeit mit externen Institutionen und Unternehmen. So begann zum Beispiel Ende 2006 eine Forschungskooperation mit der EPFL (Ecole Polytechnique Fédérale de Lausanne) zum Thema »Brain Food«. Bei der Suche nach Produkten mit gesundheitlichem Zusatznutzen bewegte sich die Forschung zunehmend in Bereiche der Biotechnologie, in denen eine Zusammenarbeit mit spezialisierten Firmen unumgänglich wurde.

Schritte zur molekularen Ausrichtung

Mit der stärkeren molekularen Ausrichtung trat der Einzelne erkennbar in den Mittelpunkt. Man versuchte zu verstehen, wie der Metabolismus wirklich funktioniert und welche Rolle die genetische Ausstattung und die Epigenetik darin spielen. Auch die Rolle der Nährstoffe wurde weiter untersucht, warum zum Beispiel für manche Menschen eine fettreiche Diät besser ist, während andere viel Proteine und wieder andere viele Kohlenhydrate brauchen. Außerdem ist man aufgrund der Fortschritte der Data Science heute in der Lage, mehr Daten zu sammeln, zu speichern und – vor allem – auszuwerten. Aus ursprünglichen wissenschaftlichen »Entdeckungsreisen« folgen dann oft Hypothesen, neue Analysen und neue Ideen.

Das 2011 gegründete Nestlé Institute of Health Sciences (NIHS) hat die Aufgabe, wissenschaftliche Grundlagen für die personalisierte Gesundheitsernährung zu schaffen. Dabei konzentrieren sich die Forscher des Instituts auf integrierte Systembiologie. Indem Bioinformatik zur Datenintegration genutzt und Modellansätze entwickelt werden, können zahlreiche Kombinationen dieser Forschungsdaten von der funktionellen Genomik bis zu klinischen Studien entstehen und Einsichten in die Zusammenhänge zwischen Gesundheit, Krankheit und Ernährung ermöglichen. Es geht darum, die Krankheiten und das Altern des Menschen sowie den Einfluss der Gene, des Stoffwechsels und der Umwelt besser zu verstehen.

Im Einklang mit den Entwicklungszielen von Nestlé Health Science konzentriert sich die Forschung des Instituts auf Ernährungslösungen zur Vorbeugung von Erkrankungen im Bereich des Verdauungssystems, des Stoffwechsels, der Gesundheit des Gehirns sowie der Versorgung im Alter. Die Forschungsergebnisse sollen objektive und hoch empfindliche Diagnostika, gepaart mit darauf abgestimmten, wissenschaftlich belegten und personalisierten Ernährungslösungen, hervorbringen. Der Direktor des Instituts, Emmanuel E. Baetge, hat ein Team hochrangiger Wissenschaftler um sich versammelt, das einen mehrstufigen systembiologischen Forschungsansatz verfolgt:

- Erstellung und Nutzung der Genomik-, Proteomik- und Metabolomik-Plattformen zum detaillierten, molekularen »Gesundheitscheck« von Konsumenten und Patienten
- Entwicklung von klinisch relevanten, natürlichen Zellmodellen zur Simulation der molekularen Eigenschaften des Alterungsprozesses und häufiger chronischen Krankheiten

- Identifikation und Entwicklung von Ernährungsansätzen, welche die Gesundheit schützen und Krankheitsverläufe beeinflussen können
- Entwicklung diagnostischer Ansätze, die zur Personalisierung von Ernährungsstrategien beitragen können

Die spezialisierten biomedizinischen Forschungslabore und der Hauptsitz von Nestlé Institute of Health Sciences liegen im Innovationspark des Campus der renommierten EPFL (Ecole Polytechnique Fédérale de Lausanne) in Lausanne. Das vereinfacht die akademische und wissenschaftliche Zusammenarbeit sowie Partnerschaften.

Im Jahr 2014 hat das NIHS mit dem amerikanischen Entwickler von Stammzelltechnologien Cellular Dynamics International (CDI) eine langfristige Zusammenarbeit vereinbart. Dabei geht es um Zellprodukte, die das NIHS bei seiner Forschung über Diabetes und Fettleibigkeit einsetzen kann. CDI stellt aus einfachen Blutproben eines beliebigen Spenders sogenannte pluripotente Stammzellen her, um daraus differenzierte Gewebezellen von industrieller Qualität, Menge und Reinheit zu produzieren. Die Nestlé-Forschung benutzt keine menschlichen embryonalen Stammzellen.

Das weltweit größte private Netzwerk für Nahrungsmittelforschung

Ohne Einbindung in das globale Forschungs- und Entwicklungsnetzwerk von Nestlé könnte Nestlé Health Science seine ehrgeizigen Ziele nicht erreichen. Nestlé verfügt über das weltweit größte private Netzwerk für Nahrungsmittelforschung. Drei Zentren bilden heute die Säulen dieses Netzwerks: neben dem Nestlé Institute of Health Sciences (NIHS) das Nestlé Research Center (NRC) in Lausanne mit Außenstellen in den USA, China und Japan sowie die Clinical Development Unit (CDU), die auch ihren Sitz in Lausanne hat. Darüber hinaus gibt es weltweit 31 Produkttechnologiezentren und Zentren für Forschung und Entwicklung.[62]

Das Nestlé Forschungszentrum (NRC) betreibt vor allem Grundlagenforschung. Es hat die Aufgabe, wissenschaftliche Kenntnisse und neue Technologien zu erarbeiten, von der grundlegenden Nutritions- und Gesundheitsforschung bis zur angewandten Forschung für die Produktentwicklung und -anwendung. Die Forscher des NRC arbeiten zurzeit an vier Hauptprojekten: »First 1 000 Days and Healthy Kids, Healthy Pleasure, Healthy Ageing sowie Sustainable Nutrition«. Die Nestlé Clinical Development Unit ist für die mehr als 100 klinischen Versuche des Konzerns zuständig. Sie stellt medizinisches Fachwissen für verschiedene Therapiebereiche bereit, außerdem spezialisiertes Know-how für Datenverwaltung und Biostatistik.

Weltweit sind heute über 5 300 Mitarbeiter von Nestlé in der Forschung und Entwicklung beschäftigt. 2014 hat Nestlé 1,629 Milliarden CHF in Forschung und Entwicklung investiert und 300 Patente angemeldet. Im Jahr 1979 lagen die F&E-Ausgaben noch bei 153 Millionen CHF, 1989 bei einer halben Milliarde Franken und 2005 bereits bei 1,5 Milliarden.

Es dürfte sehr schwierig sein, spezielle Aussagen über die Forschungs- und Entwicklungsaktivitäten anderer Unternehmen zu treffen. In den Grundkonzepten sind sie denen von Nestlé ähnlich. Sie unterscheiden sich jedoch meist durch den Umfang ihrer finanziellen Ausstattung und durch die oft bestehenden Bindungen an bestimmte Produktlinien. So frei wie beim Nestlé Institute of Health Science können Forscher innerhalb bestehender Unternehmensstrukturen wohl nur selten arbeiten.

KAPITEL 3:
DER WELTBEVÖLKERUNG EIN GESUNDES UND LÄNGERES LEBEN ERMÖGLICHEN

Im vorhergehenden Kapitel haben wir gesehen, wie die industriellen Fertigungsmethoden die Lebensmittelproduktion revolutioniert haben. Die Industrialisierung hatte auch einen tief greifenden Einfluss auf den Lebensstil der Menschen und veränderte ihre Ernährungsweisen. Mit neuen, nahrhafteren, sichereren und auch preiswerteren Nahrungsmitteln aus industrieller Herstellung verbesserten sich nicht nur die Lebensqualität und die Gesundheit breiter Bevölkerungskreise, sondern es stieg auch deren Lebenserwartung. Bis 1930 waren die Grundlagen für eine nun immer besser funktionierende Lebensmittelindustrie und für die Versorgung der Menschen in den hoch entwickelten Ländern gelegt worden.[1]

Darauf konnte man ab den 1950er-Jahren aufbauen, als neue Entwicklungen auch neue Herausforderungen brachten. 1950 hatten wir eine Weltbevölkerung von etwas mehr als 2,5 Milliarden Menschen. 1990 lagen wir dann bei 5,3 Milliarden. Heute sind es 7,3 Milliarden und für das Jahr 2050 erwarten die Vereinten Nationen (UN) eine Weltbevölkerung von 9,7 Milliarden Menschen.[2]

Angesichts des zunehmenden Wettbewerbs um Boden, Wasser und Energie und des Umfangs des zu erwartenden Bevölkerungswachstums muss die Welt ausreichend nährstoffreiche Nahrung bereitstellen, um in 35 Jahren 2,4 Milliarden Menschen mehr zu versorgen als derzeit. Auch die Versorgung der 800 Millionen Menschen, die schon heute nicht genügend Nahrung haben, muss gesichert werden.

Bei der Lösung dieser Probleme und der Anpassung des globalen Nahrungsmittelsystems kommt der Wirtschaft eine entscheidende Rolle zu. Unternehmen wie Nestlé schaffen Mehrwert für die Konsumenten und für die Gesellschaft. Die Nahrungsmittelproduktion musste, wie auch heute noch, nicht nur mit der wachsenden Zahl von Menschen Schritt halten, sondern auch Defizite aufholen. Heute erwarten die Menschen in allen Teilen der Welt nicht nur, dass eine ausreichende Menge an Nahrungsmitteln zur Verfügung gestellt wird, um den Hunger zu stillen. Die Ernährungsgewohnheiten orientieren sich, sobald ein bestimmtes Einkommensniveau erreicht ist, immer stärker an denen der hoch entwickelten Länder, sowohl in der Menge und Auswahl als auch in der Nahrungsqualität.

Nestlé verbessert die Lebensqualität von Menschen, indem ihnen mit schmackhafteren und gesünderen Nahrungsmittel- und Getränkeoptionen geholfen wird, für sich und ihre Familie zu sorgen. Das Nahrungsmittel- und Getränkeportfolio steht nach wie vor im Mittelpunkt des Geschäfts und der Strategie von Nestlé. Es ist das breiteste der Branche und reicht von Popularly Positioned Products für Konsumenten mit geringen Einkommen bis zu Premium-Produkten und -Dienstleistungen.

1950 lebte nur ein Drittel der Weltbevölkerung in Städten, seit 2010 mehr als die Hälfte und im Jahr 2050 werden nach Schätzungen der UN zwei Drittel aller Menschen in städtischen Regionen leben, deren Dimensionen für uns heute nur schwer vorstellbar sind.[3] Aber nicht nur das Wachstum der Städte hat ganz direkte Folgen für die Herstellung und Bereitstellung von Lebensmitteln. Es ist auch das rasante Wirtschaftswachstum in den sich immer schneller entwickelnden Staaten in Asien, Südamerika und Afrika, welches das Einkommen der dort lebenden Menschen steigen lässt. Wir werden nicht nur immer mehr Nahrungsmittel produzieren müssen, sondern auch immer mehr, die den speziellen Wünschen der Konsumenten entsprechen.

In den westlichen Industrieländern haben höhere Einkommen bei fallenden Preisen und ein sich immer stärker verändernder Lebensstil zu einem tief greifenden Wandel im Einzelhandel und in der Außer-Haus-Verpflegung geführt. Der steigende Konsum von Lebensmitteln bei gleichzeitig abnehmenden körperlichen Aktivitäten ist inzwischen ganz eindeutig als Ursache für die sich immer weiter verbreitende Fettleibigkeit, für Herz-Kreislauf-Erkrankungen und für Diabetes mit allen damit verbundenen Folgeerkrankungen erkannt worden.

Die Ursachen für den übermäßigen Konsum von Nahrungsmitteln sind sicherlich nicht nur beim Verbraucher und seiner Lebensweise zu suchen, sondern auch in den Strukturen der Nahrungsmittelversorgung. Der ständig steigende Wettbewerb zwischen den Nahrungsmittelherstellern und innerhalb des Einzelhandels sowie bei den Anbietern von Außer-Haus-Verpflegung hat zu immer intensivieren Marketingaktivitäten geführt.

Mit der weltweit gestiegenen Produktion von Nahrungsmitteln entstanden aber nicht nur Gesundheitsprobleme, sondern es stellt sich auch die Frage nach dem Umgang mit den vorhandenen Ressourcen und den Folgen für die Umwelt, zum Beispiel durch den zunehmenden Verpackungsmüll. All diese Probleme können nur gemeinsam gelöst werden. Die Regierungen der einzelnen Staaten, die multinationalen Organisationen und alle an der Nahrungsmittelproduktion Beteiligten sind daher gefordert, zusammenzuarbeiten.

Gesellschaftliche Veränderungen beeinflussen die globale Lebensmittelindustrie

Schon zu Beginn des 20. Jahrhunderts konnten Mediziner und Statistiker in den hoch entwickelten Ländern einen eindeutigen Zusammenhang zwischen der Ernährungsweise der dort lebenden

Menschen, ihrer zunehmenden Gesundheit und ihrer steigenden Lebenserwartung feststellen. Man kam zu dem einfachen Ergebnis, dass ein Mensch, der genug zu essen und die für ihn notwendigen Nährstoffe bekommt, ein gesundes Leben führt. Daraus ergab sich dann auch für Wirtschaft und Politik die logische Schlussfolgerung, dass durch die Steigerung der Lebensmittelproduktion zu einer besseren Ernährung und zu mehr Lebensqualität breiter Bevölkerungskreise beigetragen wird.

Die Wirtschafts- und Gesundheitspolitik konzentrierte sich deshalb über mehrere Jahrzehnte darauf, die Landwirtschaft als Quelle aller Nahrung zu stärken. Subventionen für verbesserte Produktionsmethoden, eine weitere Industrialisierung der Landwirtschaft, eine Verbesserung der Düngung und des Pflanzenschutzes sowie eine Optimierung von Pflanzen und Tieren waren die logischen Konsequenzen, die sich aus dem Ziel der Produktivitätssteigerung ergaben.

Die beiden britischen Wissenschaftler Timothy Lang und Michael Heasman von der City University London bezeichneten das Denkmuster dieser seit 1950 immer stärker werdenden Entwicklung im Ernährungssektor als das Erzeugerparadigma (Productionist Paradigma).[4] Bereits im Jahr 2004 prognostizierten Lang und Heasman, dass sich die Rahmenbedingungen für die Ernährungspolitik, die Nahrungsmittelherstellung und die Vermarktung von Nahrungsmitteln in Zukunft tief greifend ändern werden. Sie beschrieben drei unterschiedliche Paradigmen, die auch noch gegenwärtig miteinander im Wettbewerb stehen. Es handelt sich dabei um das Erzeugerparadigma, das umfassende ökologische Paradigma und das integrierte Life Science Paradigma.

Die Grundlage des Erzeugerparadigmas bildet die steigende Effizienz von Kapital und Arbeit durch einen immer höheren Ertrag der eingesetzten Mittel. Dies wurde besonders durch den Einsatz großindustrieller Technologien möglich. Eine immer weiter intensivierte Produktion in großem Stil schafft die Grundlage zur Versorgung von Massenmärkten. Mit dieser Entwicklung ging nach Lang und Heasman im Produktbereich oft ein Verzicht auf Vielfalt zugunsten von Quantität einher.

Insgesamt gewannen die chemische und die pharmazeutische Industrie im Zusammenhang mit der landwirtschaftlichen Produktion immer mehr an Bedeutung. Alle zum Agribusiness gehörenden Märkte wuchsen in den Jahren nach 1950 überproportional, ebenso wie das Warenangebot für die Konsumenten. Der Trend ging zu preiswerten Produkten mit einem immer größeren Convenience-Anteil. Auch die Bedeutung von Markenartikeln als Orientierungshilfe für den Verbraucher nahm zu. Dies zeigt sich zum Beispiel an der Entwicklung von Nestlé, die auch durch Zukäufe ständig steigende Umsatzzahlen generieren konnte: 1960 hat Nestlé einen Umsatz von 4,1 Milliarden CHF. 1970 lag er schon bei 10,2 Milliarden CHF und 1980 bei 24,5 Milliarden. Im Jahre 2015 betrug der Umsatz 88,8 Milliarden CHF.

Unterstützt wurde die weitere Entwicklung des Erzeugerparadigmas durch preiswerte und scheinbar grenzenlos verfügbare Energie aus Kohle und Öl, um Maschinen zu betreiben und Güter rund um den Globus zu transportieren. Auch für den Einsatz natürlicher Ressourcen wie Land und Wasser gab es keine Limitierung, ebenso wenig für den sorglosen Umgang mit Abfällen und Treibhausgasen. Die Gesundheit der Menschen und die Lebensqualität wurden nur als direktes Ergebnis einer wachsenden Produktion von Gütern und Dienstleistungen angesehen.

Umweltaspekte treten in den Vordergrund

In den 1970er-Jahren entstand dann ein neues Denkmuster, das umfassende ökologische Paradigma, das auch den Ernährungsbereich einschloss. Gesellschaft, Umwelt, die Produktion von Gütern und die Gesundheit der Menschen wurden innerhalb dieses Paradigmas unter einem ganzheitlichen Aspekt betrachtet. Die Befürworter diese Paradigmas nahmen an, dass die Lebensqualität jedes einzelnen Menschen steigen würde, wenn die Gesamtheit der Rahmenbedingungen dahingehend geändert wird, dass die industrielle Produktion zugunsten eines ökologischen Systems zurückgefahren und die Biodiversität in den Mittelpunkt gestellt wird.

Ausgehend von einem komplett neuen Umweltverständnis forderten die Vertreter des ökologischen Paradigmas nicht nur die Abkehr von der konventionellen Landwirtschaft hin zu einem »biologischen« Ackerbau und einer »biologischen« Tierhaltung, sondern auch einen weitgehenden Umbau der Versorgungskette mit Lebensmitteln hin zu »Natürlichkeit« und Regionalität. Sie wendete sich daher auch gegen den globalen Handel mit Landwirtschaftsprodukten und die großindustrielle Nahrungsmittelerzeugung.

Andere große Themenfelder der ökologischen Bewegung waren die Zerstörung der Natur durch den Menschen, die Ressourcenverschwendung, die industrielle Umweltverschmutzung, die Reduktion des Abfallaufkommens und natürlich die Verringerung der konventionellen Energieerzeugung. Viele dieser Ideen wie Energieeffizienz, Ressourcenschonung oder die Reduktion von Verpackungsmüll sind längst Bestandteil unseres modernen Wirtschaftssystems geworden. So hat zum Beispiel Nestlé in der Zeit von 2005 bis 2015 den Energieeinsatz pro Tonne Produkt um 29 Prozent und den direkten Treibhausgasausstoß pro Tonne Produkt um 42,7 Prozent reduziert. Die Abwassermenge wurde in diesem Zeitraum pro Tonne um 56 Prozent gesenkt. Im Jahr 2015 produzierten 105 Nestlé-Fabriken keinerlei Abfall zur Entsorgung.[5]

Diese Entwicklungen waren möglich, ohne dass es einer grundsätzlichen Systemveränderung bedurfte. Das gilt auch für den Einsatz natürlicher Grundstoffe und für die Integration von Biolebensmitteln in Supermärkte. Aus einer auf Gegensätzen aufbauenden alternativen Bewegung ist eine Bewegung geworden, die im Zentrum der Gesellschaft angekommen ist. Das bedeutet allerdings nicht, dass es keine Vertreter extremer Positionen mehr gibt, die sich nicht integrieren lassen.

Anfang des 21. Jahrhunderts entstand dann als drittes das integrierte Life-Science-Paradigma. Wie das ökologische Paradigma hat es seine Wurzeln in den biologischen Wissenschaften, doch anders als das ökologische Paradigma verstand es sich in seinen Anfängen nicht als Gegensatz zum Erzeugerparadigma, sondern als dessen intelligente Fortschreibung. Es versuchte von Anfang an, wissenschaftliche Erkenntnisse in die Versorgungskette mit Nahrungsmitteln zu integrieren. Dabei wurden die bis dahin getrennten Bereiche Landwirtschaft, Herstellung von Nahrungsmitteln und Gesundheitsvorsorge immer stärker als ein zusammenhängendes System betrachtet. Im Rahmen des Health-Science-Paradigmas rückte die Gesundheit des Einzelnen in den Mittelpunkt des politischen, wissenschaftlichen und industriellen Handelns. Daraus ergaben sich zahlreiche neue Herausforderungen.

Im Jahr 2010, also ein Jahr vor der Eröffnung des Nestlé Institutes for Health Science (NIHS), veröffentlichten das Fraunhofer-Institut für Verfahrenstechnik und Verpackung (IVV) und das Wissenschaftszentrum Weihenstephan (WZW), Lehrstuhl für Ernährungsphysiologie an der Technischen Universität München, im Auftrag des deutschen Bundesministeriums für Bildung und Forschung (BMBF) eine Studie zum Innovationssektor Lebensmittel und Ernährung.[6] In dieser Studie kamen die Wissenschaftler zu dem Schluss, dass dieser Sektor über ein enormes Innovationspotenzial verfügt, das es aber erst noch zu erschließen gilt. Allerdings sei dazu eine wesentlich stärkere Wissenschaftsorientierung der Ernährungsindustrie erforderlich, als es bis dahin der Fall war. Die neu zu gewinnenden wissenschaftlichen Erkenntnisse müssten dann von der Industrie schnell umgesetzt werden, um flexibel auf Marktveränderungen reagieren zu können.

Die Wissenschaftler prognostizierten, dass die Unternehmen der Ernährungsindustrie in Zukunft vor einer ganzen Reihe globaler und gesellschaftlicher Entwicklungen stehen werden. Die neuen

Herausforderungen betreffen sowohl die Belange der Gesellschaft, der Konsumenten und der Wissenschaft als auch die Belange der Wirtschaft selbst. Die Unternehmen werden also in Zukunft eine ganze Reihe von Leistungen im Wettbewerb untereinander, aber eben auch für den Konsumenten und die Gesellschaft erbringen müssen.

Ein wesentlicher Teil des Life-Science-Paradigmas ist in der Fraunhofer-Studie auf der gesellschaftlichen Seite zu finden, besonders der demografische Wandel hin zu einer älteren Bevölkerung. Die speziellen Anforderungen von Senioren machen neue Ernährungs- und Versorgungskonzepte erforderlich. Zudem nimmt durch die zunehmende Anzahl von Single-Haushalten und die veränderten Verzehrgewohnheiten der mobilen Gesellschaft der Bedarf an Außer-Haus-Verpflegung und Convenience-Artikeln zu.

Nach Ansicht des Fraunhofer-Instituts besteht die größte Herausforderung für den gesamten Ernährungssektor nach wie vor aber darin, auch weiterhin eine kostengünstige Lebensmittelversorgung für die ständig wachsende Weltbevölkerung zu sichern. Noch nicht überall gibt es eine kostengünstige Grundversorgung. Die wachsende Konkurrenz zwischen Nahrungs- und Energiepflanzen bei der Produktion von Lebensmittelrohstoffen trägt nicht unwesentlich zu einer Verknappung und Verteuerung von Agrarprodukten bei.

Die übergeordneten Ziele wie die Schonung der Ressourcen, die Ertragsoptimierung, der simultane Anbau von Lebensmittel- und Energiepflanzen sowie eine effizientere und nachhaltigere Lebensmittelproduktion führen aufseiten der Ernährungsindustrie zu einer zunehmenden Bedeutung von Forschung und Entwicklung, um wettbewerbsfähig zu bleiben. Diese Aspekte sind bei Lang und Heasman sowohl Teil des produktionsorientierten wie auch des ökologischen Paradigmas.

Mehr Forschung in der Lebensmittelindustrie

Während die forschungsintensiven Großunternehmen der Lebensmittelindustrie (in Deutschland) über zwei Prozent ihres Umsatzes in Forschung und Entwicklung investierten, waren es im Jahr 2010 umgerechnet auf alle Unternehmen der Branche nur 0,5 Prozent. Im Vergleich zu anderen Branchen ist das extrem wenig und das gilt vor allem für die kleinen und mittelständischen Unternehmen. Im Fahrzeugbau wurde mit 46,2 Prozent des Umsatzes am meisten für Forschungs- und Entwicklungsaktivitäten ausgegeben. Auch in der Elektrotechnik und Datenverarbeitung lag das Investitionsvolumen mit 20,2 Prozent deutlich über dem des Ernährungsgewerbes, ebenso in der chemischen Industrie mit 16,1 Prozent und im Maschinenbau mit 10,4 Prozent. Dies steht in einem deutlichen Missverhältnis zu der Bedeutung des Ernährungsgewerbes für den Arbeitsmarkt und für die gesamte Wirtschaft.[7]

Rund 85 Prozent der kleinen und mittelständischen Unternehmen im Lebensmittelsektor sind lediglich »Technologie übernehmende« Unternehmen. In vielen Fällen können sich kleine und mittelständische Unternehmen radikale und mit einem hohen Risiko verbundene Innovationen nicht leisten. Allerdings sind neue und verbesserte Lebensmittel bei der Mehrzahl der Verbraucher auch nur schwer durchzusetzen, da Traditionen und erlerntes Essverhalten sowie eine starke Marken- und Produktbindung dominieren.[8]

Unter den 17 führenden Industriestaaten stehen die USA, die Schweiz und Schweden als innovationsstarke Staaten des Lebensmittelsektors auf den ersten Plätzen. Deutschland befindet sich erst auf Platz neun. Hier kamen zwar in den Jahren 1995 bis 2001 insgesamt 3427 neue Produkte auf den Lebensmittelmarkt, doch die meisten von ihnen hatten nur einen geringen Neuheitsgrad. Im Jahr 2009 lagen Nachahmerprodukte mit 8,5 Prozent des Umsatzes deutlich über den tatsächlichen Marktneuheiten, die nur 1,5 Prozent des Umsatzes erwirtschafteten. Im Fahrzeug- und Maschinenbau machten neue Produkte 56 Prozent des Umsatzes aus und in der Elektroindustrie 41,5 Prozent.[9]

Im Bereich der Nahrungsmittel- und Getränkeindustrie haben die weltweit führenden 61 Unternehmen im Jahr 2012 insgesamt 8,7 Milliarden Euro für Forschung und Entwicklung ausgegeben, darunter die 15 amerikanischen Unternehmen zusammen 2,9 Milliarden Euro und die 17 Unternehmen der EU 2,3 Milliarden Euro.

Innerhalb der europäischen Nahrungsmittel- und Getränkeindustrie ist der Sektor Milchprodukte am innovationsstärksten, gefolgt von Fertigprodukten und Soft Drinks.[10]

Weltweit sind die gesamten privaten Ausgaben für Forschung und Entwicklung (F&E) in den Bereichen Lebensmittel und Agrarwirtschaft im Zeitraum von 1994 bis 2004 von 11,28 auf 19,74 Milliarden Dollar gestiegen. Am stärksten wuchsen die Forschungsausgaben der Lebensmittelhersteller: von 6,02 auf 11,48 Milliarden Dollar. Von den gesamten F&E-Ausgaben der Bereiche Lebensmittel und Agrarwirtschaft im Jahr 2006 in Höhe von 18,56 Milliarden Dollar entfielen 6,03 Milliarden Dollar auf die USA, 7,50 Milliarden auf Europa und den Mittleren Osten und 4,62 Milliarden auf den asiatisch-pazifischen Raum. Von den F&E-Investitionen der Lebensmittelindustrie in Höhe von 10,90 Milliarden Dollar wurden 3,27 Milliarden Dollar in den USA getätigt, 3,69 Milliarden in Europa und dem Mittleren Osten und 3,74 Milliarden in Asien-Pazifik.[11] Es ist anzunehmen, dass eine zukunftsorientierte und wissenschaftsbasierte Lebensmittelindustrie mehr in Forschung und Entwicklung investieren muss.

Essen, um gesund und leistungsfähig zu bleiben

Heute können viele Nahrungsmittel durch ihre Zusammensetzung und bei einer entsprechenden Ernährungsweise deutlich mehr zur Gesundheit und Leistungsfähigkeit eines jeden Einzelnen beitragen, als es noch Anfang der 1990er-Jahre der Fall war. Bis dahin gab es für ein gesundes Leben nur zwei Ernährungsregeln: Entweder »Iss mehr davon« oder »Iss weniger davon«. Diese Regeln fanden ihren Niederschlag in den unterschiedlichsten Diätmoden, die meist nur einen kurzfristigen Erfolg brachten und oft sogar gesundheitsschädlich waren. Der Nährwert von Lebensmitteln wurde in der breiten Bevölkerung üblicherweise nur nach deren Menge, dem Geschmack und ihrem äußeren Erscheinen bewertet.

Inzwischen sind einerseits die unerwünschten Mengen von Nahrungsbestandteilen wie Salz, Zucker und Fett in den industriell hergestellten Lebensmitteln deutlich reduziert worden, andererseits wurden Nahrungsmittel überall dort mit Mikronährstoffen angereichert, wo es sinnvoll und nützlich ist. Dabei ging es nicht um spezielle Nahrung für Säuglinge oder Kranke, sondern gerade um solche, die von vielen Menschen häufig verwendet wird. Es besteht aber immer noch ein weiterer Handlungsbedarf.

Makro- und Mikronährstoffe sind unverzichtbar

Nahrung hat folgende Funktionen im menschlichen Körper: Sie liefert Energie, sie gehört zu den Bausteinen der Körperzellen, mit ihren Botenstoffen greift sie in epigenetische Funktionen und andere biochemische Vorgänge ein.

Die Nährstoffe, die der menschliche Körper für eine normale Entwicklung und Aufrechterhaltung der Gesundheit benötigt, unterteilt man in die zwei Gruppen: Makronährstoffe und Mikronährstoffe. Bei den Makronährstoffen handelt es sich um Proteine, Lipide (Fette) und Kohlenhydrate. Sie sind nicht nur die wesentlichen Nahrungsbestandteile, sondern auch das Basismaterial, aus dem sich der menschliche Körper zusammensetzt. Proteine und Fette machen zusammen ungefähr 80 Prozent des Trockengewichts eines menschlichen Körpers aus. Eine ausgewogene 2 000-Kalorien-Diät besteht aus 50 Prozent Kohlenhydraten, 30 Prozent Eiweiß und 20 Prozent Fett.[12]

Obwohl Wasser auch zu den Makronährstoffen gehört, wird es häufig getrennt betrachtet, da der Körper aus Wasser keinen direkten »Nährwert« ziehen kann. Trotzdem ist es sowohl qualitativ als auch quantitativ der wichtigste Bestandteil unseres Körpers. Wasser macht, abhängig von Alter und Geschlecht, nicht nur etwa 60 Prozent unseres Lebendgewichts aus, wir können auch am wenigsten davon entbehren. Schon ein Verlust von nur acht Prozent unserer Körperflüssigkeit verursacht schwerwiegende Erkrankungen. Beim Protein können wir 15 Prozent entbehren und beim Fett sogar bis zu 90 Prozent.

Bei den Mikronährstoffen handelt es sich um essentielle Kofaktoren zur Aufrechterhaltung der Stoffwechselfunktion. Die Mikronährstoffe liefern aber selbst keine Energie. Zu ihnen zählen in erster Linie Vitamine, Mineralstoffe, wie zum Beispiel Kalzium oder Magnesium, und Spurenelemente, wie zum Beispiel Eisen, Zink, Selen und Mangan. Obgleich von den Mikronährstoffen nur sehr kleine Mengen benötigt werden, gehören sie dennoch zu den wesentlichen Nahrungsbestandteilen, da ohne sie viele Normalfunktionen wie Wachstum oder Energieproduktion nicht stattfinden können. Viele Gesundheitsprobleme resultieren daraus, dass einerseits zu viel Makronährstoffe aufgenommen werden und andererseits zu wenig Mikronährstoffe.

Weltweit leiden mehr als zwei Milliarden Menschen, vor allem in wenig entwickelten Ländern, an einem Mangel an Mikronährstoffen.[13] Es fehlt ihnen besonders an Eisen, Vitamin A, Jod und Zink. Die Nahrungsmittelindustrie ist jedoch in Zusammenarbeit mit den Regierungen und Behörden der besonders betroffenen Länder in der Lage, dieses globale Gesundheitsproblem anzugehen. Bei Nestlé ist man sich der Aufgabe bewusst, zur Bekämpfung von Mangelernährung beizutragen. Dabei geht das Unternehmen auch Kompromisse hinsichtlich der Profitabilität ein.

Die bestehenden industriell gefertigten Nahrungsmittel werden mit Mikronährstoffen, dergestalt angereichert, dass sie, bezogen auf eine Nahrungsmittelportion weder unter- noch überdosiert sind. Besonderes Augenmerk gilt dabei Kindern und Frauen im gebärfähigen Alter. Angereicherte Produkte wie Maggi-Suppen und -Bouillonwürfel helfen in aufstrebenden Märkten, die Folgen von Mikronährstoffmangel zu bekämpfen. In Mittelamerika dient die Maggi-Nudelsuppe vielerorts als Basis für die Zubereitung schmackhafter, ausgewogener Gerichte. Maggi hat sein gesamtes Sortiment so überarbeitet, dass nun jede Portion 15 Prozent der empfohlenen Tageszufuhr an Eisen enthält und fettarm sowie frei von Konservierungsstoffen ist.

Wichtig ist, dass die Nahrungsmittel in den jeweiligen Ländern weit verbreitet und regelmäßig verzehrt werden. Nestlé reichert vor allem die sogenannten Popularly Positioned Products für Konsumenten mit niedrigen Einkommen mit Mikronährstoffen an. Im Jahr 2012 verkaufte Nestlé über 150 Milliarden Portionen von angereicherten Produkten. 2015 lag die Zahl schon bei 192 Milliarden Portionen und im Jahr 2016 soll die 200-Milliarden-Marke pro Jahr erreicht werden. Ein weiteres Ziel ist die Entwicklung und Einführung biofortifizierter Kulturen und Produkte, zum Beispiel einer Mischung aus mit Provitaminen angereichertem und normalem Mais.[14]

Nestlé verfügt über ein umfangreiches Sortiment an Milchprodukten, die insbesondere in Entwicklungsländern zur Reduktion von lokalem Mikronährstoffmangel beitragen. Milch ist von Natur aus kalziumreich und lässt sich gut mit Nährstoffen anreichern. Die Kindermilchprodukte liefern Energie, Proteine und Mikronährstoffe, die Kinder zum Wachstum brauchen. Um diese auch für Konsumenten mit geringen Einkommen zugänglich zu machen, stellt Nestlé sie in erschwinglichen Formaten bereit. Je nach in der Region vorherrschendem Mikronährstoffmangel werden die Produkte mit Eisen, Zink, Vitamin A und anderen Mikronährstoffen angereichert.

In Venezuela litten im Jahr 2013 noch rund 30 Prozent der Frauen und Kinder an Eisenmangel.[15] Als ein guter Träger für den Mikronährstoff Eisen erwiesen sich Bouillons, die deshalb in Form von fünf neuen angereicherten Produkten angeboten wurden. Auf den Philippinen diagnostizierte man bei mehr als einem Drittel der Kinder im Vorschulalter Blutarmut, der mit einem Milchprodukt, das mit Eisen angereichert geworden ist, entgegengewirkt wurde. Inzwischen wissen wir, dass die positive Wirkung von Eisen bei Anämie verstärkt wird, wenn man es in Milchprodukten und Zerealien mit weiteren Mikronährstoffen kombiniert.

Bei diesen angereicherten Produkten handelt es sich, zumindest im weiteren Sinne, um sogenanntes »Functional Food«. Es gibt zwar weltweit keine einheitliche Definition für funktionelle Lebensmittel, aber die Arbeitsgruppe über die Wissenschaft funktioneller Lebensmittel in Europa (Functional Food Science in Europe FUFOSE) veröffentlichte 1999 folgende Begriffsbestimmung.[16]

»Ein Lebensmittel kann als »funktionell« angesehen werden, wenn es über adäquate ernährungsphysiologische Effekte hinaus einen nachweisbaren positiven Effekt auf eine oder mehrere Zielfunktionen im Körper ausübt, sodass ein verbesserter Gesundheitsstatus oder gesteigertes Wohlbefinden und/oder eine Reduktion von Krankheitsrisiken erreicht wird. Funktionelle Lebensmittel werden ausschließlich in Form von Lebensmitteln – und nicht wie Nahrungsergänzungsmittel in arzneimittelähnlichen Darreichungsformen – angeboten. Sie sollen Bestandteil der normalen Ernährung sein und ihre Wirkung bei üblichen Verzehrmengen entfalten.

Ein funktionelles Lebensmittel kann ein natürliches Lebensmittel sein oder ein Lebensmittel, bei dem ein Bestandteil angereichert beziehungsweise hinzugefügt oder abgereichert beziehungsweise entfernt worden ist. Es kann außerdem ein Lebensmittel sein, in dem die natürliche Struktur einer oder mehrerer Komponenten modifiziert oder deren Bioverfügbarkeit verändert wurde. Ein funktionelles Lebensmittel kann für alle oder für definierte Bevölkerungsgruppen funktionell sein, zum Beispiel definiert nach Alter oder genetischer Konstitution.«

Als funktionelle Zutaten im strengeren Sinne haben derzeit besonders die präbiotischen Ballaststoffe sowie probiotische Mikroorganismen die größte Marktbedeutung.

Bioaktive Substanzen in Lebensmitteln

Seit Langem ist bekannt, dass in der Nahrung neben Wasser, Kohlenhydraten, Proteinen, Fetten, Vitaminen und Mineralstoffen weitere Inhaltsstoffe enthalten sind. Diese früher teilweise als nicht nutritive Inhaltsstoffe benannten Substanzen werden heute als bioaktive Substanzen bezeichnet, wenn sie über entsprechende Eigenschaften verfügen. Diese bioaktiven Substanzen besitzen zwar keinen Nährstoffcharakter im engeren Sinne, können aber eine gesundheitsfördernde Wirkung ausüben. Während früher vor allem die gesundheitsschädlichen Eigenschaften nicht nutritiver Inhaltsstoffe bekannt waren, konnte inzwischen in zahlreichen Studien das gesundheitsfördernde Potenzial bestimmter Verbindungen gezeigt werden.

Zu den bioaktiven Substanzen zählen vor allem sekundäre Pflanzenstoffe, aber auch Ballaststoffe und Inhaltsstoffe in fermentierten Lebensmitteln.[17] Die gesundheitsfördernde Wirkung der Ballaststoffe beruht auf ihren physikalischen Eigenschaften.

Bislang gibt es keine einheitliche Definition des Begriffs »sekundäre Pflanzenstoffe«. In der englischsprachigen Literatur werden sie als »Phyto-Chemicals« bezeichnet. Bei den sekundären Pflanzenstoffen handelt es sich um Substanzen, die im Gegensatz zu den primären Pflanzenstoffen (Kohlenhydrate, Proteine und Fette) im sekundären Stoffwechsel von Pflanzen unter anderem als Abwehrstoffe und Wachstumsregulatoren eine Rolle spielen, nur in geringen Konzentrationen vorkommen und in der Regel pharmakologische Wirkungen ausüben. Es wird vermutet, dass etwa 60 000 bis 100 000 sekundäre Pflanzenstoffe in der Natur existieren. Allerdings sind bisher nur etwa fünf Prozent der Pflanzen der Erde diesbezüglich chemisch analysiert worden.[18]

Zu den bioaktiven Substanzen gehören folgende sekundäre Pflanzenstoffe: Carotinoide, Glukosinolate, Monoterpene, Polyphenole, Saponine, Sulfide, Phytinsäure, Phytosterine, Terpene und Phytoöstrogene. Viele dieser bioaktiven Substanzen sind Ballaststoffe und Substanzen in fermentierten Lebensmitteln. Etliche dieser bioaktiven Substanzen haben antikanzerogene Eigenschaften und die meisten wirken auch antimikrobiell, antioxidativ und cholesterinspiegelsenkend.[19] Neben den oben genannten gibt es noch weitere sekundäre Pflanzenstoffe, die sich keiner der oben genannten Gruppen zuordnen lassen, jedoch auch gesundheitsfördernde Wirkungen ausüben.

Die Fermentation (Gärung) ist ein altes Konservierungsverfahren, bei dem Lebensmittel durch die Aktivität verschiedener Mikrorganismen verändert werden. Zur Fermentation eignen sich Milch, Gemüse, Getreide, Hülsenfrüchte, Fleisch und Fisch. Heute wissen wir, dass Milchprodukte mit probiotischen Milchsäurebakterien (Probiotika) gesundheitsfördernde Wirkungen haben. Milchsäurebakterien üben eine antimikrobielle Wirkung gegenüber unerwünschten pathogenen Mikroorganismen aus. Sie erschweren diesen Bakterien das Anhaften an die Darmschleimhaut und behindern so ihre Ansiedlung im Darm. Verschiedene Milchsäurebakterien sind zudem in der Lage, Bacteriocine und andere antimikrobiell wirksame Substanzen zu bilden. Außerdem sind sie immunstimulierend.[20]

Klar definierte Nährwertkriterien

Im Jahr 2005 hat Nestlé für die Nährwertprüfung der Produkte das Nestlé Nutritional Profiling System eingeführt. Dieses System umfasst einen Katalog mit klar definierten Nährwertkriterien, die auf den Ernährungsempfehlungen von Experten und Institutionen wie zum Beispiel der Weltgesundheitsorganisation (WHO) basieren. Diese befinden sich im Anhang. Da sich diese Empfehlungen immer auf die Gesamtzufuhr von Nährstoffen im Rahmen einer ausgewogenen und gesunden Ernährung beziehen, war es notwendig, konkrete Grenzwerte für verschiedene Nährstoffe in verschiedenen Produktkategorien festzulegen, welche die Verzehrgewohnheiten der unterschiedlichen Altersgruppen bei den Verbrauchern berücksichtigen.

Solche oberen Grenzwerte wurden festgelegt für die Energiezufuhr, für Natrium (Bestandteil von Salz), für zugesetzten Zucker, für Fruktose sowie für Transfettsäuren und gesättigte Fettsäuren. Je nach Produktkategorie wurden auch Untergrenzen für wünschenswerte Nährstoffe aufgenommen, zum Beispiel der Mindestgehalt für Kalzium in Milchprodukten. Ein Produkt, das alle Nährwertkriterien des Nestlé Nutritional Profiling Systems (NNPS) erfüllt, erhält das Gütesiegel der Nestlé Nutritional Foundation (NF). Inzwischen (2015) erfüllen oder übertreffen weltweit 81,6 Prozent aller Nestlé-Produkte die strengen Nährstoffvorgaben des NNPS. Wenn Produkte einen Geschmackstest nicht in gewünschtem Maße bestehen oder nicht das Gütesiegel »NF« erhalten, werden sie nach ganz bestimmten Richtlinien einer Produktreformulierung unterzogen.

Um Milliarden von Konsumenten auf der ganzen Welt »Good Food, Good Life« zu ermöglichen, ist Nestlé die öffentliche Verpflichtung eingegangen, das Nährwertprofil ihrer Produkte weiter zu verbessern, indem ihr Gehalt an Salz, Zucker und gesättigten Fettsäuren gesenkt und gänzlich auf Transfette verzichtet wird.

Es ist sicherlich verständlich, dass die Produktüberarbeitungen weltweit nicht alle zeitgleich stattfinden konnten und können. Im Jahr 2014 wurde zum Beispiel der Salzgehalt in Nestlé-Produkten für den deutschen Markt erheblich reduziert. Maggi-Suppen enthalten gegenüber 2013 durchschnittlich 10,1 Prozent weniger Salz und Pizzen der Wagner-Marke »Die Backfrische« durchschnittlich acht Prozent weniger. Bei den Zerealien kamen im Frühjahr 2015 überarbeitete Produkte auf den Markt, bei denen eine Zuckerreduktion in einer Bandbreite von 13 bis 31 Prozent erreicht worden ist.

Für Lebensmittel, die sich an Kinder richten oder überwiegend von Kindern verzehrt werden, legt Nestlé bei der Bewertung des

Salz- und Zuckergehalts niedrigere Grenzwerte zugrunde als bei Produkten für Erwachsene. Im Dezember 2015 erfüllten bereits weltweit 99 Prozent der verkauften Kinderprodukte, einschließlich Popular Positioned Products (PPP), alle Kriterien des Nestlé Nutritional Profiling Systems.

In den Jahren zwischen 2000 und 2010 reduzierte Nestlé weltweit den Gehalt von Zucker umgerechnet auf alle Produkte um 34 Prozent. Diese Zahl ergibt sich aus der Gesamtheit der eingekauften Zuckermenge im Vergleich zum Verkaufsvolumen innerhalb dieser Zehnjahresperiode. Seit 2005 wird auch der Salzgehalt in den Nestlé-Produkten signifikant reduziert. Bei Produkten, von denen der Verbraucher einen salzigen Geschmack erwartet, wurde bis Ende 2007 zehn Prozent weniger Salz verwendet. Bis Ende 2010 konnte Nestlé den Salzgehalt dieser Produkte auf 75 Prozent dessen senken, was in den Originalrezepten enthalten war.

Seit 1999 ist es Teil der Produktpolitik, den Anteil von Transfettsäuren auf drei Prozent des gesamten Fettinhalts in Nahrungsmitteln zu beschränken. Entsprechend den Empfehlungen der WHO liegt der Anteil an Transfettsäuren damit nur bei einem Prozent der täglichen Energieaufnahme. Ende 2015 erfüllten bereits 98,5 Prozent der bezogenen Öle die Nestlé-Richtlinie zu Transfetten.[21] Da der Verbraucher künstlichen Aromen und Farbstoffen kritisch gegenübersteht, wurden auch diese seit Ende 2014 weitgehend oder sogar vollständig durch andere Zutaten ersetzt.

Der Geschmack muss erhalten bleiben

Der Mensch hat keine natürliche Hemmschwelle für Zucker und Fett, das resultiert noch aus der Steinzeit. Früher haben diejenigen, die am meisten Zucker und Fett gegessen haben, am besten Hungerzeiten überlebt, heute gibt es aber solche Mangelsituationen in den Industrieländern kaum noch. Der Steinzeitmensch hat 4500 bis 5000 Kalorien pro Tag verbraucht, heute benötigen Frauen 2000 und Männer 2500 Kalorien.[22]

Salz und Zucker dienten historisch später hauptsächlich dazu, Lebensmittel durch Wasserentzug haltbar zu machen. Man konsumierte sie dann nicht wegen des Geschmacks. Das Gehirn braucht Glukose, um funktionsfähig zu bleiben, deshalb suchen wir den Geschmack nach Süßem und deshalb reagiert auch das Belohnungssystem im Gehirn so stark auf Zucker. In der Kindheit werden durch zu viel Zucker spätere Krankheiten vorprogrammiert.[23]

Um den Zuckerkonsum zu reduzieren, kommt es in der Lebensmitteltechnologie darauf an, dass möglichst sämtliche Zuckermoleküle einer Nahrung unsere Geschmacksrezeptoren erreichen. Bisher sind es nur 40 bis 70 Prozent. Würden 100 Prozent wahrgenommen werden, könnte man den Zuckergehalt entsprechend reduzieren. Das kann zum Beispiel dadurch geschehen, dass der Zucker sich auf der Oberfläche der Nahrung befindet und nicht darin.

Das trifft auch auf Salz zu. Nudeln sollte man erst am Ende des Kochvorgangs salzen, dann bleibt das Salz an der Oberfläche. Hingegen wird das Salz von Salzbrezeln wegen seiner groben Struktur kaum wahrgenommen und geschluckt, ohne das Geschmackserlebnis wesentlich zu beeinflussen.

Bei der industriellen Lebensmittelherstellung kann man auch synergetische Stoffe einsetzen, welche die Rezeptoren sensitiver machen. Eine andere Strategie ist, die Aufnahme bestimmter Stoffe im Magen-Darm-Trakt zu verzögern oder zu beschleunigen.

Bei Mayonnaise kann man Öltröpfchen einsetzen, die innen mit Wassertröpfchen beladen werden. Beim Essen werden sie nach außen hin als Öltröpfchen wahrgenommen, obwohl in Wirklichkeit Wasser drin ist. Auf diese Weise können wir die Nahrung an die veränderten Lebensbedingungen anpassen, ohne die Körperfunktionen zu verändern.[24] Die Herausforderung ist stets, in jedem Produkt den attraktiven Geschmack mit einer ernährungsphysiologisch hochwertigen Zusammensetzung zu vereinen und gleichzeitig die Vorliebe des Konsumenten für Zucker und Salz zu dämpfen. Besonders bei der Kindernahrung ist dies für das spätere Leben wichtig.

Ohne falsche Bescheidenheit kann Nestlé sagen, dass Lebensqualität geboten wird, die schmeckt.

Wie die globale Lebensmittelindustrie strukturiert ist

Die Lebensmittelindustrie, also die industrielle Be- und Verarbeitung von Rohstoffen zu Lebensmitteln, ist ein zentraler Bestandteil dessen, was ganzheitlich als Lebensmittelwirtschaft oder Ernährungswirtschaft bezeichnet wird. In neuerer Zeit hat sich dafür der aus dem Englischen entliehene Begriff des Agribusiness oder Agrobusiness etabliert. In den USA spricht man auch vom Food System, das die gesamte Versorgungs- und Wertschöpfungskette vom Bauernhof bis zum Teller des Verbrauchers (from farm to fork) umfasst.

Die Europäische Union – nach außen stark, nach innen fragmentiert

In der Europäischen Union (EU) lag im Jahr 2011 der Umsatz der gesamten Versorgungskette mit Nahrungsmitteln und Getränken bei 3 600 Milliarden Euro. Davon entfielen 1 000 Milliarden Euro auf die industrielle Produktion und jeweils 1 100 Milliarden Euro auf den Großhandel und den Einzelhandel. 392 Milliarden Euro Umsatz erwirtschaftete der Landwirtschaftssektor. Bei diesen und den folgenden Zahlen wurden die der Landwirtschaft vorgelagerten Sektoren nicht einbezogen. Beschäftigt wurden in der EU im Agribusiness 2011 insgesamt 24 Millionen Mitarbeiter. Den weitaus größten Anteil hatte daran der Sektor Landwirtschaft mit 11,9 Millionen Beschäftigten, während in der Industrie 4,2 Millionen Menschen arbeiteten, im Großhandel 1,8 Millionen und im Einzelhandel 6,1 Millionen.[25]

Die Nahrungsmittel- und Getränkeindustrie hat innerhalb der EU mit 1016 Milliarden Euro einen Anteil von 15 Prozent am Umsatz des gesamten verarbeitenden Gewerbes. Sie ist in der EU umsatzmäßig der größte Sektor im verarbeitenden Gewerbe und gleichzeitig der größte Arbeitgeber.

75 Prozent des Umsatzes der Industrie in der EU erwirtschaften die fünf Subsektoren Fleisch, »sonstige Produkte« (Kakao, Schokolade und Konfekt, Tee und Kaffee, Fertiggerichte und Zucker), Getränke, Milchprodukte sowie Back- und Süßwaren. Die restlichen 25 Prozent des Gesamtumsatzes verteilen sich auf die fünf Subsektoren Tierfutter, verarbeitetes Obst und Gemüse, Öle und Fette, Getreide- und Stärkeprodukte sowie Fisch.[26]

Kleine und mittlere Unternehmen mit bis zu 250 Beschäftigten spielen auch in der europäischen Nahrungsmittel- und Getränkeindustrie eine herausragende Rolle. Sie erwirtschafteten im Jahr 2011 51,6 Prozent des Gesamtumsatzes und beschäftigten 64,3 Prozent aller Mitarbeiter. Insgesamt ist die Branche innerhalb Europas stark fragmentiert mit wenigen großen Herstellern, die global agieren, und einer Vielzahl von kleinen und mittleren Unternehmen, die nur national oder regional aktiv sind.[27]

USA mit Schwerpunkt auf Dienstleistungen

In den USA erbrachten die Landwirtschaft und die damit verbundenen Industrien im Jahr 2013 mit insgesamt 789 Milliarden Dollar 4,7 Prozent des Bruttosozialprodukts, davon die landwirtschaftlichen Betriebe mit 166,9 Milliarden Dollar rund ein Prozent. Die Nahrungsmittel- und Getränkeindustrie erzielte einen Anteil von 15 Prozent am Umsatz der gesamten verarbeitenden Industrie.[28]

In 2013 gab es im Zusammenhang mit der Landwirtschaft 16,9 Millionen Voll- und Teilzeitarbeitsplätze, das waren rund 9,2 Prozent aller Beschäftigten in den USA. Davon waren nur 2,6 Millionen direkt in den landwirtschaftlichen Betrieben tätig. Von den mit der Landwirtschaft verbundenen Industrien hingegen entfielen allein 11,1 Millionen Arbeitsplätze auf die Gastronomie und andere Außer-Haus-Verpflegung. Die Nahrungsmittel- und Getränkehersteller beschäftigten 1,8 Millionen Menschen, das waren rund 14

Prozent aller Beschäftigten der verarbeitenden Industrie der Vereinigten Staaten. 31 Prozent der Arbeitsplätze in der Nahrungsmittel- und Getränkeindustrie lagen im Bereich Fleisch- und Geflügel und 16 Prozent bei der Herstellung von Brot und Backwaren.[29]

Für einen typischen amerikanischen Haushalt stehen die Ausgaben für Nahrungsmittel mit einem Anteil von 12,9 Prozent nach Wohnen (33,6 Prozent) und Mobilität (17,6 Prozent) auf Rang drei der größten Ausgabenbereiche. Der Anteil der Lebensmittelausgaben ist seit 1984 um 2,1 Prozentpunkte gesunken, während die Anteile der Ausgaben für Unterbringung, Gesundheit und Entertainment leicht angestiegen sind.[30]

Die Versorgung globaler und lokaler Märkte

Bezogen auf den Umsatz ist die Nahrungsmittel- und Getränkeindustrie der Europäischen Union (EU) mit deutlichem Abstand weltweit die größte. Mit 1016 Milliarden Euro setzte sie im Jahr 2012 mehr um als die USA (478 Mrd. Euro) und China (447 Mrd. Euro) zusammen, die Platz zwei und drei belegten. Auf der Rangliste folgten mit weitem Abstand Japan mit 202 Milliarden Euro Umsatz und Brasilien mit 167 Milliarden Euro.[31]

Die Nahrungsmittel- und Getränkeindustrie der EU ist weltweit der größte Exporteur mit einem Anteil von 98,7 Milliarden Euro oder 16,1 Prozent an den gesamten globalen Nahrungsmittelexporten im Jahr 2012. Zu den Spitzenexporteuren zählten weiter die USA mit 73,7 Milliarden Euro (12,0 Prozent), China mit 46,4 Milliarden Euro (7,6 Prozent) sowie Brasilien mit 45,8 Milliarden Euro (7,5 Prozent).[32]

Vor allem China holte in den vorhergehenden Jahren deutlich auf. China hatte 2008 nur Nahrungsmittel im Werte von 29,5 Milliarden Euro exportiert, was bis 2012 einen Anstieg um 57,3 Prozent bedeutet. Die Exporte der Vereinigten Staaten stiegen in diesem Zeitraum von 54,2 Milliarden Euro um 36 Prozent und die der EU ausgehend von 86,1 Milliarden Euro nur um 14,6 Prozent.[33]

Deutliche Unterschiede zeigen sich im internationalen Vergleich der Nahrungsmittel- und Getränkeindustrie bei der Anzahl der Unternehmen und ihrer Beschäftigten. Während in der EU in rund 286 000 Unternehmen 4,2 Millionen Mitarbeiter beschäftigt wurden, waren es in China in 400 000 Betrieben mehr als 6,7 Millionen Mitarbeiter und in den USA in rund 31 000 Unternehmen 1,5 Millionen. Mexiko beschäftigt in 170 000 Unternehmen 791 000 Menschen und Brasilien in 45 400 Unternehmen 1,6 Millionen Mitarbeiter und Indien in 36 000 Unternehmen 1,7 Millionen.[34]

Nestlé ist auf allen Kontinenten und in 197 Ländern der Welt vertreten. 2014 wurden 43 Prozent des Gesamtumsatzes von 91,6 Milliarden Schweizer Franken (CHF) in Nord- und Südamerika erzielt, 28 Prozent in Europa sowie 29 Prozent in Asien, Ozeanien und Afrika. Die beiden großen Märkte in Asien Indien und China umfassen zusammen rund 30 Prozent der Weltbevölkerung und stellen wichtige Wachstumsmärkte dar.[35]

Wie die globale Lebensmittelindustrie funktioniert

Ausgangspunkt der Lebensmittelproduktion ist immer die Landwirtschaft mit Ackerbau und Viehzucht. Die Landwirte werden aber, um ihre Produkte überhaupt herstellen zu können, von zahlreichen anderen Unternehmen beliefert, die ebenfalls Teil der Wertschöpfungskette sind. Dazu gehören die Erzeuger von Saatgut, die Hersteller von Pflanzenschutz- und Düngemitteln und sogar die Produzenten von Landmaschinen. Zu diesen sogenannten Betriebsmittelherstellern zählen außerdem die Futtermittelproduzenten, die ihre Rohstoffe wiederum bei der Landwirtschaft beziehen, aber auch die Hersteller von Produkten zur Tierzucht und zur Tiergesundheit, selbst der Bau von Tierställen, Scheunen und Silos sowie deren technische Ausrüstung werden diesem Sektor zugeordnet.[36]

Die Kritik an den der Landwirtschaft vorgelagerten Bereichen und an der Produktion tierischer Nahrungsmittel hat auf die gesamte Branche des Agribusiness negativ abgefärbt. Veränderungen sind aber nur schwer durchzusetzen, da auf nationaler politischer Ebene das Interesse an einer gesicherten Versorgung mit preisgünstigen Nahrungsrohstoffen gegenüber Umwelt- und Gesundheitsaspekten Vorrang hat.

Hier setzt eine der neueren Initiativen des Weltwirschaftforums an, der »New Vision for Agriculture«, in der globale und lokale Unternehmen und Bauern entlang der Wertschöpfungskette über Düngemittel bis hin zu den Endprodukten für die Konsumenten mit Regierungen und der Zivilgesellschaft partnerschaftlich zusammenarbeiten.

Die Ernährungsindustrie selbst unterscheidet sich nach den zu verarbeitenden Produkten und nach den Verarbeitungsstufen. Im Bereich der Fleischindustrie findet zum einen das Schlachten und Zerlegen der Tiere statt, damit das Fleisch anschließend auf einer nächsten Stufe zu Produkten, von der Wurst bis zum Fertiggericht, weiterverarbeitet werden kann, die dann die Verbraucher erreichen. Ähnliche Verarbeitungsstufen gibt es auch für Mühlen- und Molkereiprodukte sowie für Öle und Fette. Aus dem Mehl entstehen Teig- und Backwaren, aber auch andere Produkte wie Fertigpizzen. Die Molkereien liefern Endprodukte für den Verbraucher, aber sie beliefern auch nachgeordnete Unternehmen mit Milchprodukten, die dann zum Beispiel zu Joghurt, Kakaogetränken oder Käse weiterverarbeitet werden.

Nicht zu vergessen sind in diesem Zusammenhang die Hersteller von alkoholfreien Getränken und auch von alkoholischen Getränken. Sie arbeiten wiederum mit Vorlieferanten zusammen, die sie zum Beispiel mit Zucker oder Saftkonzentraten beliefern. Auch die Obst- und Gemüseproduktion kann sehr unterschiedliche Wege gehen. Von feldfrischem Tiefkühlgemüse über Obst- und Gemüsekonserven bis hin zur Herstellung von Müsliriegeln reicht die weit gefächerte Palette. Das Gleiche gilt übrigens auch für die Fischverarbeitung. Vom gefrorenen Seefisch über Fischfertiggerichte bis hin zu Fischkonserven oder Räucherprodukten sind auch hier die Waren, die den Verbraucher erreichen, höchst unterschiedlich und stellen eine breit gefächerte Angebotspalette dar.

Neben dieser industriellen Lebensmittelherstellung steht das Ernährungshandwerk, das seine Produkte selbst vermarktet oder über den Lebensmitteleinzelhandel zum Konsumenten bringt. Der Einzelhandel gliedert sich in Handelsketten mit Supermärkten unterschiedlichster Größe, Discounter und hoch spezialisierte Einzelhandelsgeschäfte. Neben dem Einzelhandel finden wir am unteren Ende der Wertschöpfungskette den sogenannten Außer-Haus-Markt. Dieser umfasst die gesamte Gastronomie, aber auch die Verpflegung in Betriebskantinen, in Schulen, Krankenhäusern und Heimeinrichtungen. Hinzu kommt der Verkauf über Automaten. Erst nach diesen Stufen sind die Lebensmittel beim Konsumenten angekommen, der sie dann häufig nur noch als Verzehrgut wahrnimmt, ohne sich über die Herkunft und Entstehung Gedanken zu machen.

Wie wir schon gesehen haben, ist die Lebensmittelindustrie global, aber auch national hinsichtlich der verschiedenen Branchen und Unternehmensgrößen äußerst heterogen. Das spiegelt sich auch in den Arbeitsabläufen der industriellen Lebensmittelproduktion wider. Bei den Produktionskosten, der Qualität und der Schonung der Umwelt spielt die Automatisierung der einzelnen Arbeitsschritte eine wichtige Rolle. Bei der Herstellung von Milchprodukten, Getränken, Brot- und Backwaren lässt sich aufgrund der eingesetzten Rohstoffe ein hoher Automatisierungsgrad erreichen. Dies ist bei der Herstellung von Fleisch auf Schlachthöfen oder Zerlegebetrieben deutlich schwieriger und wird auf der Seite der Verbraucher mit erheblicher Skepsis wahrgenommen, die sich auch auf andere Bereiche der industriellen Nahrungsmittelproduktion überträgt.

Bevölkerungsentwicklung und Kaufkraft

Die Entwicklungen der Bevölkerung und der Kaufkraft stellen zusammen mit dem gesellschaftlichen Wandel für alle Lebensmittelhersteller wichtige Elemente des Geschäftsumfeldes dar. Die zu erwartende Nachfrage nach industriell verarbeiteten Nahrungsmitteln ist abhängig vom Einkommensniveau und den Lebenssituationen. Eine weitere entscheidende Bestimmungsgröße in einem Markt ist das Alter der Konsumenten.

Das größte Wachstumspotenzial aus der Bevölkerungsentwicklung wird in den Schwellen- und Entwicklungsländern liegen. In den Jahren 2000 bis 2005 lag das durchschnittliche Nachfragewachstum an verarbeiteten Nahrungsmitteln in den entwickelten Ländern bei 2,9 Prozent, in den Schwellenländern jedoch bei neun Prozent. Entscheidender als das Bevölkerungswachstum an sich ist für Nahrungsmittelhersteller die Entwicklung der Einkommensverteilung. Dabei kommt es darauf an, dass sowohl für die unteren als auch für die darüber liegenden Einkommensklassen Produkte angeboten werden, welche die jeweiligen Bedürfnisse befriedigen.[37]

Der Handel gewinnt an Bedeutung

Während in der Wertschöpfungskette die Landwirtschaft als Rohstoffanbieter noch zu Beginn des 20. Jahrhunderts eine dominante Rolle spielte, verlagerte sich das Gewicht in den folgenden Jahrzehnten zu den Herstellern und Grossisten. Seit Mitte der 1980er-Jahre zeichnet sich eine zunehmende Dominanz der Einzelhändler ab, insbesondere der internationalen Supermarktketten und Discounter. Durch die Nähe zum Verbraucher und durch die Auswahl seines Warenangebots und der Warenpräsentation entscheidet der Handel maßgeblich über die Akzeptanz oder Ablehnung von neuen Produkten durch den Verbraucher.

Im europäischen und internationalen Vergleich zählen deutsche Lebensmitteleinzelhändler zu den umsatzstärksten. Metro, Lidl &

Schwarz, Aldi, Rewe und Edeka befinden sich unter den Top Ten der europäischen Einzelhandelsunternehmen und Metro, Lidl & Schwarz sowie Aldi zählen auch im weltweiten Vergleich zur Gruppe der zehn Umsatzstärksten.[38] Lange Zeit beschränkten sich die Einzelhandelsketten ausschließlich auf ihre nationalen Märkte. Doch dann begannen sie, ihr Geschäft international zu betreiben. Unter den 100 umsatzmäßig größten Unternehmen der Welt finden sich sechs internationale Verkaufsketten, die auch Lebensmittel vertreiben, während Nestlé das einzige Unternehmen der Nahrungsmittelindustrie ist.[39]

Die größten Veränderungen im Markt fanden in der Zeit zwischen 1990 und 2005 statt. Um die Kunden stärker an sich zu binden, haben die Händler vermehrt Eigenmarken lanciert. Die Handels- oder Eigenmarken der großen Supermarkt- und Discountketten wurden in dieser Zeit zur Hauptkonkurrenz von Nestlé und lösten die anderen Markenhersteller als wichtige Wettbewerber ab.

Der Anteil von Handels- und Eigenmarken erreicht im Nahrungsmittelbereich in den USA mittlerweile 17 Prozent, in den meisten europäischen Ländern zwischen 20 und 40 Prozent und in der Schweiz sogar 50 bis 60 Prozent. Von den 100 meistverkauften Artikeln bei Walmart gehören 50 zu den Eigenmarken.[40] Nestlé erwirtschaftet zwar nur 20 Prozent des Umsatzes über die zehn größten Handelsketten, steht aber dennoch unter dem Druck, die Herstellungskosten immer weiter zu senken, indem technische Fortschritte und Sparpotenziale genutzt werden.

Lebensmittelsicherheit bleibt eine Herausforderung

Die wachsende Weltbevölkerung und die Verbraucherwünsche nach einer größeren Nahrungsvielfalt führen dazu, dass die Versorgungsketten immer komplexer werden. Es wird in unserer globalisierten Welt immer schwieriger, für die Sicherheit unserer Nahrungsmittel zu sorgen. Das ist nicht nur Aufgabe der Regierungen und der staatlichen Gesundheitssysteme, sondern stellt auch eine

Herausforderung und Verantwortung für die Hersteller dar. Allerdings führt oft auch ein falscher Umgang der Verbraucher mit Lebensmitteln zu Problemen.[41]

Die World Health Organization (WHO) schätzt, dass heutzutage weltweit jährlich zwei Millionen Menschen an Durchfallerkrankungen meist aufgrund von verunreinigtem Wasser sterben.[42] Aber auch Lebensmittelverunreinigungen, von harmlosen Parasiten, Bakterien, Viren und Prionen bis zu chemischen und radioaktiven Substanzen, können mehr als 200 verschiedene Krankheiten verursachen, von Infektionskrankheiten bis zu Krebserkrankungen. Vor allem in vielen Entwicklungsländern sind bessere Regelungen für die Sicherheit von Lebensmitteln notwendig und dies bedarf einer internationalen Zusammenarbeit.[43]

Die beiden UN-Organisationen WHO und FAO (United Nations Food and Agricultural Organization) sowie die OECD spielen eine zentrale Rolle bei der Entwicklung von Richtlinien, um die Regulierungen zur Lebensmittelsicherheit in einzelnen Ländern zu verschärfen und international zu harmonisieren. Eine besondere Rolle spielt dabei die von beiden Organisationen gemeinsam geführte Codex Alimentarius Commission. Die von dieser Kommission entwickelten Standards gelten inzwischen weltweit als Vorgaben für die Nahrungsmittelsicherheit.

INFOSAN (International Food Safety Authorities Network), ebenfalls eine gemeinsame Institution von WHO und FAO, hat die Aufgabe, Informationen zur Sicherheit von Lebensmitteln bereitzustellen und Ländern zu helfen, diese umzusetzen.[44]

Die USA importieren rund 15 Prozent ihrer Lebensmittel. Deshalb betrifft das 2011 verabschiedete und seit 2015 geltende US-Lebensmittelsicherheitsgesetz Food Safety Modernization Act (FSMA) die Lebensmittelhersteller weltweit. Das Gesetz zielt darauf ab, die Lebensmittelkontrollen zu verschärfen und Verunreinigungen in Lebensmitteln zu vermeiden. Waren, die importiert werden, müssen dieselben Anforderungen erfüllen wie diejenigen, die im Land produziert werden. Wenn dies nicht der Fall ist, kann die Einfuhr verweigert werden. Das FSMA betrifft alle Beteiligten der Versorgungskette des Agribusiness. Die Lebensmittelhersteller müssen ihre Prozesse so gestalten, dass sie sich zurückverfolgen lassen, und Risiken identifizieren. US-Importeure sind verpflichtet, sicherstellen, dass ausländische Zulieferer die Standards einhalten.[45]

KAPITEL 4:
LIFE SCIENCES UND DIE
REVOLUTION VON BIOLOGIE,
ERNÄHRUNG UND GESUNDHEIT

Die Wurzeln der modernen Health Sciences liegen in den 1940er-Jahren, als die molekulare Genetik immer mehr Bedeutung gewann. Die genaue Kenntnis der kleinsten Bausteine des Lebens und deren Zusammenhänge mit Gesundheit und Krankheit sollte den Weg ebnen zu einem neuen Verständnis der komplexen Funktionsweise des menschlichen Körpers. So wie Albert Einstein und Max Planck unser physikalisches Weltbild verändert haben und damit die Grundlagen für unsere moderne Technik legten, veränderte auch die Genforschung unser Bild vom Menschen.

Das Leitbild – personalisierte Ernährung für unterschiedliche Bevölkerungsgruppen

Jeder Mensch hat eine ganz eigene Konstitution, die sich auch noch im Laufe seines Lebens verändert. Im Prinzip sind wir uns zwar alle sehr ähnlich, aber kein Mensch gleicht dem anderen. Das gilt sogar für eineiige Zwillinge. Die Unterschiede sind sowohl genetischer als auch epigenetischer Natur und sie verändern sich in Abhängigkeit vom Alter und von den spezifischen Lebenssituationen. Ähnliche Lebensbedingungen haben aber auch ähnliche Einflüsse auf die Menschen.

Von allen Umweltfaktoren, die auf einen Organismus einwirken, ist die Ernährung der stärkste. Diese Erkenntnis ist inzwischen aber nicht mehr ganz so neu. Spätestens seit einem wissenschaftlichen Symposium im Nestlé Research Center im Jahr 2004 wurde die personalisierte Ernährung zu einem festen Bestandteil in der Zukunftsorientierung von Nestlé. Dabei setzt der »Personalised Health Science Nutrition«-Ansatz auf ein Modell, das von drei Säulen getragen wird. Die Nutrigenomforschung schafft die wissenschaftlichen Grundlagen. Die Anreicherung von Lebensmitteln mit Mikronährstoffen sorgt für eine gesundheitliche Verbesserung breiter Bevölkerungsgruppen und im Rahmen des Gesundheitsmanagements werden individuelle Angebote zur Ernährung gemacht.

Auf der Grundlage dieser drei Säulen werden in Zukunft immer spezifischere Ernährungsstrategien erarbeitet. Es wird am Ende aber keine einheitliche, für alle Menschen gleiche gesunde Ernährung geben. Die Unterschiede werden auch in Zukunft durch die Kultur, die vorhandenen oder bevorzugt genutzten Rohstoffe und durch die Esstraditionen gesetzt werden. Durch das verbesserte Verständnis des Zusammenwirkens von genetischen und epigenetischen Eigenschaften des Menschen mit bestimmten Nahrungsmitteln und deren Bestandteilen wird ein gewisser Grad von Personalisierung erreicht werden. Natürlich wird es auch sehr spezifische Angebote für zum Beispiel Säuglinge und kranke oder alte Menschen geben.

Wenn also davon gesprochen wird, dass die Zukunft in der personalisierten Ernährung liegt, bedeutet das nicht, dass es eine spezielle Ernährung für jedes Individuum geben wird, zumindest nicht in der näheren Zukunft. Personalisiert bedeutet deshalb zunächst einmal nur, dass die Menschen aufgrund ihrer genetischen oder mikrobiellen Ausstattung bestimmten Gruppen zugeordnet werden können. Für diese Gruppen wird dann eine geeignete Ernährung angeboten, um das Wohlbefinden des Einzelnen zu steigern, zukünftige Krankheiten zu verhindern oder hinauszuzögern beziehungsweise um bestehende Krankheiten zu lindern.

Man darf also den Begriff »personalisiert« nicht mit »individualisiert« verwechseln. Individualisiert würde im Endeffekt ja bedeuten, dass für jeden der sieben Milliarden Menschen, deren Zahl auch in Zukunft noch wachsen wird, ein spezieller Ernährungsplan erstellt wird. Das wäre allein von der Menge her nicht zu leisten. Was aber durchaus in bestimmten Grenzen schon heute möglich ist und in naher Zukunft immer noch besser möglich sein wird, ist, in bestimmten Bevölkerungsgruppen Defizite oder Dispositionen zu erkennen, auf die mit der Ernährung reagiert werden kann.

Zum Beispiel können besonders salzsensitive Menschen allein durch das Weglassen von Salz ihren Blutdruck senken. Ist diese Salzempfindlichkeit nicht gegeben oder nicht so stark ausgeprägt, bleibt der Verzicht auf Salz im Hinblick auf einen möglichen Bluthochdruck wirkungslos. Die Nutrigenomiker versuchen deshalb in immer stärkerem Maße, Biomarker zu identifizieren, die Hinweise auf bestimmte körperliche Eigenarten geben und Hinweise für eine Ernährungsänderung. Diese wissenschaftliche Arbeit ist die eigentliche Revolution im Bereich der Life Sciences.

Verstehen, wie der Körper wirklich funktioniert

Im Jahr 2001 war es im Rahmen des Humangenomprojekts gelungen, das menschliche Erbgut zu entschlüsseln. Man hatte nun einen Text mit rund drei Milliarden Buchstabenpaaren, die aus den vier Lettern A, C, G und T bestanden. Doch schnell machte sich Ernüchterung breit. Das Genom des Menschen mit seinen nur rund 25 000 Genen erklärte nämlich noch nicht, warum manche Menschen bestimmte Krankheiten bekommen und andere nicht, selbst wenn die Genausstattung wie bei eineiigen Zwillingen identisch ist. Im Prinzip hatte man gehofft, zu verstehen, wie ein fehlerfreies Genprofil die Grundlage für ein gesundes und an die Umwelt angepasstes Leben darstellen würde, das es den Menschen ermöglicht, ein hohes Alter zu erreichen.

Schnell wurde deutlich, dass die Gene nicht nur steuern, sondern auch gesteuert werden. Wie und warum das geschieht, versucht die

Epigenetik zu erklären, die nach der Entschlüsselung des Erbguts eine immer größere Bedeutung gewann. Sie bietet neue Ansätze, um umweltbedingte Einflüsse auf das Genom zu erfassen und deren langfristige Konsequenzen für den einzelnen Menschen besser zu verstehen. Die Epigenetik bildet aber auch die Grundlage für Erkenntnisse über die Entwicklung verschiedener, spezialisierter Körperzellen und -geweben aus den ursprünglichen Stammzellen.

Es taucht die Frage auf, welche Umwelteinflüsse es überhaupt sind, auf die wir mit epigenetischen Veränderungen in den Zellen reagieren, ohne dass die DNA selbst geändert wird. Diese Anpassung an die Umwelt soll dem Körper Vorteile bringen, was jedoch immer dann nicht der Fall ist, wenn es zu Fehlschaltungen kommt. Um die Gesamtheit aller epigenetischen Veränderungen in einem Organismus zu beschreiben, spricht man heute schon von einem »epigenetischen Code«, der die gleiche oder vielleicht sogar noch eine größere Bedeutung hat als der »genetische Code«.[1]

Inzwischen haben wir erkannt, dass das, was wir bis vor Kurzem über die Funktionsweise des menschlichen Körpers wussten, nicht ausreicht, um die modernen Zivilisationskrankheiten zu verhindern und zu heilen. Das Ziel, allen Menschen ein gesundes und langes Leben zu ermöglichen, ist nur durch die gezielte Anwendung neuer wissenschaftlicher Methoden und der daraus gewonnenen Erkenntnisse erreichbar. Und dabei geht es nicht nur allein um das menschliche Genom und die damit verbundenen Wirkmechanismen, sondern auch um die Rolle der Mikroorganismen.

Wir wissen also, was wir heute erforschen müssen, um zu verstehen, wie der Körper wirklich funktioniert, und wie wir es erforschen können. Wir wissen auch, dass die Komplexität und die zu verarbeitenden Datenmengen eine bisher nicht gekannte Herausforderung darstellen. Dennoch sind wir sicher, dass wir in Zukunft in der Lage sein werden, die Lebensqualität der Menschen zu verbessern. Denn dieser Zukunftsvision liegen konkrete wissenschaftliche Fakten zugrunde, deren Dimension wir schon heute abschätzen können.

Die moderne Ernährungsforschung reicht von der Entdeckung bioaktiver Inhaltsstoffe in Lebensmitteln, der Untersuchung ihrer Bioverfügbarkeit und biologischen Wirkung bis zur Beurteilung der individuellen Ernährungsbedürfnisse anhand von genomischen und genetischen Mustern. Sie steht vor der Herausforderung, ganzheitlich zu verstehen, welche Nahrungsmittelbestandteile sich wie und in welcher Weise auf den Organismus verschiedener Menschen auswirken können.

Das Ziel der aktuellen Ernährungsforschung ist also, für definierte Verbrauchergruppen, die den gleichen Gesundheitszustand und Lebensstil haben und sich im selben Lebensabschnitt befinden, eine maßgeschneiderte Ernährung zu finden.

Früher stützte sich die Ernährungsforschung vor allem auf empirische Studien, deren Grundlagen aber oft nicht ausreichend waren. Heute nutzt die moderne Ernährungsforschung die Erkenntnisse und Methoden verschiedener Disziplinen der Life Sciences.[2]

Die Genetik liefert den Bauplan für unsere genetische Ausstattung. Diese Informationen sind in der DNA gespeichert. Die genetische Ausstattung beeinflusst unsere Veranlagung für Fettleibigkeit und für Krankheiten wie Krebs, Diabetes, Herzinfarkt oder Schlaganfall. Auch die Wirkung von Nährstoffen hängt von der individuellen genetischen Ausstattung ab.

Heute wissen wir, dass der Mensch zwar durch seine Gene gesteuert wird, aber wesentlich weniger als bisher angenommen. Manche Gene weisen keinen großen Unterschied zu denen von Tieren auf. Es kommt immer darauf an, welches Gen aus- und eingeschaltet wird (Genexpression). Als Genexpression wird der gesamte Prozess des Umsetzens der im Gen enthaltenen Informationen in das entsprechende Genprodukt bezeichnet. Dieser Prozess erfolgt in mehreren Schritten und auf jeden Schritt können regulatorische Faktoren einwirken und den Prozess steuern. Genprodukte sind die Resultate der Expression eines Gens, also die RNAs und die Proteine. Die Steuerung der Genexpression wird als Genregulation bezeichnet. Sie bestimmt, ob das vom Gen codierte Protein in der Zelle gebildet wird, zu welcher Zeit und in welcher Menge. Die wichtigste Funktion der RNA (ribonucleic acid), auf Deutsch Ribonukleinsäure (RNS), ist, in der Zelle genetische Informationen in Proteine umzusetzen.

Viele frühere Studien gingen davon aus, dass der Einzel-Nukleotid-Polymorphismus (single nucleotide polymorphism, SNP) die Hauptquelle der menschlichen Genvariabilität ist und damit die Anfälligkeit für ernährungsbedingte Krankheiten bestimmt. Beim Einzel-Nukleotid-Polymorphismus ist nur ein einzelnes Basenpaar innerhalb eines definierten DNA-Abschnitts verändert. Die Vorhersagekraft dieser SNPs, die in sogenannten »Krankheitsanfälligkeitsgenen« gefunden wurden, ist jedoch relativ gering, wenn es um den Entwicklungspfad der Gesundheit und den Krankheitsbeginn geht. Bisher konnten die SNP nur einen geringen Grad der phänotypischen Variabilität erklären. Während der Genotyp die Gesamtheit der in den Genen verschlüsselten Erbinformationen bezeichnet, ist der Phänotyp eine durch Umweltfaktoren bestimmte besondere Ausprägung der Erbanlagen.

Offenbar ist die genomische Kompensation rund um die SNPs wichtig, sodass dasselbe SNP-Set bei einem Teil der Bevölkerung eine Rolle spielt, bei einem anderen Teil aber nicht. Trotz dieser Erkenntnis blüht das Geschäft für genetische Beratung. Immer mehr Unternehmen bieten dem Verbraucher Risikobewertungen und Lebensstilempfehlungen auf der Grundlage persönlicher genetischer Profile an. Da diese Profile nur auf dem SNP-Set in den Krankheitsanfälligkeitsgenen basieren und deshalb nur bedingt aussagekräftig sind, stehen die Risikobewertung und die entsprechenden Empfehlungen auf schwachen Beinen.

Die Anfälligkeit für bestimmte chronische entzündliche Darmkrankheiten ist mit den SNPs assoziiert, insbesondere in chromosalen Regionen, aber auch mit CNVs (copy number variants, d.h. wie viele Kopien desselben Gens vorhanden sind) bestimmter anderer Gene. Eine umfassende detaillierte Beschreibung des genetischen Hintergrunds komplexer Erkrankungen ist uns heute aber noch nicht möglich. Es ist jedoch eine anspruchsvolle und notwendige Aufgabe, um eine pathologische Entwicklung dieser Krankheiten zu verhindern.[3]

Die Umwelt bestimmt die Genvariabilität

Inzwischen hat die Epigenetik herausgefunden, dass Umwelteinflüsse die Genvariabilität und Genregulation wesentlich beeinflussen. Epigenetik bedeutet wörtlich »Über-Genetik«, da sich die Wissenschaft mit Veränderungen der Genexpression, die keinen Einfluss auf die DNA-Sequenz, also auf die in der DNA gespeicherten Erbinformationen, haben, beschäftigt. Epigenetik umfasst DNA-Methylierungsmuster, Chromatinstruktur, Histon-Codes sowie nicht codierte kleine RNAs. Heute wissen wir, dass die DNA-Methylierung ein Mechanismus zur langfristigen metabolischen Programmierung eines Organismus ist. Deshalb spielt die frühkindliche Ernährung eine Rolle für die Gesundheit im späteren Leben. Die Epigenetik kann auch erklären, warum sich Menschen mit gleicher genetischer Ausstattung in ihrem Phänotyp unterscheiden. Nachgewiesen wurde dies zum Beispiel in der Zwillingsforschung.

Heute bilden die Genetik und Epigenetik die wissenschaftlichen Grundlagen für das Verständnis der unterschiedlichen Vorlieben, Anforderungen und Reaktionen der Menschen im Hinblick auf ihre Ernährung. Darüber hinaus zeigt die Epigenetik, wie sich diese Variabilität im Laufe des Lebens verändern kann.

Wie sich Gene und Nahrung beeinflussen

Die moderne Ernährungsforschung setzt sich aus der Nutri(epi)-genetik und der Nutrigenomik zusammen. Die Nutrigenetik beschäftigt sich damit, wie unsere genetische Ausstattung uns auf bestimmte Nahrungsbestandteile reagieren lässt. Die Nutrigenomik verbindet die Genomforschung mit der Ernährungsforschung und der pflanzlichen Biotechnologie. Sie untersucht den molekularen Einfluss von Genen einerseits und Nährstoffen andererseits auf den Stoffwechsel und damit auf die Gesundheit des Menschen. Während die Transkriptomik die Gene, die in einem biologischen System aktiv sind, analysiert, untersucht die Proteomik die Proteine und ihre Wechselwirkungen. Die Metabolomik beschäftigt sich mit dem Stoffwechsel von Zellen und Geweben.[4]

Bei Säugetieren wurden bereits zwei epigenetische Phänomeme umfassend untersucht, die Inaktivierung von X-Chromosomen und die genomische Prägung. Der genetische Mechanismus steuert die Genexpression abhängig davon, ob ein Allel von der Mutter oder vom Vater geerbt worden ist. Allele sind zwei »Kopien« ein- und desselben Gens, sie liegen in gleichen Chromosomen an derselben Stelle. Die meisten Gene des Menschen haben zwei Allele, eines von der Mutter, eines vom Vater. Wenn beide Kopien des Gens aktiv sind, ist das System weniger anfällig für Funktionsstörungen. Bei geprägten Genen wird eine der beiden Kopien durch die DNA-Methylierung ausgeschaltet. Geprägte Gene sind Orte für die Anfälligkeit für Krankheiten, da ihre normale Funktion durch ein einziges genetisches Ereignis verändert werden kann. Darüber hinaus können, falls die geprägten Gene nicht vollständig deaktiviert sind, genetische Ereignisse eine Krankheit verursachen oder zu einer Erkrankung beitragen.[5]

Biomarker helfen bei der Diagnose

Da die epigenetischen Modifikationen nur die Genexpression verändern und nicht die Gensequenz, können aus den Expressionsprofilen von epigenetisch gesteuerten Genen epigenetische Biomarker gewonnen werden. Als Biomarker werden charakteristische biologische Merkmale bezeichnet, die objektiv zu messen sind. Dabei kann es sich um Zellen, Genprodukte oder bestimmte Moleküle wie Enzyme oder Hormone handeln. Biomarker sind Frühindikatoren für die Disposition für eine Krankheit und in der Lage, zu differenzieren, wer auf bestimmte Nahrungsbestandteile reagiert oder nicht (Responder und Non-Responder). Schließlich können sie bioaktive, vorteilhafte Bestandteile der Lebensmittel aufdecken. Alle Nährstoffe haben mindestens indirekte Auswirkungen auf die Gen- und Proteinexpression und damit auf den Stoffwechsel.

Epigenetische Biomarker haben möglicherweise das Potenzial, schon im frühen Kindesalter Krankheiten zu diagnostizieren, die beim Erwachsenen wahrscheinlich auftreten werden. Wenn man diese Krankheiten erkennt, bevor überhaupt Symptome dafür auftreten, könnte man in der Lage sein, daraus neue therapeutische Ansätze für die Prävention und Behandlung von Krankheiten zu entwickeln und schließlich entsprechende Ernährungskonzepte anzubieten. Voraussetzung dafür ist allerdings die umfassende Kenntnis des menschlichen Epigenoms, und davon sind wir noch weit entfernt.[6]

Das 2006 gegründete internationale EpiGen Global Research Consortium unterstützt Wissenschaftler an Forschungseinrichtungen in England, Neuseeland und Singapur. Das Consortium ist ein Joint Venture von öffentlichen und privaten Instituten, mit dem Nestlé zusammenarbeitet. Die Ernährung von Müttern und Kleinkindern ist eines der wichtigsten Forschungsprojekte des Consortiums. Aufgrund der internationalen Ausrichtung werden Mütter und Säuglinge in verschiedenen Regionen der Welt untersucht, die sehr unterschiedliche Lebensstile repräsentieren. Man möchte herausfinden, welche Auswirkungen die Essgewohnheiten und Lebensumstände von Schwangeren auf die Gene und die Gesundheit ihrer Kinder haben.[7]

Das EpiGen Consortium konnte bereits belegen, dass die Ernährung von Schwangeren direkten Einfluss auf die DNS ihrer Säuglinge hat. Wenn Schwangere zum Beispiel zu wenig Kohlenhydrate zu sich nehmen, kann das bei ihren Kindern zu einem erhöhten Risiko für Diabetes, Fettsucht oder Herz-Kreislauf-Störungen führen. Es erscheint deshalb wichtig, dass junge Frauen bereits vor der

Schwangerschaft einen optimalen Ernährungsstatus haben. Deshalb führt man eine groß angelegte Untersuchung mit 1 800 jungen Frauen durch, die zweimal täglich spezielle Nährstoffe zu sich nehmen müssen.

Die Forscher hoffen, die positiven Auswirkungen dieser verbesserten Ernährung auch in der Entwicklung der Kinder nachweisen zu können. Im Erfolgsfall ließen sich daraus Ernährungsempfehlungen für die breite Bevölkerung ableiten. Wissenschaftlich nachgewiesen wurde bereits, dass die Ernährung von Kindern in den ersten 1 000 Tagen nach ihrer Zeugung großen Einfluss auf ihre zukünftige Gesundheit hat.

Weitere Studien innerhalb des EpiGen Consortiums erbrachten Beweise dafür, dass es eine Verbindung zwischen den epigenetischen Markern bei dem Gen HES1, das an der Gehirnentwicklung beteiligt ist, zum Zeitpunkt der Geburt und späteren schulischen Leistungen gibt. Diese Erkenntnisse wurden auch durch Laborstudien unterstützt. Aus denen schließt man, dass auch die Gehirnentwicklung vor der Geburt einen viel größeren Einfluss auf die spätere Lernfähigkeit eines Kindes hat, als bislang angenommen. Die Forschung muss nun herausfinden, wie sich der Lebensstil und das emotionale Wohlbefinden einer werdenden Mutter auf die epigentischen Prozesse bei der Entwicklung des Kindes auswirken.[8]

EarlyBird ist ein von Nestlé unterstütztes Forschungsprojekt der Plymouth University Peninsula Schools of Medicine and Dentristry. Es beschäftigt sich schon seit dem Jahr 2000 damit, wie die Lebensumstände und Ernährung in der Kindheit die Gesundheit im Erwachsenenalter beeinflussen. Ziel des Projekts ist, relevante Biomarker für die Stoffwechselgesundheit zu identifizieren. Das Nestlé Institute of Health Science (NIHS) ist heute innerhalb dieses Projektes vor allem dafür verantwortlich, die Menschen im Verlauf der Kindheit metabolisch zu charakterisieren. Dabei werden unter anderem die Nährstoffe und ihre Metabolite (z.B. Aminosäuren, Zucker und Antioxidantien), die über unseren individuellen Gesundheitszustand Auskunft geben, exakt quantifiziert.

Jetzt geht EarlyBird in die dritte Phase und begleitet die Kohorte von 300 Kindern in ihre nächste Lebensphase. Während wir schon über umfangreiche Erkenntnisse darüber verfügen, wie unsere Gesundheit in der Kindheit, als Erwachsener und im Alter beeinflusst wird, besteht immer noch eine Wissenslücke hinsichtlich Pubertierender und Jugendlicher. Diese Lücke wird jetzt geschlossen. Doch es wird noch ein langer Weg sein, bis alle Zusammenhänge innerhalb der gesamten Lebensspanne aufgeklärt sind.[9]

Metabolomik – dem Stoffwechsel auf der Spur

Die Metabolomik beschäftigt sich mit dem Metabolom, das alle charakteristischen Stoffwechseleigenschaften einer Zelle beziehungsweise eines Gewebes oder eines Organismus zusammenfasst. Das Metabolom bezeichnet die Gesamtheit aller Metabolite, das sind kleine Moleküle, die als Zwischenstufen oder als Abbauprodukte von Stoffwechselvorgängen entstehen. Dazu gehören unter anderem Aminosäuren, Lipide (Fette), Vitamine, kleine Peptide und Kohlenhydrate. Da Metabolite die Endprodukte von Genexpression und Genregulation sind, können sie dazu dienen, vorliegende biochemische Zustände zu beschreiben, zu denen auch ernährungsbedingte metabolische Veränderungen gehören.

Zahlreiche Studien belegen, dass die Ernährung zu einem metabolischen Ungleichgewicht führen kann, das die Anfälligkeit für die Zivilisationskrankheiten erhöht. Stoffwechselvorgänge laufen bei jedem Menschen zwar ähnlich, aber doch individuell verschieden ab. Die Wirkung aller Stoffe, die er zu sich nimmt, hängt von deren Um- und Abbau sowie deren Speicherung im Körper ab. Die individuellen Ausführungen der Stoffwechselbestandteile sind in unserem Erbgut festgelegt. Für die moderne Ernährungsforschung ist es deshalb wichtig, individuelle Stoffwechselprofile zu erstellen.

Die Forschung von Nestlé untersucht zum Beispiel die G-Proteine, die in allen Zellen des menschlichen Körpers zu finden sind. Ihre Hauptaufgabe ist, die Signale von der Zelloberfläche in das Zel-

Iinnere zu übertragen. Aufgrund der zentralen Rolle der G-Proteine in praktisch allen intrazellulären Signalübertragungsprozessen konnten metabolisch relevante SNPs in G-Proteinen identifiziert werden. Einige dieser Genvarianten stehen offensichtlich in Zusammenhang mit einer Gewichtsreduktion. Aus diesem Grund genotypisiert Nestlé in Gewichtsmanagementstudien auf der G-Protein-Ebene gesunde Erwachsene auf freiwilliger Basis.[10]

Kalorienreduktion ist bis heute die einzige Ernährungsänderung, bei der erwiesen wurde, dass sie einen messbaren Effekt auf die Lebensdauer von vielen Arten einschließlich Säugetieren hat. In einer In-vivo-Studie am lebenden Objekt untersuchten Forscher von Nestlé die Wirkungen der Kalorienreduktion und spezifischer Nährstoffe auf die gesamte Transkriptebene in unterschiedlichen Geweben. Man wollte wissen, welche langfristigen Veränderungen der Genexpression durch Änderungen der DNA-Methylation gezeigt werden. Danach erfolgte die Untersuchung der Nährstoffe, die scheinbar Transkriptomprofile aufweisen, die ähnlich denen der Kalorienreduktion sind.

Wissenschaftler des NIHS gehen davon aus, dass künftige Nahrungsmittel in der Lage sein werden, die gleiche Wirkung auf den Stoffwechsel und die Gesundheit eines Menschen auszuüben wie die körperliche Bewegung. Die Nahrungsbestandteile würden mit den gleichen zellulären Mechanismen, die normalerweise durch Bewegung aktiviert werden, helfen, eine ausgeglichene, gesunde Energiebilanz aufrechtzuerhalten. Wir wissen inzwischen, dass der menschliche Metabolismus von einem »Master-Molekül« oder »Master-Schalter« geregelt wird, das die Energiebalance des Körpers steuert. Dieses Master-Molekül mit Namen AMPK ist ein zentrales Protein in jeder einzelnen Zelle. Es überwacht den Energiebestand ähnlich wie eine Tankanzeige den Benzinstand im Auto und teilt mit, wenn man Energie »nachtanken« muss.[11]

Das Mikrobiom – eine Gemeinschaft für das ganze Leben

Schon bevor Robert Koch 1876 seine Arbeit über den Milzbranderreger veröffentlichte, wusste man, dass es Kleinstlebewesen gibt, die nur unter dem Mikroskop zu erkennen sind. In den vergangenen 100 Jahren gerieten die Bakterien, die den menschlichen Körper besiedeln, hauptsächlich dann in den Blickpunkt von Biologen und Medizinern, wenn von ihnen eine Gefahr für die Gesundheit ausging. Die überwiegende Zahl der Bakterien war für die Forscher jedoch bedeutungslos. Sie galten als harmlose »Mitesser«, die weder schadeten noch störten, sondern eben einfach nur anwesend waren. Diese Sichtweise änderte sich erst, als man begann, den Menschen mit seinem Körper nicht mehr nur als ein aus sich selbst heraus funktionierendes Einzelwesen zu begreifen, sondern als Holobiont oder auch Superorganismus, also ein komplexes Biosystem mit vielen Beteiligten, das weitgehend unbemerkt schon seit dem Beginn der Menschheit vor Millionen Jahren existiert.

Nach der Entschlüsselung der Struktur der DNA im Jahr 1953 gerieten die Mikroorganismen wieder in den Blickpunkt der Wissenschaftler, weil sich an ihnen auf einfache Weise genetische Forschung betreiben ließ. Mitte der 1980er-Jahre wurde es dann möglich, auch kleinste Mengen von Erbmaterial einer Analyse zugänglich zu machen. Jetzt konnte man auch all jene Mikroben erforschen, die sich nicht in Petrischalen züchten ließen. Das waren weitaus mehr, als bis dahin bekannt war.

Die Gesamtheit aller Mikroorganismen, die den Menschen besiedeln, bezeichnet man als Mikrobiom oder auch Mikrobiota. Dazu gehören neben den Mikroorganismen im Darm auch die auf der Haut und den Schleimhäuten. Es war dann der Nobelpreisträger Joshua Lederberg, der Anfang des 21. Jahrhunderts den Begriff »Mikrobiom« prägte. Er vertrat die Auffassung, dass eine umfassende genetische Betrachtung der Lebensform Homo sapiens nur dann möglich sei, wenn man die Gene des Mikrobioms mit einschließt. Joshua Lederberg wird mit der Aussage zitiert: »Wir müssen die Mikroben, die wir in und auf unserem Körper tragen, als Bestandteil einer geteilten Umwelt erforschen und begreifen …. Unser Schicksal ist auf Gedeih und Verderb mit den Mikroben verbunden, die unseren Körper mit uns teilen. Wir werden von einem tieferen Verständnis dessen, wie sie in und mit uns arbeiten, profitieren.«[12]

Rund 100 Billionen Kleinstlebewesen bevölkern allein den Verdauungstrakt des Menschen. Das Mikrobiom des Darms umfasst also zehn Mal mehr Zellen als der Körper eines erwachsenen Menschen. Und während der Mensch nur rund 20 000 bis 25 000 Gene hat, doppelt so viel wie eine Fliege, wird die Anzahl der Gene seines Mikrobioms auf rund drei bis acht Millionen geschätzt. Das Gewicht des Mikrobioms ist vergleichbar mit dem des Gehirns, es beträgt rund zwei Prozent des Körpergewichts, also zwischen 1,5 und zwei Kilogramm.[13]

Die Anzahl der verschiedenen Arten dieser Darmbewohner wird auf 1 000 und mehr geschätzt. Dass diese Zahl noch nicht genau ermittelt wurde, liegt daran, dass beim Anlegen von klassischen Bakterienkulturen 80 Prozent, manche sagen auch 99 Prozent, dieser Spezies verborgen bleiben. Erst die Metagenomik versetzte uns in die Lage, die komplexe Gemeinschaft der Kleinstlebewesen zu analysieren. Wie umfassend die Beziehungen zwischen den Menschen und seinen Darmbewohnern tatsächlich ist, wurde erst in den vergangenen Jahren immer deutlicher. Inzwischen sprechen wir daher schon vom zweiten Genom des Menschen.[14]

Die meisten Menschen sind sich wahrscheinlich gar nicht bewusst, wie groß der Lebensraum Darm für die Mikroben tatsächlich ist. Der Darm eines Erwachsenen kann eine Länge von rund 6,5 Metern erreichen. Die Innenoberfläche des Darms beträgt 180 bis 300 Quadratmeter. Das liegt daran, dass der Darm innen nicht glatt ist, sondern unzählige Erhebungen hat, die Zotten, die von dem Epithel überzogen sind.[15]

Umkleidet ist der Darm vom enterischen Nervensystem (ENS), das aus über 100 Millionen Nerven- und noch mehr Gliazellen besteht. Die Zelltypen, Wirkstoffe und Rezeptoren im »Bauchgehirn«

gleichen denen des Gehirns im Kopf. Beide stehen über das zentrale Nervensystem, aber auch über die unterschiedlichsten Botenstoffe miteinander in Kontakt. Man vermutet, dass, während rund 90 Prozent der Informationen vom Darm an den Kopf geschickt werden, nur etwa zehn Prozent von dort nach unten fließen.[16]

Obwohl sich beide »Gehirne« so ähnlich sind, denken sie doch auf unterschiedliche Weise. Der Magen-Darm-Trakt kommuniziert mit dem Kopfgehirn über vier verschiedene Informationskanäle, die Botenstoffe des Mikrobioms, die Darmhormone aus der Darmschleimhaut, die Immunbotenstoffe (Zytokine) aus dem Darm-Immunsystem und die sensorischen Neuronen aus dem Darm-Nervensystem. Diese Mikrobiom-Darm-Gehirn-Achse (Gut-Brain-Axis) beeinflusst nicht nur unsere Ernährung, Verdauung, den Stoffwechsel und das Körpergewicht, sondern auch das Immunsystem, das Schmerzempfinden, die Stressanfälligkeit sowie die Emotionalität, Stimmungslage, das Lernen und das Gedächtnis. All diese komplexen Beziehungen werden von der noch jungen Disziplin der Neurogastroenterologie erforscht.[17]

Die Darmbewohner und ihre Gene könnten einen ähnlich großen Einfluss auf unsere Gesundheit haben wie unsere eigenen Zellen und Gene. Wer verstehen will, welche Wirkung Nahrungsmittel, also die Makronährstoffe, die Mikronährstoffe und die bioaktiven Substanzen einschließlich der Ballaststoffe, auf den Menschen haben, muss wissen, wie und warum das Mikrobiom in einer bestimmten Weise funktioniert oder eben auch nicht. Das richtige Funktionieren des Mikrobioms hält uns gesund. Fehlfunktionen, die oft gar nicht bemerkt werden, können zu den unterschiedlichsten Krankheiten führen, die bisher noch nicht mit dem Darm in Verbindung gebracht worden sind.[18]

Die Zusammensetzung des Mikrobioms ist bei jedem Menschen anders. Trotzdem lassen sich die Menschen, vergleichbar mit den Blutgruppen, in drei verschiedene Enterotypen einteilen. Diese wurden nach der jeweils vorherrschenden Bakterienart benannt: Es gibt den Bacderoides-Darmtyp 1, den Prevotella-Darmtyp 2 und den häufigsten vorkommenden Ruminococcus-Darmtyp 3.

Diese Grundtypen bilden sich bei jedem Menschen bis ungefähr zum 18. Lebensjahr aus und bleiben im Prinzip ein Leben lang erhalten. Das bedeutet jedoch nicht, dass die Umwelt, die Ernährung und erst recht die Einnahme von Medikamenten keine Wirkung auf die Zusammensetzung des Mikrobioms hätten. Eher das Gegenteil ist der Fall. Jeder Wechsel in den Ernährungsgewohnheiten ist schon nach zwei bis drei Tagen im Mikrobiom nachzuweisen, denn Bakterien haben nur einen kurzen Lebenszyklus. Auch ob jemand Vegetarier oder Fleischesser ist, kann man an der Zusammensetzung des Mikrobioms erkennen. Ortswechsel und Reisen hinterlassen im Mikrobiom ebenso ihre Spuren wie ein Leben in der Stadt oder auf dem Lande.[19]

Entscheidend für die Krankheitsanfälligkeit eines Menschen ist neben der genetischen Disposition auch die Artenvielfalt seines Mikrobioms. Dabei kommt es aber nicht auf die Menge der Bakterien an. Der Gesundheitsstatus von zwei Menschen kann ziemlich gleich sein, auch wenn der eine von einer bestimmten Bakterienart 95 Prozent in seinem Bauch trägt und ein anderer nur 0,01 Prozent.[20] Selbst wenn die Arten der Bakterien sehr verschieden sein können, scheint ihre Funktion auf genetischer Ebene sehr ähnlich zu sein. Generell ist es aber so, dass die Menschen, die einen westlichen Lebensstil pflegen, eine zwischen 25 und 50 Prozent geringere Vielfalt bei ihrem Mikrobiom aufweisen, als es bei ursprünglich lebenden Menschen wie den Indianern im Amazonasgebiet oder den Papua auf Neuguinea der Fall ist.

Es verhält sich mit verschiedenen Darmmikrobiomen vielleicht so wie mit verschiedenen Großstädten und ihren Bevölkerungen: Während zum Beispiel London und Paris sehr unterschiedliche Städte mit sehr unterschiedlicher Bevölkerung darstellen, sind sie doch in der Größe vergleichbar und wesentliche Funktionen werden sowohl von der einen wie der anderen Bevölkerung und Struktur erfüllt, so zum Beispiel Transport, Arbeit, Bildung, Gesundheit und Sicherheit.

Wie groß die Bedeutung des Mikrobioms für den Körper von Säugetieren ist, wurde anhand von Mäuseexperimenten nachgewiesen. An der Washington University School of Medicine in St. Louis/ Missouri wurden Mäuse gezüchtet, die absolut keimfrei waren. Sie kamen per Kaiserschnitt zur Welt und lebten dann in einem sterilen Käfig, der sich wiederum in einem sterilen Zelt mit steril gefilterter Luft befand. Diese Mäuse lebten sozusagen in einer Blase und werden deshalb auch Bubble-Mäuse genannt. Auch ihr Futter wurde durch Erhitzen unter Druck vollständig keimfrei gemacht.[21]

Da es so keine Keime in ihrer Umgebung und in ihnen selbst gab, hatten diese Mäuse ein schlecht entwickeltes Immunsystem, schwächere Herzen und dünnere Darmwände. Obgleich sie also insgesamt schwächer waren, brauchten sie mehr Futter, das von ihnen offensichtlich auch schlechter verwertet wurde. Obgleich sie ein Drittel mehr fraßen als ihre normalen Artgenossen, hatten sie 42 Prozent weniger Körperfett. Das änderte sich jedoch schlagartig, nachdem man sie mit Darmbakterien gesunder Mäuse in Kontakt gebracht hatte. Innerhalb weniger Tage begannen sie, ihr Futter besser zu verdauen und im Gewicht zuzulegen. Nach zwei Wochen waren sie gewichtsmäßig nicht mehr von anderen Mäusen zu unterscheiden.

Ein effizientes Darmmikrobiom hilft also bei der Verwertung der mit der Nahrung zugeführten Nährstoffe. Da die Darmmikroben auch Ballaststoffe verdauen können, die der Körper selbst nicht in der Lage ist aufzuschließen, wird auf diese Weise bis zu zehn Prozent mehr Energie aus der Nahrung gewonnen. Die Zusammensetzung des Mikrobioms spielt also eine große Rolle bei der Entstehung von Übergewicht.

Aber auch bei zahlreichen anderen Erkrankungen wurde der Einfluss der Mikroben nachgewiesen. Krankheiten des Herz-Kreislauf-Systems stehen durchaus in Verbindung mit dem Mikrobiom, die Forscher wissen allerdings nur noch nicht, wie der Wirkmechanismus ist. Bei Infektionskrankheiten sind die Zusammenhänge schon klarer. Die Mikroben sind über die Darmwand immer in Kontakt mit den Zellen des Immunsystems und bereiten diese auf die Abwehr von Krankheitserregern vor. Sie trainieren das Immunsystem besonders gut, wenn ihre Vielfalt möglichst groß ist.

Die Darmmikrobiota wirken allerdings auch wie eine Barriere gegen Krankheitserreger. Denn da, wo bereits Mikroorganismen sitzen, können sich andere und vielleicht gefährliche Bakterien nicht mehr breitmachen. Problematisch ist es um das Gleichgewicht des Mikrobioms immer dann gestellt, wenn der Mensch speziell durch Antibiotikabehandlungen sowohl die Krankheitserreger als auch seine eigenen gutartigen Bakterien abtötet. Deshalb sind mit Antibiotikaeinnahmen auch häufig Durchfallerkrankungen verbunden. Doch das Mikrobiom ist in den meisten Fällen sehr gut in der Lage, sich schnell wieder zu regenerieren.[22]

Im Rahmen der Nutrigenomik dienen umfassende Untersuchungen auf der molekularen Ebene dazu, die Gesundheitseffekte der Ernährung beim Zusammenspiel zwischen dem Genom der Nahrung, dem des Darmmikrobioms und dem des menschlichen Wirts zu verstehen. Das in der Nahrung selbst enthaltene Genom wird erforscht, um die Wirkung der Makro- und Mikronährstoffe und die der bioaktiven Substanzen zum Beispiel auf Proteine und Peptide besser kennenzulernen. Da das Mikrobiom im menschlichen Darm ein komplexes Ökosystem mit weitreichenden Auswirkungen auf den Metabolismus des Wirts ist, wird es nicht nur auf der genetischen, sondern auch auf der proteomischen und metabolischen Ebene untersucht.[23]

Mit der Geburt beginnt auch die Entwicklung des Mikrobioms

Kinder, die vaginal geboren werden, erhalten ihre erste Ausstattung des Mikrobioms ganz automatisch von der Mutter. Das ist bei Kindern, die durch einen Kaiserschnitt zur Welt kommen, nicht der Fall. Natürlich wird auch ihr Darm irgendwann von Bakterien besiedelt, nur verläuft dieser Prozess anders und eben später. Dabei ist es aber für die Funktion und die Entwicklung des Immunsystems durchaus wichtig, dass es möglichst frühzeitig trainiert wird. Vaginal geborene Menschen sind auch im späteren Leben generell gesünder, während Allergien, Asthma, Autoimmunleiden, Übergewicht und sogar Autismus bei Kindern, die per Kaiserschnitt geboren wurden, signifikant häufiger zu finden sind.[24]

Die dem Kind in den ersten Jahren entgegengebrachte Liebe und Fürsorge ist ebenso entscheidend wie die Ernährung. Ob man für bestimmte Krankheiten anfälliger ist oder nicht, entscheidet sich zu einem großen Teil in dieser Zeit und ist abhängig von einem funktionsfähigen Mikrobiom. Spätere Einflussnahme ist zwar möglich, aber besser ist es, von Anfang an alles richtig zu machen.

Das Nestlé Research Center in Lausanne arbeitete mit dem Epi-Gen Consortium an einer Studie über Faktoren, welche die Entwicklung von Darmbakterien von Kleinkindern beeinflussen. Dabei wurden die Darmbakterien von Kleinkindern im Alter von drei Monaten und von zwölf Monaten untersucht. Im Februar 2015 wurden die Forschungsergebnisse veröffentlicht. Es hatte sich gezeigt, dass Kleinkinder, die im Alter von drei Monaten über eine geringe Vielfalt von Darmbakterien verfügten, im Alter von zwölf Monaten eher eine Sensibilität für bestimmte Lebensmittel wie Eier, Milch und Erdnüsse aufwiesen als diejenigen mit einer größeren Vielfalt von Darmbakterien.

Die Forscher fanden heraus, dass zwei Arten von Bakterien eine besondere Rolle spielten, die Enterobacteriaceae und die Bacteroidaceae. Säuglinge, die bis zum Alter von zwölf Monaten eine Sensibilität für bestimmte Nahrungsmittel entwickelten, hatten unterschiedliche Mengen dieser Bakterien im Darm, verglichen mit den Kindern ohne diese Sensibilität. Das Team verwendete Ergebnisse einer DNA-Analyse, um die Bakterien vom Stuhl der Säuglinge im Alter von drei Monaten und zwölf Monaten zu analysieren. So waren die Wissenschaftler in der Lage, aus den Bakterien, die bereits mit drei Monaten vorhanden waren, Vorhersagen über die Entwicklung der Lebensmittelsensibilität der Kinder bis im Alter von einem Jahr zu machen.[25]

Die Forscher vermuten, dass das Mikrobiom daran beteiligt ist, frühe Lebenserfahrung auf das spätere Leben und die Gesundheit zu übertragen. Die Mechanismen sind allerdings noch nicht bekannt. Um Muster der Darmbakterien während der Kindheit als Biomarker für zukünftige Krankheiten zu verwenden, sind weitere Forschungsanstrengungen notwendig. Die Wissenschaftler wollen herausfinden, ob Kinder, die Abweichungen von der normalen Darmbakterienzusammensetzung aufweisen, Nahrungsmittel- oder andere Allergien entwickeln werden. So könnten neue Wege gefunden werden, um Allergien vorzubeugen und zu behandeln, möglicherweise durch die Modifizierung der Darmbakterien. Zunächst sind eine Erweiterung des Stichprobenumfangs und eine neue Analyse mit Kindern im Alter von drei bis fünf Jahren geplant.[26]

Lange gesund leben als Forschungsziel

Auch wenn den ersten 1 000 Tagen beim Start ins Leben ein besonderes Maß an Aufmerksamkeit gewidmet werden muss, um die Basis für eine lebenslange Gesundheit zu schaffen oder zu verbessern, gilt dies aufgrund des demografischen Wandels doch auch für die letzte Phase im Leben eines Menschen. Dieser Lebensabschnitt ist für immer mehr Menschen durch neurodegenerative Erkrankungen und Veränderungen im Bewegungsapparat oft stark beeinträchtigt.

Da die Lebenserwartung immer weiter steigt, wird der altersbedingte Muskelabbau (Sarkopenie) immer häufiger. Der Verlust von Muskelmasse im Alter wird in seiner Bedeutung auf medizinischer Seite immer noch unterschätzt und nicht als eine Krankheit, sondern als ein normaler Teil des Alterungsprozesses gesehen. Empfehlungen an die Betroffenen beschränken sich in der Regel darauf, ein Krafttraining durchzuführen und Proteine sowie Multivitamin-präparate einzunehmen.

Der altersbedingte Muskelschwund kann schon mit 50 Jahren be-ginnen. Ab dem 70. Lebensjahr beschleunigt sich dieser Prozess. Der Verlust an Muskelkraft kann dann etwa drei Prozent jährlich betragen. Entsprechend der Lebensweise sind ältere Menschen un-terschiedlich stark von der Sarkopenie betroffen. Davor gefeit ist nach heutigen Erkenntnissen jedoch niemand.

Gerade aufgrund der demografischen Entwicklung mit einem immer höheren Bevölkerungsanteil von älteren Menschen ist zu erwarten, dass die Sarkopenie speziell in den Industrieländern zu einem immer größeren Problem wird, das auch im Rahmen des öffentlichen Gesundheitswesens ökonomische Konsequenzen hat. Deshalb startete das NIHS gemeinsam mit dem EpiGen Consorti-um im März 2015 eine Studie, um die molekularen Marker der Sar-kopenie zu identifizieren.

Dieses MEMOSA Projekt (Multi-Ethnic Molecular Determinants of Human Sarcopenia) will aber nicht nur helfen, den Beginn des Muskelabbaus bei älteren Menschen rechtzeitig zu erkennen. Das Projekt will auch innovative Ernährungslösungen entwickeln, um dem Problem entgegenzuwirken. Die Betroffenen würden dadurch sowohl vor Unfällen, die mit dem Muskelabbau verbunden sind, bewahrt werden können als auch vor frühzeitiger und länger an-dauernder Bettlägerigkeit. Die ernährungsmäßige Behandlung der Sarkopenie ist also ein wesentlicher Beitrag zur Verbesserung der Lebensqualität im Alter.[27]

Zahlreiche Studien haben gezeigt, dass zwischen dem kognitiven Abbau bei älteren Menschen und Faktoren wie Ernährung, Gesund-heitszustand des Herzens und der persönlichen Fitness Zusam-menhänge bestehen. Eine neue Studie mit dem Namen FINGER (Finnish Geriatric Intervention Study to Prevent Congnitive Impair-ment and Disability) hat herausgefunden, dass es mit einem auf die-se Faktoren ausgerichteten intensiven Programm möglich ist, den kognitiven Abbau zu verhindern und damit eine Demenz zu vermeiden.[28]

Demenz hat vielfältige Ursachen und wir wissen heute, dass die Ernährung Einfluss auf die Entstehung und den Verlauf der Erkrankung haben kann. Verschiedene Studien zeigen, dass falsche Ernährung, wie sie häufig gerade bei älteren Menschen vorzufinden ist, die Wahrscheinlichkeit für das Eintreten altersbedingter Krankheiten erhöht.[29]

Die derzeitige Forschung zielt darauf ab, das wissenschaftliche Verständnis der Alzheimerkrankheit und anderer Demenzerkrankungen sowie der Auswirkungen und des therapeutischen Potenzials der Ernährung voranzubringen. So wurde zum Beispiel bereits nachgewiesen, dass ein verminderter Glukosestoffwechsel im Gehirn eines Alzheimerkranken eine wesentliche Rolle spielt. Dies ist einer der Bereiche, in denen spezielle Ernährungslösungen eine entscheidende Rolle spielen können. In der im Rahmen der Alzheimer's Association International Society to Advance Alzheimer's Research and Treatment neu gegründete PIA (Professional Interest Area) »Nutrition, Metabolism and Dementia« arbeiten Wissenschaftler, darunter aus dem NIHS, und Kliniker gemeinsam an der Suche nach solchen Lösungen.

Bereits im Jahr 2013 ist es Wissenschaftlern vom Nestlé Research Center und vom Nestlé Institute of Health Sciences in Zusammenarbeit mit Forschern von der Bologna Universität/Italien gelungen, den metabolischen Phänotyp des gesunden menschlichen Alterns und der Langlebigkeit zu entdecken. An der Studie nahmen insgesamt 396 Freiwillige aus Norditalien teil. Sie wurden in drei Altersgruppen untergliedert. Die Hundertjährigen mit einem Durchschnittsalter von 101 Jahren, stellten aufgrund ihres physischen und kognitiven Gesundheitszustands praktisch das Ideal für ein gesundes Altern dar. Die zweite Gruppe der Senioren hatte ein Durchschnittsalter von 70 Jahren und die dritte Gruppe bildeten junge Erwachsene mit einem Durchschnittsalter von 31 Jahren. Die Gruppe der Hundertjährigen wurde noch einmal danach geteilt, ob deren Eltern ebenfalls schon besonders langlebig waren oder nicht.[30]

Von den Studienteilnehmern entnahm man Blut- und Urinproben, die nach einem metabolomischen Ansatz hinsichtlich der Merkmale für den Alterungsprozess untersucht wurden. Die Analyse der Blutproben ergab, dass bestimmte Lipide bei den Hundertjährigen eindeutig verändert waren. Es wurden aber auch andere Stoffe gefunden, die eine bemerkenswerte Ähnlichkeit mit denen aus der Gruppe der jüngeren Teilnehmer aufwiesen. Zwischen den Hundertjährigen, deren Eltern auch schon ein hohes Alter erreicht hatten, und denen, bei denen das nicht der Fall war, gab es einen signifikanten Unterschied im metabolischen Phänotyp.

Generell wurde aber bei den Hundertjährigen festgestellt, dass sie wesentlich besser auf oxidative und chronische Entzündungszustände reagieren können, was ein Indiz für die Ursachen von Langlebigkeit ist. Bei den untersuchten Hundertjährigen hat offensichtlich ein komplexer Stoffwechselumbau stattgefunden, an dem auch das Mikrobiom mitwirkt. Dieser Stoffwechselumbau führt zu der Balance zwischen entzündlichen und antientzündlichen Prozessen.

Die Forscher verfügen jetzt über physiologische Marker, die auf ein langes Leben bei guter Gesundheit hinweisen. Allerdings reicht dieses Wissen noch nicht aus und muss durch weitere Studien mit anderen Bevölkerungsgruppen und anderem genetischen Hintergrundmaterial vertieft werden. Dabei werden Menschen in verschiedensten Teilen Europas untersucht, um festzustellen, wie weit die Ernährung der italienischen Studienteilnehmer Einfluss auf deren metabolische Signatur hat beziehungsweise haben konnte. Dem Ziel, durch die Ernährung und den Lebensstil zu einem langen Leben bei guter Gesundheit zu kommen, ist man mit dieser Studie einen ganz wesentlichen Schritt näher gekommen.

KAPITEL 5:
DIE VERANTWORTUNG DER LEBENSMITTELINDUSTRIE

Der Weg von der Ernährungsforschung bis zum fertigen Produkt findet in drei großen Schritten statt. Entdecken, Entwickeln, Einführen, im Englischen spricht man vom 3-D-Prinzip: discover, develop und deploy. Nicht jede neue wissenschaftliche Erkenntnis, die in der Grundlagenforschung gewonnen wird, ist geeignet, sofort in ein neues oder verbessertes Produkt umgesetzt zu werden. Es ist Aufgabe der verschiedenen Business Units, zu entscheiden, welche Erkenntnisse und Entdeckungen in welcher Weise weiterentwickelt werden sollen.

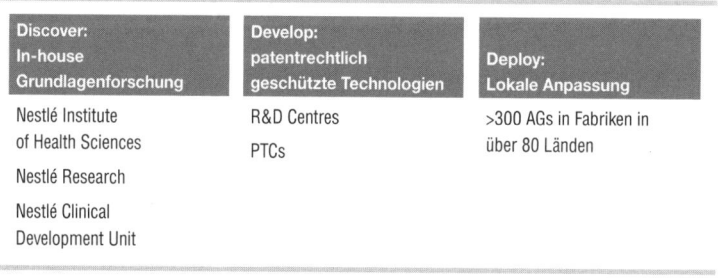

Discover: In-house Grundlagenforschung	Develop: patentrechtlich geschützte Technologien	Deploy: Lokale Anpassung
Nestlé Institute of Health Sciences	R&D Centres	>300 AGs in Fabriken in über 80 Ländern
Nestlé Research	PTCs	
Nestlé Clinical Development Unit		

Abb. 5: Wir haben unvergleichliche Fähigkeiten zur Innovation

Der Verbraucher steht von Anfang an im Mittelpunkt

Bis zum fertigen Produkt ist es oft ein langer und steiniger Weg, den alle Beteiligten im Unternehmen gemeinsam zurücklegen müssen.

Denn das, was sich im Labor in Tests und Studien als wirkungsvoll herausgestellt hat, ist noch lange nicht das fertige Produkt, von dem man die Konsumenten überzeugen und für das man sie begeistern kann. Die weiteren Schritte in der Entwicklung neuer Produkte orientieren sich an dem, was man inzwischen weltweit unter dem Begriff »Design Thinking« kennt.

Es werden Ideen entwickelt, in Prototypen umgesetzt und ihre Funktion getestet, um daraus Schlüsse zu ziehen, wie man die Ideen noch verbessern und neue Prototypen entwickeln kann, die ebenfalls wieder unter praxisnahen Bedingungen getestet werden. Ist man in diesem iterativen Prozess an einem Punkt angelangt, der die Erwartungen an ein zukünftiges Produkt erfüllt, geht es in der nächsten Phase darum, den dazu passenden industriellen Herstellungsprozess zu entwickeln. Ist auch diese Phase erfolgreich bewältigt worden, kann man damit beginnen, das neue Produkt in einem Markt, der über ein ausreichendes Potenzial an Interessenten verfügt, testweise einzuführen.[1]

Verläuft auch diese Testphase erfolgreich, steht der Erschließung weiterer Märkte nichts mehr entgegen. Die Entwicklung von Produktideen und die Vorstellung vom Nutzen für den Verbraucher sind sicherlich die zentralen Punkte, um den Verbraucher zu veranlassen, das Produkt zu probieren und es dann dauerhaft zu verwenden. Tatsächlich ist es so, dass von fünf oder vielleicht auch zehn neuen Produkten nur eines so erfolgreich ist, wie man es erwartet hat. Dabei muss man natürlich auch noch berücksichtigen, dass die Konsumenten in den verschiedenen Märkten unterschiedliche Bedürfnisse haben, unterschiedliche Serviceleistungen erwarten und das gegebene Produktversprechen unterschiedlich interpretieren.

In den vergangenen 60 Jahren reichte es oft, den Konsumenten ein neues oder erkennbar verbessertes Produkt anzubieten, um sie zu überzeugen und zum Kauf zu bewegen. Heute ist es viel wichtiger geworden, nicht nur das vordergründige Verhalten der Konsumenten zu verstehen, sondern auch die dahinterliegenden Entscheidungsgründe.

Natürlich forschen alle großen Nahrungsmittelhersteller im Bereich Health and Wellness. Im Bereich der Wissenschaften soll die Ernährungsindustrie nach Ansicht des Fraunhofer-Instituts folgende Leistungen erbringen:

Verbesserte Simulation von physiologischen Prozessen und eine systembiologische Erforschung der Ernährung. Dazu gehören auch die Entwicklung neuer Methoden zur Quantifizierung des Lebensmittelverzehrs und der Nährstoffzufuhr und die Entwicklung neuer Methoden zur Bestimmung von Bioverfügbarkeit und metabolischem Schicksal von Lebensmittelinhaltsstoffen. Insgesamt soll der Wissensaustausch zwischen der Forschung auf Unternehmensseite und dem öffentlichen Bereich wie Universitäten und anderen Forschungseinrichtungen verbessert werden. Innerhalb der Fraunhofer-Studie wurden übrigens die Nestlé-Forschungsaktivitäten als weltweit beispielhaft erwähnt.

Der Markt für Spezial- und Wellness-Nahrung wächst

Hinsichtlich der Ernährung stehen wir heute vor einem »Reset«, denn sie hat im Rahmen der gesundheitsorientierten Personalisierung und der Ressourcenschonung einen vollkommen neuen Bezug zur Gesundheit bekommen.

Der Gesundheitsmarkt ist eines der großen Wachstumsfelder der Zukunft. Zurzeit beträgt das Marktvolumen für Health Science Produkte rund 10 Milliarden Franken. Das zukünftige Potenzial lässt sich auf 100 bis 150 Milliarden Franken schätzen.[2] Euromonitor schätzt den gesamten Weltmarkt für Spezial- und Wellness-Nahrung auf aktuell über 700 Milliarden Schweizer Franken jährlich, bei einem Wachstum zuletzt von sechs Prozent und einem für die nächsten Jahre prognostizierten Zuwachs von neun Prozent jährlich.[3]

Die Idee einer »Nutrition, Health and Wellness Company«

Bereits im Jahr 2000 dachte ich über die Möglichkeit nach, Nestlé von einem reinen Nahrungsmittelhersteller zu einer Wellbeing Company zu entwickeln. Die Grundlage und sozusagen den Türöffner für Wellbeing bildet eine ausgewogene, gesunde Ernährung für die verschiedenen Lebensabschnitte und Lebensstile. Wellbeing umfasst aber neben der physischen Verfassung auch den emotionellen Bereich des sich Wohlfühlens, ein gutes Aussehen und den Wunsch nach einem aktiven und gesunden langen Leben.

Eine Wellbeing Company würde auf drei Säulen basieren, einer Food Company, einer Pharma Company sowie einer Kosmetik- und Personal-Care-Company und damit eine neue Industrie kreieren. Mein Verwaltungsrat entschloss sich dann aber, auf die Pharma Company gänzlich zu verzichten, da das Geschäftsmodell völlig anders aufgestellt ist als das einer Firma der Konsumgüterindustrie; aber er gab die Einwilligung zum langfristigen Strategieziel, eine »Nutrition, Health and Wellness Company« zu schaffen. Es war damals schon klar, dass man langfristig zu einer personalisierten Ernährung und dadurch zu einer personalisierten Gesundheitsprävention kommen müsse. Um diese aufzubauen, braucht man eine verbesserte Diagnostik, aber keine eigene Pharmafirma. Bei der auf Wissenschaft basierenden personalisierten Gesundheitsernährung geht es darum, effiziente und kostengünstige Wege zu finden, um akuten und chronischen Krankheiten des 21. Jahrhunderts vorzubeugen und sie zu behandeln.

Die Neuorientierung führte das Unternehmen dann näher an die Pharmabranche heran, es behielt aber die Grundzüge der Konsumgüterindustrie mit dem Konsumenten als holistischem Ziel im Kernpunkt der Tätigkeiten. Während in der Nahrungsmittelindustrie der einzelne Konsument entscheidend ist, nämlich ob er ein Produkt kauft oder nicht, geht es in der Pharmabranche nicht um den Konsumenten, sondern darum, ob ein Medikament wirkt oder nicht. Nestlé hat den großen Vorteil, dass man schon immer auf den Konsumenten fokussiert war.

Dass Nestlé sich als ein Gesundheitskonzern neu positionierte, war nicht in erster Linie eine ethische Entscheidung, sondern eine geschäftliche. Denn ich war der Überzeugung, dass in den kommenden 20 Jahren das Thema Gesundheit die entscheidende Innovationswelle in der Lebensmittelindustrie sein wird. Während in den zurückliegenden 40 Jahren Convenience der Wertschöpfungsmotor gewesen ist, wird in den nächsten 20 Jahren die große Wertschöpfung aus Produkten mit einem gesundheitlichen Zusatznutzen kommen. Eine wichtige Voraussetzung für die Neupositionierung als »Nutrition, Health and Wellness Company« war eine Neuausrichtung der Forschungs- und Entwicklungsaktivitäten.

HealthCare Nutrition – gesundheitsbezogene Ernährung für bestimmte Lebenssituationen

Die Grundlagen für die Zukunft einer neuen Industrie wurden bereits 1986 gelegt, als Nestlé in das HealthCare Nutrition-Geschäft einstieg, das zunächst integraler Teil von Nestlé Nutrition war. Dieser Bereich wurde ausgebaut. Man bot Nahrungsergänzungsmittel für Kranke und ältere Menschen an und entwickelte auch ein Untersuchungsinstrumentarium, das die bestehende drohende Mangelernährung erkennt. Zu den Produkten gehörten auch solche für Menschen mit Krebs und Magen-Darm-Erkrankungen und für die künstliche Ernährung mit Magensonden.

Mit der Übernahme der Sparte Medical Nutrition von Novartis Ende 2006 hat Nestlé im weltweiten Markt für medizinische Ernährung einen großen Schritt nach vorn gemacht auf den zweiten Platz nach dem US-Pharmakonzern Abbott. Der Bereich Säuglingsernährung von Nestlé Nutrition wurde 2007 durch den Kauf des Gerber-Babynahrungsmittelgeschäfts von Novartis verstärkt. Nestlé entwickelte sich zum weltweit führenden Anbieter ernährungswissenschaftlicher Lösungen.

Nestlé HealthCare Nutrition hat heute eine führende Position im Markt für medizinische Ernährung. Es hat seit Langem einen Ruf als wissenschaftlich basierte Organisation und setzte den Trend zur personalisierten Ernährung und den dazugehörigen Dienstleistungen. Dieser Geschäftsbereich entwickelt und vertreibt eine breite Produktpalette an enteralen und oralen Ergänzungsnahrungen in den Therapiebereichen der medizinischen Versorgung im Alter (Ageing Medical Care), der Intensivmedizin und Chirurgie (Critical Care & Surgery) sowie der Pädiatrie (Paediatric Medical Care). Das Spektrum an Bedürfnissen, das mit dem Angebot an Aufbau- und Ergänzungsnahrungen abgedeckt wird, reicht von Säuglingen mit angeborenen Stoffwechselstörungen, die Eiweiße nicht normal aufnehmen können, bis zu gebrechlichen älteren Menschen, bei denen es um die Steigerung der Stärke und Funktionalität ihrer Muskeln geht.

Zur Produktpalette gehören Sonder- und Trinknahrungen, die nicht nur auf die verschiedenen Ernährungsbedürfnisse der Patienten, sondern auch auf deren geschmackliche Vorlieben abgestimmt sind. So enthalten die Trinknahrungen zum Beispiel unterschiedlich hohe Nährstoffdichten, sind in den Geschmacksrichtungen süß, fruchtig-frisch sowie pikant erhältlich und in unterschiedlichen Formaten, als Flüssigprodukt oder als Pulver. Für die Lieferung und Betreuung zu Hause bietet Nestlé HealthCare Nutrition in Kooperation mit professionellen Partnern umfangreiche Dienstleistungen.

Nestlé Health Science AG – eine neue Industrie entsteht

Im Jahr 2011 nahm die neu geschaffene Nestlé Health Science AG (NHS) ihre Arbeit auf. Sie und das gleichzeitig gegründete Nestlé Institute of Health Science (NIHS) haben die Aufgabe, auf Wissenschaft basierende personalisierte Gesundheitsprodukte zu entwickeln. Das Portfolio zielt auf wichtige Herausforderungen unserer Gesellschaft ab: gesundes Altern, Gesundheit des Gehirns,

Magen-Darm-Gesundheit und angeborene Stoffwechselstörungen. NHS sollte von Anfang an die Entwicklung einer neuen Industrie im Schnittfeld von Nahrungsmittel- und Pharmabranche prägen.

Die Nestlé Health Science AG hat das Ziel, das weltweit führende Unternehmen von wissenschaftlich fundierten, personalisierten Ernährungslösungen zu werden. Es ist in drei Geschäftsbereiche gegliedert, Consumer Care, Medical Nutrition und Novel Therapeutic Nutrition. Ausgangspunkt war der Bereich HealthCare Nutrition, der von Nestlé Nutrition übernommen wurde und heute die Kernaktivitäten von Nestlé Health Science bildet. Um die Rolle der Ernährung zur Vorbeugung von zunehmend chronischen und lebensstilbedingten Krankheiten zu stärken, wurden zusätzlich die folgenden Therapiebereiche geschaffen: Gesundheit des Gehirns (Brain Health), metabolische Erkrankungen (Metabolic Health) sowie Gesundheit des Verdauungssystems (Gastrointestinal Health).

Nestlé Institute of Health Sciences	Nestlé Research Center	F&E-Tours	Clinical Development Unit
· Gehirn, metabolische und Magen-Darm-Gesundheit, Altern · Biomarker, Wirkmechanismus · Omics-Technologien · Computerwissenschaften für Big Data (Systembiologie)	· Nutrition & Gesundheit · Lebensmittelwissenschaft und -technologie · Sensory & Consumer Science · Qualität & Sicherheit · Analytische Wissenschaften	· Ernteertrag · Pflanzenqualität · Nachhaltigkeit	· Klinische Versuche · Metabolische Einheit · Datenmanagement · Biostatistik

Abb. 6: Vier fundamentale Forschungslinien

Der Geschäftsbereich Consumer Care umfasst Produkte für Selbstzahler, die über Apotheken, Verkaufsstellen oder das Internet erhältlich sind. Boost, die Hauptmarke in Nordamerika, biete kleine Mahlzeiten oder Snacks für Konsumenten, die körperlich wie geistig einen aktiven Lebensstil führen, deren Nährstoffzufuhr jedoch nicht immer ausreicht. Neben hochwertigen Proteinen enthalten sie 26 Vitamine und Mineralien, darunter Kalzium und Vitamin D. Das Meritene-Sortiment zur Stärkung von Knochen, Muskeln und Gelenken sowie zur Bekämpfung von Müdigkeit und Erschöpfung wurde in einigen Ländern Europas eingeführt.

Medical Nutrition, der größte Geschäftsbereich von Nestlé Health Science, umfasst Produkte, die von Gesundheitsexperten empfohlen und überwiegend von Krankenkassen erstattet oder in Gesundheitseinrichtungen verabreicht werden. Schwerpunkte sind Ernährungslösungen für Schwerstkranke und ältere Menschen mit krankheitsbedingter Mangelernährung oder Schluckbeschwerden sowie für Menschen mit Nahrungsmittelallergien und Unverträglichkeiten.

Der neue Geschäftsbereich Novel Therapeutic Nutrition konzentriert sich auf Produkte für die Magen-Darm-Gesundheit und die Gesundheit des Gehirns. Ein Schwerpunkt ist die entzündliche Darmerkrankung, die standardmäßig mit Medikamenten oder chirurgisch behandelt wird. Es wurden zwei neue Ernährungstherapien entwickelt, die ergänzend zur medikamentösen Standardtherapie als medizinische Nahrungsmittel angewandt werden können.

Das Ziel von Nestlé Health Science ist, die Rolle der Ernährung in allen sechs Therapiebereichen zu stärken. Dabei konzentriert man sich auf Bereiche, in denen man über die erforderlichen Ressourcen verfügt, um eine führende Position einzunehmen und wegweisende Ernährungslösungen auf den Markt zu bringen. NHS verfügt weltweit über 3 500 Mitarbeiter mit einer umfangreichen Kombination von Fähigkeiten – von biomedizinischen Ingenieuren über Rechtsexperten bis zu Ärzteberatern.

Nestlé Health Science strebt danach, die Ernährungstherapien zu fördern und bekannter zu machen und ihnen im Gesundheitsmanagement von Konsumenten und Patienten zu einem festen Platz zu verhelfen sowie ihre Wahrnehmung und Anwendung durch die Partner im Gesundheitswesen zu stärken. Die Forschungs- und Entwicklungstätigkeit konzentriert sich auf die Entwicklung wissenschaftlich fundierter Produkte, auf die Durchführung klinischer

Versuchsreihen sowie auf die Weiterentwicklung von attraktiven Geschmacksvarianten und innovativen Darreichungsformen. Das Unternehmen verfügt über eine starke Innovationspipeline, die derzeit 40 vielversprechende Projekte umfasst. In New Jersey in den Vereinigten Staaten entsteht ein neues Nestlé Product Technology Centre, dessen Aufgabe es sein wird, Innovationen in den drei Schwerpunktbereichen von Nestlé Health Science voranzutreiben.

Kooperationen und Übernahmen verstärken die
wissenschaftliche Basis

Für Nestlé arbeiten über 5 000 Wissenschaftler und Forscher in aller Welt. Die Zusammenarbeit mit führenden Experten auf den jeweiligen Gebieten in Universitäten und Biotech-Firmen vervielfacht dieses Potenzial. Durch Unternehmensübernahmen und Joint Ventures werden Ergebnisse der Spitzenforschung in der Gesundheits- und Ernährungswissenschaft verfügbar gemacht. Bereits 2010 wurde Vitaflo übernommen, ein Unternehmen mit Sitz in Liverpool, Großbritannien, das klinische Ernährungslösungen für Personen mit genetisch bedingten, sich erst nach der Geburt manifestierenden Stoffwechselkrankheiten entwickelt und vermarktet.

CM&D Pharma kam 2011 dazu. Das Unternehmen mit Sitz in London entwickelt ein Produktangebot für Patienten mit Stoffwechselstörungen und Magen-Darm-Erkrankungen. Es bietet Nestlé eine wichtige Innovationspipeline, indem es sein Fachwissen aus der Pharmabranche auf den Bereich der Ernährung überträgt.

Ebenfalls 2011 wurde Prometheus Laboratories mit Sitz in San Diego, Kalifornien, übernommen. Das Unternehmen ist auf neuartige Diagnostika und Pharmaprodukte im Bereich der Magen-Darm- und Krebserkrankungen spezialisiert. Durch die Integration von Diagnostika und Pharmaprodukten kann Nestlé Health Science den Ärzten gezieltere Ansätze zur Behandlungsoptimierung anbieten.

Die Übernahme von Pamlab im Jahr 2013 verstärkt die Therapiebereiche Gehirngesundheit und Stoffwechselgesundheit. Das amerikanische Unternehmen verfügt über ein innovatives Portfolio von medizinischen Nahrungsmittelprodukten für Patienten mit leichter bis mittelschwerer Alzheimerkrankheit, Depressionen und diabetisch bedingten Nervenleiden.

Bei Vital Foods besteht seit 2011 eine Minderheitsbeteiligung. Die in Neuseeland ansässige Firma ist auf die Entwicklung von Kiwi-basierten Lösungen für gastrointestinale Beschwerden spezialisiert. Durch die Firmenbeteiligung erhielt Nestlé Health Science einen Sitz im Verwaltungsrat von Vital Foods und somit die Möglichkeit, die zukünftigen Produktentwicklungen sowie die kommerzielle Strategie mitzugestalten.

Bei Accera, USA, besteht seit 2012 ebenfalls eine Minderheitsbeteiligung. Accera spezialisierte sich auf die Erforschung, Entwicklung und Vermarktung von medizinischer Ernährung für neurodegenerative Erkrankungen wie die Alzheimerkrankheit. Diese Beteiligung an Accera ermöglicht Nestlé Health Science, ihr Portfolio im Bereich der Gesundheit des Gehirns zu erweitern.

Im Jahr 2012 haben NHS und der chinesische Pharma- und Gesundheitsfürsorgekonzern Hutchinson China Meditech, kurz Chi-Med, beschlossen, ein 50/50-Joint-Venture unter dem Namen Nutrition Science Partners Limited (NSP) zu gründen. Das Unternehmen entwickelt neue Nutrition- und medizinische Produkte auf pflanzlicher Basis. Zunächst liegt der Fokus auf der Magen-Darm-Gesundheit, später auch bei Stoffwechselgesundheit und Hirngesundheit. Mit dem Joint Venture erhält Nestlé Zugriff auf die umfassende botanische Bibliothek von Chi-Med, die zu den weltweit führenden Bibliotheken der traditionellen chinesischen Medizin zählt. Darin sind mehr als 50 000 pflanzliche Extrakte von über 1 200 verschiedenen Heilpflanzen aufgelistet.

Im Februar 2015 hat sich NHS mit 65 Mio. Dollar an Seres Health Inc. mit Sitz in Cambridge, Massachusetts, beteiligt. Seres ist das weltweit führende Unternehmen in der Entwicklung von Mikrobiom-Therapien. Eine weitere Investition erfolgte in Lipid Therapeutics, ein Unternehmen, das neuartige Therapien zur Behandlung von Colitis ulcerosa entwickelt.

Neben der Investition in Seres Health ist Nestlé Health Science in eine strategische Innovationspartnerschaft mit Flagship Ventures mit Sitz in Cambridge, Mass., USA, eingetreten. Flagship Ventures ist ein führendes Unternehmen für die Gründung und Finanzierung von Venture-Capital-Unternehmen, fokussiert auf Innovationen in der Gesundheitsversorgung und Nachhaltigkeit. Gemeinsam sollen Start-up-Unternehmen unterstützt werden, die an gesunder Ernährung und Therapien arbeiten. Nestlé Health Science wird so frühzeitig Zugang zu den innovativen Erkenntnissen und Technologien von Flagship erhalten, die dann von Minderheits-Direktinvestitionen, Lizenzierungen, Joint Ventures oder Akquisitionen verwertet werden können.

Nestlé Skin Health für die Gesundheit von Haut, Haaren und Nägeln

Ein weiteres Unternehmen, das sich mit Produkten für die Gesundheit auf wissenschaftlicher Basis befasst, ist Nestlé Skin Health S.A.. Mit der Gründung im Juni 2014 weitete Nestlé seine Geschäftsaktivitäten auf das Gebiet der spezialisierten medizinischen Hautpflegeprodukte aus. Das Fundament des neuen Unternehmens bildete Galderma, das 50/50-Joint-Venture mit L'Oréal, das bereits eine führende Position in der Branche innehatte. Mit der vollständigen Übernahme von Galderma und Gründung von Nestlé Skin Health wurde ein global führendes Unternehmen geschaffen, das sich darauf konzentriert, den weltweit zunehmenden Bedarf im Bereich Hautgesundheit mit einer breiten Palette an innovativen und wissenschaftlich nachgewiesenen Produkten zu decken. Bübchen, das bereits bestehende Nestlé-Geschäft mit Hautpflegeprodukten für Babys, wurde in die neue Einheit integriert

Nestlé Skin Health verfolgt das Ziel, die Lebensqualität von Menschen durch wissenschaftlich fundierte Lösungen für die Gesundheit von Haut, Haaren und Nägeln zu verbessern. Die Haut ist eines der wichtigsten menschlichen Organe. Sie schützt uns vor schädlichen Umwelteinflüssen, dient als Hülle für unseren Körper und beeinflusst unser Verhalten, unsere Erscheinung nach außen, unser Selbstbild und unser Wohlbefinden. Mit der wachsenden Lebenserwartung verändern sich auch unsere Bedürfnisse und Erwartungen im Hinblick auf die Haut. Wir wollen auch im Alter gut aussehen, uns wohlfühlen und in der Gesellschaft eine aktive Rolle übernehmen.

Die Produkte und Lösungen von Nestlé Skin Health schützen und pflegen die Haut, fördern ihre Gesundheit, lindern und heilen Hautschäden und dienen der Wiederherstellung eines gesunden Hautbilds. Heute sind rund 3 000 Hautleiden bekannt, mehr als für jedes andere Organ unseres Körpers. Galderma ist der Geschäftsbereich Medical Solutions von Nestlé Skin Health. In enger Zusammenarbeit mit Gesundheitsexperten ermittelt das Unternehmen die Anforderungen der Patienten, um wirksame Lösungen zu entwickeln.

Wir beobachten heute eine deutliche Verlagerung des allgemeinen Verständnisses von Wohlbefinden. Dieser Trend fördert ein starkes Wachstum im Segment Ästhetische Medizin. Das Galderma-Portfolio umfasst medizinische Produkte für minimalinvasive und nicht invasive Verfahren zur Wiederherstellung und Verschönerung des Hautbilds, die von qualifizierten Gesundheitsexperten ausgeführt werden.

Der neu geschaffene Geschäftsbereich Consumer Skin Health nutzt die Konsumentenkenntnis und das wissenschaftliche Knowhow des Unternehmens, um ausgehend von führenden Verbrauchermarken wie unserem Hautpflegesortiment Cetaphil und unserer Sonnenschutzreihe Daylong wissenschaftlich fundierte Innovationen einem breiteren Markt zugänglich zu machen.

2020 werden weltweit über eine Milliarde Menschen über 60 Jahre alt sein. Damit verändern sich nicht nur die gesundheitlichen Bedürfnisse, sondern auch die Anforderungen an Fachkräfte im Gesundheitswesen und deren Rolle. Nestlé Skin Health hat daher eine

Reihe wichtiger Initiativen gestartet, die zur Forschung, Weiterbildung und Entwicklung von Lösungen für eine lebenslange Gesundheit beitragen sollen.

Nestlé Health Science und Nestlé Skin Health kommen heute auf einen Umsatz von je 2,0 bis 2,5 Milliarden Franken jährlich und sind damit schon kleine multinationale Firmen. Die Wachstumserwartungen bei Nestlé Skin Health liegen im zweistelligen, die für Nestlé Health Science in einem höheren einstelligen Bereich. Insgesamt ist Nestlé also auf dem besten Weg, zu einem Unternehmen zu werden, das auf den drei Säulen Nahrungsmittel, Gesundheit und Wellness aufgebaut ist.

Ein Blick auf die Entwicklung des Verbraucherverhaltens in den vergangenen Jahren macht für das Fraunhofer-Institut deutlich, dass das Wachstum im Sektor Lebensmittel und Ernährung vor allem in den Bereichen »Gesundheit«, »Genuss« und »Convenience« zu erreichen sein wird. Neue ertrags- und wachstumsstarke Marktsegmente haben hier allerdings fast ausschließlich die großen Unternehmen etabliert. Den kleinen und mittelständischen Unternehmen fehlten zumindest 2010 noch eigene Forschungs- und Entwicklungsaktivitäten, um echte Innovationen generieren zu können. Daran hat sich auch bis heute nichts geändert.[4]

Nutriceuticals – Ernährung wird zum Therapieelement

Die Pharmabranche wird sich auch in Zukunft weiter darauf konzentrieren, Arzneimittel, die Krankheiten heilen können und unter der Aufsicht von Ärzten eingesetzt werden, zu entwickeln oder zu verbessern. Um Nebenwirkungen auszuschließen oder zu reduzieren und um die richtige Dosierung zu finden, werden auch in Zukunft aufwendige klinische Studien notwendig sein. Die damit verbundene Forschung ist teuer und langwierig.

Innerhalb der Pharmaindustrie gibt es noch einen anderen Bereich, der frei verkäufliche homöopathische und Naturheilmittel herstellt sowie Vitaminpräparate und Nahrungsergänzungsmittel. Es ist wahrscheinlich, dass es hier eine Annäherung an den Bereich der neuen Health-and-Wellness-Industrie geben wird oder sogar schon gibt.

Die konventionelle Nahrungsmittelindustrie wird weiterhin Produkte anbieten, die dem menschlichen Körper Nährstoffe zuführen und auch mit den lebensnotwendigen Mikronährstoffen und Spurenelementen angereichert sein können. Dagegen wird sich die Health-and-Wellness-Industrie einerseits zunächst darauf konzentrieren, die Funktionsweise des menschlichen Körpers bis in den molekularen Bereich hinein zu verstehen. Auf der anderen Seite geht es um die Untersuchung der Wirkstoffe in der täglichen Nahrung bis auf die molekulare Basis. Aus diesem komplexen Wissen sollen grundlegend neue Nutraceuticals, also Lebensmittel, die zur Behandlung oder zur Vorbeugung von Krankheiten geeignet sind, entwickelt werden.

Diese auch Medical Food genannten Nutraceuticals werden ihre Wirkung aber nur dann richtig entfalten können, wenn Diagnostik und Ernährung stärker aufeinander zugehen. Nur so lassen sich Ernährungsprodukte auf ein spezielles Gesundheitsprofil zuschneiden. Im Rahmen der Selbstoptimierung, also dem Erhalt der eigenen Leistungsfähigkeit und deren Verbesserung, wird die Nachfrage über alle Altersgruppen hinweg sehr groß sein.

Damit geht das Angebot im Bereich Health and Wellness deutlich über das hinaus, was heute noch unter dem Begriff Lifestyle-Medizin angeboten wird. Diese hat außer den bekannten Ernährungsregeln, der Empfehlung, sich mehr zu bewegen, Stress zu vermeiden und soziale Kontakte zu pflegen, keine darüber hinausgehenden Angebote zu machen. Das wird bei den Produkten und Dienstleistungen der Health-and-Wellness-Industrie anders sein.[5]

Es sind jedoch nicht nur alle großen Nahrungsmittelhersteller, die im Bereich Health and Wellness forschen. Inzwischen gibt es auch Initiativen aus der finanzstarken IT-Branche. Die Firma Google gründete 2013 das Biotechnologieunternehmen Calico. Der Name steht für California Life Company, deren Ziel es ist, Methoden zur Bekämpfung altersbedingter Krankheiten zu entwickeln. Man will also herausfinden, wie sich das Leben verlängern lässt.[6]

Für das Jahr 2012 wurde der Markt für sogenannte regenerative Medizin auf gut 2,6 Milliarden US-Dollar geschätzt und bis 2019 soll sich das Marktvolumen verdreifachen. Doch es geht nicht nur um die Lebensverlängerung an sich, sondern, wie bei Nestlé, auch darum, dass Menschen mehr Lebensjahre gesund und in besserer Qualität erleben können.[7]

Calico hat wie alle Start-up-Unternehmen im Silicon Valley hochgesteckte Ziele, die weit über das hinausgehen, was wir heute für realistisch halten. Man hofft dort, Lösungen zu finden, welche die Lebensspanne der Menschen gleich um mehrere Jahrzehnte verlängern. Würde es zunächst gelingen, den Krebs zu besiegen, betrüge die durchschnittliche Verlängerung der Lebenserwartung im Durchschnitt drei Jahre. Man erkennt daran ganz deutlich, wie weit die angestrebten Ziele von Calico noch von dem entfernt sind, was machbar erscheint und was von Nestlé angestrebt wird.

Noch immer ist nicht geklärt, wie und warum die Menschen altern. Nimmt die DNA in unseren Zellen im Laufe des Lebens so großen Schaden, dass die Reparaturmechanismen nicht mehr nachkommen und diese Schäden letztes Endes zu Krankheit und Tod führen? Handelt es sich um Abnutzungserscheinungen? Wird die Entschlüsselung des menschlichen Proteoms weiterhelfen oder ist es wichtiger, die Erforschung des Mikrobioms voranzutreiben? Wahrscheinlich ist eine gesamtheitliche Betrachtungsweise notwendig, die eine breit aufgestellte Forschung verlangt.

Angebote für bestimmte Lebenssituationen und Risikogruppen

Nicht nur in den ersten 1 000 Tagen im Leben eines Menschen spielt die richtige Ernährung eine große Rolle, sondern auch im Alter. Ein älterer Mensch mit Osteoporose braucht größere Mengen an Kalzium und Vitamin D. In diesem Fall ist eine Nahrungsanreicherung mit Supplementen sicherlich sinnvoll.

Viele ältere Menschen werden auch durch Schluckstörungen massiv eingeschränkt. Eine der möglichen Ursachen ist, dass sie die Nahrung nicht mehr richtig einspeicheln und zum Magen befördern können. Hier kommt es darauf an, die richtigen Nährstoffe zur Verfügung zu stellen, und das gelingt am besten mit einem flüssigen Nahrungsmittel, das über die richtige Viskosität verfügt und entsprechend angereichert ist. Der Unterschied zur Pharmaindustrie besteht bei solchen Produkten darin, dass die Lebensmittelbranche nicht nur die Inhaltsstoffe liefert, sondern auch das Knowhow, wie man diese Nahrung geschmacklich, optisch und von der Konsistenz her so zubereitet, dass die Betroffenen sie auch gern verzehren.[8]

Körperliche Bewegung kurbelt den Stoffwechsel an. Menschen, die aufgrund ihres Alters, einer Krankheit oder Behinderung Schwierigkeiten haben, aktiv zu sein und sich sportlich zu betätigen, brauchen zusätzliche Unterstützung. Wissenschaftler von Nestlé haben einen Weg gefunden, den Effekt von Bewegung auf den Körper durch passende Ernährung zu verstärken. Der neu entwickelte Wirkstoff C13 kann den fettverbrennenden Einfluss von Sport auf den menschlichen Stoffwechsel fördern. Anstelle eines anstrengenden Sportprogramms können die Menschen mit dem neuen Wirkstoff ihren Stoffwechsel auch mit moderater Bewegung ankurbeln. Ganz ohne Bewegung gelingt es allerdings nicht, das Energiemanagement des Körpers besser zu regulieren und insbesondere alten und kranken Menschen zu helfen, fit zu bleiben.[9]

Falsche Ernährung macht aggressiv

Bernard Gesch, Wissenschaftler von der Universität Oxford, stellte fest, dass die Insassen in vielen britischen Gefängnissen extrem gewalttätig waren. Deshalb organisierte er in verschiedenen Gefängnissen ein Experiment, mit dem er testen wollte, ob die Gefangenen friedlicher werden, wenn sie sich besser ernähren. Studien hatten zuvor gezeigt, dass Häftlinge in der Regel einen höchst einseitigen Speiseplan haben, der vor allem aus Weißbrot, Pommes frites und Süßigkeiten besteht. Selbst wenn ihnen eine vitamin- und mineralreiche Kost wie Obst, Gemüse und Salat angeboten wird, verzichten sie darauf.[10]

In dem Experiment verabreichte Bernard Gesch nun den Häftlingen zusätzlich zur normalen Gefängniskost eine Tablette, die ungesättigte Fettsäuren, Mineralien und Vitamine enthielt. Nach viereinhalb Monaten kam man zu dem Ergebnis, dass die Gefangenen, die diese Tabletten nahmen, im Durchschnitt um 37 Prozent seltener in Gewaltakte und andere ernsthafte Zwischenfälle verwickelt waren als die Gefangenen, die nur die Standardverpflegung erhielten. Ganz offensichtlich steht die Ernährung in unmittelbarem Zusammenhang mit auffälligem Verhalten. Wenn weitere Experimente diese Ergebnisse bestätigen, hat das sicherlich nicht nur Auswirkungen auf eine verbesserte Gefängnisverpflegung, sondern auch auf die Ernährungskonzepte in Kindergärten, Schulen, Krankenhäusern, Altenheimen und Unternehmen, aber ebenso auch auf die militärische Verpflegung.

Lebensmittel für extreme Situationen

Im März 2015 startete das Solarflugzeug »Solar Impulse 2« von Abu Dhabi zu einer Erdumrundung. Im Juli 2015 stellte es dann einen Rekord auf, als es in 118 Stunden fast 8 300 Kilometer von Japan nach Hawaii flog. Dann ging allerdings nichts mehr, da die Batterien beschädigt worden waren. Der Weiterflug wurde um neun Monate verschoben. Nicht nur an die Technik wurden höchste Anforderungen gestellt, sondern auch an die Piloten Bertrand Piccard und André Borschberg. Sie konnten sich während dieser langen Flugzeiten kaum bewegen, mussten aber geistig fit bleiben.

Deshalb haben acht Wissenschaftler vom Nestlé Research Center innerhalb von fünf Jahren und in mehr als 6 000 Stunden Forschungsarbeit Speziallebensmittel und Ernährungspläne für die Piloten entwickelt. Eine der größten Herausforderungen war, den Piloten alle wichtigen Nährstoffe zur Verfügung zu stellen, während sie in rund 8 000 Meter Höhe in einer nicht druckbelüfteten Kabine unterwegs sind. Sowohl die Nahrung als auch ihre Verpackung mussten dahingehend optimiert werden, dass sie extremen Temperaturen standhielten und trotzdem einfach zu essen waren und gut schmeckten.

In großen Höhen verlieren Menschen oft den Appetit. Deshalb wurden zwei unterschiedliche Arten von Lebensmitteln entworfen, eine für über 3 500 Meter Höhe und eine für die Bereiche darunter. Bei der Entwicklung der Nahrungsmittel wurden die individuellen Ernährungsprofile der Piloten analysiert, damit sie sich während der 35 000 Kilometer langen Reise, die in zwölf Flüge unterteilt ist und bei der sie 500 Stunden in der Luft extremen Belastungen ausgesetzt sind, ausreichend ernähren. Die im Rahmen dieser Forschung gesammelten Daten werden nun dazu verwendet, weitere Lebensmittel für extreme Situationen zu entwickeln.[11]

KAPITEL 6:
DIE VERANTWORTUNG DER POLITIK

In diesem Kapitel geht es um drei Politikfelder, die nicht nur im nationalen, sondern auch im internationalen Maßstab miteinander in Beziehung stehen. Es handelt sich dabei um die Sozial- und Gesundheitspolitik, die Entwicklungspolitik und die Wettbewerbspolitik. Die sozialen Systeme und die Gesundheitssysteme werden sich in Zukunft immer stärker von der ausschließlichen Versorgung bereits bestehender Erkrankungen auf die Vermeidung möglicher Krankheiten umstellen müssen. Statt »Diagnose und Therapie« werden in Zukunft »Vorhersage und Vorbeugung« im Vordergrund stehen müssen, da die Prävention von Krankheiten der Schlüssel für leistungsfähige Volkswirtschaften ist.

Durch Prävention hat jeder einzelne Mensch einen Zugewinn an Lebensqualität und die Chance für ein längeres, gesundes Leben. Deshalb muss die Prävention sowohl bei den gesunden Menschen ansetzen als auch bei jenen, die bereits an einer chronischen Erkrankung leiden und bei denen Folgeerkrankungen vermieden werden sollen. Bei der Betrachtung der Kosten für die Vermeidung von Krankheiten stehen ganz eindeutig ethische Gründe an erster Stelle. Eine Diskussion darüber, ob sich eine Verlängerung der Lebenszeit unter Kostengesichtspunkten für alle Beteiligten »rechnet«, ist unethisch und daher nicht gerechtfertigt.

Wenn wir von einer alternden Bevölkerung ausgehen, muss auch die Arbeitsfähigkeit länger aufrechterhalten werden. Und das ist nur über entsprechende präventive Maßnahmen möglich. Hier ist nicht nur die Verantwortung der Kranken- und Rentenversicherungen gefragt, sondern auch die der Arbeitgeber, die ein Interesse daran haben sollten, dass der Krankenstand in einer älter werdenden Belegschaft nicht steigt, sondern sinkt.

Langfristig können durch eine effiziente Gesundheitsvorsorge die Krankheitskosten in einer Volkswirtschaft auf Dauer gesenkt werden. Dazu ist es allerdings notwendig, überhaupt erst einmal die geeigneten Vorsorgemaßnahmen zu identifizieren. Wenn entsprechende Präventionsmaßnahmen greifen, werden sie zu einer Verbesserung der Finanzierung des Gesundheitswesens beitragen können. Prävention wird auf drei Ebenen durchgeführt werden müssen.

Die Primärprävention wird sich an gesunde Menschen wenden, die noch keine Krankheitssymptome haben und die ihr Verhalten so weit wie möglich dahin steuern, dass Symptome nicht oder erst zu einem späteren Zeitpunkt auftreten. Diese Gesundheitsvorsorge richtet sich an eine breite Bevölkerung und wird schon in den Kindergärten und Schulen einsetzen müssen. Die Sekundärprävention umfasst hauptsächlich Früherkennungsuntersuchungen zur Diagnose von Krankheiten, die auf der Symptomebene noch nicht sichtbar sind, wie zum Beispiel die Krebsvorsorge. Die Tertiärprävention hat bei bereits bestehenden Krankheiten das Ziel, eine Verschlimmerung der Symptome oder das zusätzliche Auftreten von Folgeerkrankungen zu vermeiden.

Wenn es darum geht, das gesundheitsbezogene Verhalten der einzelnen Menschen zu verändern, bauen staatliche Institutionen hauptsächlich auf die Information ihrer Bürger. Natürlich hätten sie auch die Möglichkeit, statt nur durch Empfehlungen und Aufklärung auch durch Verbote, zum Beispiel von Tabak und Alkohol, und andere Maßnahmen restriktiv in das Leben der Bürger einzugreifen. Dänemark erprobte zum Beispiel eine Fettsteuer und ab 2018 werden in den USA künstliche Transfette in Nahrungsmitteln verboten. Doch scheinen solche Eingriffe auch für die meisten Gesundheitspolitiker nicht die Mittel erster Wahl zu sein, weil davon ganze Wirtschaftssysteme erheblich beeinträchtigt würden.

Zurzeit ist es in den meisten Gesundheitssystemen noch nicht üblich, Ärzte ausreichend dafür zu honorieren, dass sie die Bereitschaft zur Vorsorge bei ihren Patienten erhöhen. Es wird also notwendig sein, diese Leistungen in den ärztlichen Honorarkatalogen entsprechend zu berücksichtigen. Da die Bereitschaft zur Gesundheitsvorsorge auch in direkter Relation zum Bildungsniveau der Bürger steht, werden auch die Bildungssysteme ihren Teil dazu beitragen müssen, um die Gesundheitskompetenz der Bevölkerung zu stärken. Darüber hinaus bietet das Internet einen zunehmend wichtigeren Kanal, um über diese Themen zu informieren.

Heute besteht in den meisten Ländern noch das Problem, die Zielgruppen für Präventionsmaßnahmen, das sind hauptsächlich die Menschen mit einem hohen Krankheitsrisiko, überhaupt zu definieren und Wege für eine optimale Ansprache dieser Zielgruppen zu entwickeln. Es herrscht weiterhin Unklarheit darüber, welche Programme für die Gesundheitsvorsorge überhaupt geeignet sind und wie die Finanzierung erfolgen soll. Hier werden also alle politischen Kräfte gefordert sein, an Lösungen mitzuarbeiten. Je früher, desto besser.

Die Ideallösung einer individualisierten, wissenschaftsbasierten Gesundheitsvorsorge liegt noch in weiter Ferne. Um sie realisieren zu können, bedarf es noch umfassender wissenschaftlich-technischer Entwicklungen, die nicht nur leicht verfügbar, sondern außerdem kostengünstig sein müssen, um im großen Maßstab angewendet zu werden. Der Weg zu einer individualisierten Präzisionsmedizin ist also noch weit. Zunächst wird man sich selbst mit verbesserten wissenschaftlich-technischen Methoden darauf konzentrieren müssen, bestimmte Bevölkerungsgruppen zu identifizieren und diese gezielt anzusprechen. In diesem Zusammenhang spricht man heute von einer stratifizierten Medizin, also einer Medizin, die sich an bestimmte Gruppen, sogenannte Strata, wendet.

Ein weiterer bedeutender Aspekt bei der Betrachtung vorsorgender Gesundheitssysteme ist die Möglichkeit, Risikofaktoren zu beeinflussen. Wir gehen heute noch davon aus, dass diese Risikofaktoren hauptsächlich im Einflussbereich eines jeden Einzelnen liegen. Es muss jedoch geprüft werden, ob eine »Verhaltensprävention« ausreicht oder ob nicht gerade im Hinblick auf größere Bevölkerungsgruppen Veränderungen der Lebensbedingungen der Menschen (»Verhältnisprävention«) genauso oder sogar noch stärker notwendig ist. Das bedeutet jedoch, dass äußere Risikoeinflüsse, wie zum Beispiel Emissionen durch den Kraftfahrzeugverkehr oder durch die Urbanisierung, sowie andere Umweltfaktoren, wie zum Beispiel eine Zunahme der UV-Strahlung, berücksichtigt werden müssen.

Vorsorgende Gesundheitssysteme als Teil einer globalen Gesundheitspolitik

Vorsorgende Gesundheitssysteme sind auch ein wesentliches Element der globalen Gesundheitspolitik. Mit der weltweiten Angleichung der Lebens- und Konsumgewohnheiten ging auch die Ausbreitung von nicht übertragbaren chronischen Krankheiten einher, die nicht nur ein Problem der hoch entwickelten Länder darstellen, sondern auch immer häufiger in den Schwellen- und Entwicklungsländern auftreten. Dort sind es heute nicht nur die Erkrankungen und vermeidbaren Todesfälle durch Infektionskrankheiten, sondern eben auch diese nicht übertragbaren Krankheiten, welche die Entwicklungschancen, das wirtschaftliche Wachstum sowie die soziale und politische Stabilität ganzer Regionen gefährden.

Alle Formen von Krankheit sind in den Schwellen- und Entwicklungsländern eine wesentliche Ursache für Armut und Ungleichheit sowie für die damit einhergehenden Konflikte. Auch die Folgen des Klimawandels stellen in diesen Ländern eine zusätzliche gesundheitspolitische Herausforderung dar. Eine dauerhafte Aufgabe ist nach wie vor die Bekämpfung von Hunger und Mangelernährung. Gemäß der Satzung der WHO ist Gesundheit ein Zustand völligen körperlichen, seelischen und sozialen Wohlbefindens und nicht nur das Freisein von Krankheit und Gebrechen. In diesem Zusammenhang kommt auch dem Menschenrecht auf Nahrung eine besondere Bedeutung zu.

Insgesamt wird deutlich, dass die globalen Gesundheitsfragen in einem engen Zusammenhang mit zahlreichen anderen Politikfeldern stehen, wie Entwicklung, Handel, Wirtschaft, Ernährung, Landwirtschaft, Forschung, Bildung sowie Umwelt- und Klimaschutz. Dementsprechend werden globale Gesundheitsfragen heute nicht mehr ausschließlich von Gesundheitsexperten behandelt, sondern von einer großen Zahl staatlicher, zwischenstaatlicher und nicht staatlicher Akteure.

Die »internationale Gesundheit« war traditionell auf die Entwicklungsländer und deren Gesundheitsprobleme fokussiert. Das heißt, auf Infektionskrankheiten, Wasserprobleme, sanitäre Bedingungen sowie Fehl- und Mangelernährung. Inzwischen wurde der Begriff der »internatonalen Gesundheit« durch den neuen Begriff der »globalen Gesundheit« (Global Health) abgelöst. Dieser setzt neben den bisherigen Schwerpunkten auch eine Betonung auf die Prävention und auf ein gemeinsames Verständnis von Gesundheit als öffentliches Gut, das die Zusammenarbeit aller Akteure erfordert und die Bedeutung von Systemen und Strukturen in den Vordergrund stellt.

Gerade in den Entwicklungsländern entsteht eine doppelte Belastung durch die klassischen Gesundheitsrisiken durch übertragbare Erkrankungen und die Zivilisationskrankheiten im Zusammenhang mit Globalisierung und Urbanisierung. Das Ziel von Global Health ist, den Menschen zu ermöglichen, zunehmend Kontrolle über ihre Gesundheit zu gewinnen. Dazu bedarf es der gemeinsamen Anstrengungen von internationalen Organisationen, nationalen Regierungsstellen sowie der Zivilgesellschaft und der Privatwirtschaft. Um eine tragfähige Verbindung zwischen Staat und Wirtschaft herzustellen, ist sowohl eine nationale als auch internationale Wettbewerbspolitik notwendig, an die sich alle Beteiligten halten.

Die Sicherung eines fairen Wettbewerbs als politische Aufgabe

Im Hinblick auf die Politik nationaler Regierungen und internationaler Organisationen vertrete ich und auch Nestlé schon seit langer Zeit eine ordoliberale Grundhaltung. Das heißt, dass die Staaten die Aufgabe haben, die Voraussetzungen für einen freien Wettbewerb im wirtschaftlichen Bereich zu schaffen und diesen funktionsfähig zu erhalten, um die individuelle Freiheit zu gewährleisten. Ein regulierter Wettbewerb verhindert die Entstehung privatwirtschaftlicher Marktmacht und setzt einen Rechtsrahmen fest, innerhalb dessen sich die Akteure bewegen können.

Der Theorie des Ordoliberalismus zufolge kann ein Staat seine Aufgabe lösen, wenn er in seiner Wirtschaftsordnung folgende Prinzipien realisiert:

- Sicherung der freien Marktpreisbindung und eines funktionierenden Preismechanismus,
- Gewährleistung offener Märkte beziehungsweise Verhinderung von Marktzutrittsschranken,
- Vertragsfreiheit,
- Gleichheit vor dem Gesetz,
- Privateigentum an Produktionsmitteln und
- Gewährleistung, dass privatwirtschaftliche Entscheidungsbefugnis und Haftung nach dem Verursacherprinzip übereinstimmen.

Darüber hinaus soll der Staat punktuelle Eingriffe in das Wirtschaftsgeschehen vornehmen können, wobei sichergestellt sein muss, dass sie den Markt-Preis-Mechanismus nicht oder möglichst wenig beeinträchtigen. Auch die Globalisierung kann man nicht einfach allein laufen lassen. Auch sie braucht Regeln. Wenn die Welt der Markt ist und die Welt der Wirtschaftsraum, dann ist auch eine ordoliberale Wirtschaftsordnung für alle unverzichtbar.

Da es eine einheitliche Weltgesellschaft noch nicht gibt, bezieht sich Nestlé in seinem Verhalten auf die jeweiligen Nationalstaaten, in denen die Fabriken stehen, auf die dortigen Verbraucher, Mitarbeiter und staatlichen Einrichtungen. Unternehmen sind wesentliche Teile der sozialen Struktur eines jeden Landes. Sie müssen deshalb bestimmte Verpflichtungen erfüllen und können das Umfeld, in dem sie agieren, weder ignorieren noch sich darüber hinwegsetzen.

Zusätzlich braucht eine global tätige Firma klare und unverletzliche Prinzipien und Wertvorstellungen über Aspekte wie Qualität und Sicherheit der Produkte, Umgangsweise mit den verschiedenen Stakeholdern, Umfeld- und Ökologieauflagen und Menschenrechte. Nestlé ist bereit, in jedem Land Geschäfte zu machen, das die Möglichkeit bietet, und zwar auf eigenes Risiko, die eigenen Managementprinzipien zu leben.

Mithilfe dieser Prinzipien trägt Nestlé zur Wohlstandsmehrung der Länder bei, die dem Unternehmen ein Zuhause gegeben haben. Nicht nur dadurch, dass es gute Produkte auf den Markt bringt; nicht nur dadurch, dass es Know-how und neue Technologien mitbringt; nicht nur dadurch, dass es Löhne und Gehälter zahlt und Roherzeugnisse kauft. Ein internationales Unternehmen sorgt außerdem und vor allem für mehr Wettbewerb. Damit zwingt es Lieferanten, kommerzielle und finanzielle Partner sowie Behörden dazu, ihre Vorgehensweisen zu verbessern.

Wenn die Menschen nicht mehr täglich gegen den Hunger kämpfen müssen, entstehen neue Werte, wie mehr Prosperität, mehr Kultur, mehr Erziehung und mehr Sensibilisierung für diese Werte. Das ist dann auch eine gute Basis für die Entwicklung von mehr Demokratie. Und mit mehr Demokratie entsteht eine größere Beachtung und Respektierung der Menschenrechte. Es geht nur über diesen konkreten Weg und nicht über die bloße Deklaration von Werten.

Der langfristige Erfolg eines Unternehmens ist nach meiner Überzeugung nur dann möglich, wenn seine Aktivitäten, Prinzipien und Verhaltensweisen die allgemeine Zustimmung aller Beteiligten finden, seien es Eigentümer, Verbraucher, Zivilgesellschaft, Angestellte oder Behörden. Aus diesem Grund liegt es im langfristigen Interesse eines jeden Managers, sich gewissenhaft an die Gesetze zu halten, Verständnis für soziale Themen zu entwickeln und zu gewährleisten, dass die Unternehmensaktivitäten mit den Interessen der Gesellschaft, in der es agiert, einhergehen. Dazu gehört dann auch die Einbindung von Anspruchsgruppen, um den Dialog zu verstärken und das Verständnis für wichtige gesellschaftliche Fragen zu vertiefen.

KAPITEL 7:
DIE VERANTWORTUNG EINES
JEDEN EINZELNEN

Jeder Mensch hat, unabhängig von Herkunft und sozialem Status, einen Anspruch auf einen Lebensstandard, der ihm und seiner Familie Gesundheit und Wohl gewährleistet, dazu gehören auch Nahrung und ärztliche Versorgung. Das ist in Artikel 25 der Allgemeinen Erklärung der Menschenrechte der Vereinten Nationen von 1948 festgelegt. Es liegt ganz sicher in seiner Verantwortung, selbst alles zu tun, was ihm möglich ist, um diesen Anspruch zu verwirklichen. Aber oft reichen die Kräfte, Kenntnisse und Fähigkeiten nicht aus, wenn die natürlichen und sozialen Gegebenheiten der Verwirklichung dieser Idealvorstellung entgegenstehen. Dann ist der Mensch auf die Unterstützung durch andere Menschen und Institutionen angewiesen, die ihm helfen können.

Was können wir entscheiden und was nicht?

Die Biowissenschaften gingen bisher davon aus, dass unsere Ernährungsweise und unsere Nahrungspräferenzen auf komplexen Interaktionen zwischen der genetischen Ausstattung eines Menschen, seiner Umwelt und seiner sozialen Umgebung sowie auf kulturellen Komponenten beruhen. Die meisten Menschen glauben zu wissen, wie sie sich richtig und gesund ernähren. Allerdings folgt die überwiegende Zahl nicht den eigenen Vorstellungen. Warum besteht zwischen dem, was ein Mensch für erstrebenswert hält, und dem, was er tatsächlich tut, oft ein gewaltiger Unterschied?

Die Individualpsychologie macht für diese Diskrepanz zwischen Denken und Handeln vererbte Charaktereigenschaften sowie durch Sozialisation und Erziehung erworbene Persönlichkeitsstrukturen verantwortlich. Es fehle diesen Menschen an Willensstärke, Disziplin, Selbstkontrolle und vernünftiger Einsicht. Die Sozialpsychologie sieht die Ursachen im sozialen Umfeld des Einzelnen und gibt den gesellschaftlichen Einflüssen, besonders der Werbung, eine Mitschuld. Für die Neurowissenschaftler liegen die Ursachen, nicht nach der eigenen Einsicht handeln zu können, in unbewussten Prozessen des Gehirns, die sich der bewussten Kontrolle entziehen.

Drei Evolutionsbiologen haben jetzt eine weitere Erklärung für unser Essverhalten vorgelegt. Joe Alcock, Carlo C. Maley und C. Athena Aktipis werteten in einer Metastudie 120 aktuelle wissenschaftliche Veröffentlichungen aus, um die Frage zu beantworten, ob unser Essverhalten vielleicht durch die gastrointestinalen Mikroben beeinflusst wird.[1]

Nicht alle Entscheidungen werden im Kopf getroffen

Der Kampf gegen das Verlangen nach Zucker und fettreichem Essen gehört für viele Menschen zum Alltag. Sie wissen, dass ungesundes Essen ein wesentlicher Grund für Gesundheitsprobleme ist. Dabei geht es nicht nur um Fettleibigkeit, Diabetes und Herz-Kreislauf-Erkrankungen, sondern auch um Krebserkrankungen des Magen- und Darmtrakts und selbst um Schlafapnoe, die alle zu Einschränkungen der körperlichen und geistigen Leistungsfähigkeit führen. Trotzdem sind die ungesunden Essmuster nur schwer zu ändern.

Deshalb schlagen die Forscher eine ganz andere Betrachtungsweise der unkontrollierten Esslust vor: Es kann sich im Laufe der Evolution durchaus ein Interessenkonflikt zwischen den Bedürfnissen der Darmbakterien eines Menschen und seinem Essverhalten ergeben haben. Als Folge dieses Konflikts manipulieren die Mikroben das Verhalten des Menschen, um damit ihr eigenes Wohlbefinden zu sichern, auch wenn dies die Gesundheit des Menschen schädigt.

Grundsätzlich gehen wir ja davon aus, dass unser Mikrobiom wichtige Funktionen im menschlichen Körper wahrnimmt, indem es an der Nahrungsverwertung und an der Entwicklung des Immunsystems beteiligt ist. Doch nicht alle Mikroben haben untereinander gleichgerichtete Interessen. Sie stehen durchaus in einem Wettbewerb um Lebensraum und Nährstoffe. Eine differenzierte Darmpopulation ist daher wahrscheinlich viel stärker damit beschäftigt, sich gegenseitig in Schach zu halten, um genügend Energie und andere Ressourcen zu erhalten und sie zu verteidigen, als es bei einem Mikrobiom der Fall ist, das eine deutlich geringere Bakterienvielfalt aufweist.

Je größer die Gruppe bestimmter Mikroben ist, desto besser sind auch deren Möglichkeiten, ihren menschlichen Wirt zu manipulieren, um ihre eigenen Bedürfnisse zu stillen. Daraus ergibt sich die Hypothese, dass mit einem weniger diversifizierten Mikrobiom eher für den Menschen ungesunde Lebensweisen und ein stärkeres Maß an Fettleibigkeit einhergehen.

Inzwischen liegen der Wissenschaft zahlreiche Ergebnisse vor, welche die Manipulation des Menschen durch sein Mikrobiom beweisen könnten. Manche Bakterienstämme gedeihen bestens, wenn sie Kohlenhydrate erhalten, andere bevorzugen Vollkornprodukte und wieder andere Fette. Man hat bei Japanern sogar Mikroben entdeckt, die sich auf die Verdauung von Algen, die ja ein fester Bestandteil der japanischen Küche sind, spezialisiert haben. Bei afrikanischen Kindern, die mit Sorghum ernährt wurden, ließen sich Mikroben finden, die speziell diese Zellulose nutzen konnten.

Selbst Mikroben, die »Allesfresser« sind, führen im menschlichen Darm einen ständigen Überlebenskampf. Um diesen zu gewinnen, müssen sie ihren Gastgeber möglichst nach ihren Bedürfnissen manipulieren. So stellte man fest, dass das Mikrobiom bei

Menschen, die schokoladensüchtig sind, anders zusammengesetzt ist als bei Menschen, bei denen der Schokoladenkonsum keine besondere Rolle spielt.[2] Ob nun aber das Mikrobiom den Schokoladenkonsum beeinflusst oder umgekehrt, ist noch nicht geklärt.

Durch Tierexperimente an Mäusen konnte inzwischen immer besser nachgewiesen werden, dass es einen Zusammenhang zwischen deren Verhalten und der Zusammensetzung ihres Mikrobioms gibt. Dabei spielt besonders das zentrale Nervensystem eine große Rolle. Wenn Säuglinge schreien, weil sie Hunger haben, dann kann ihr Unwohlsein durchaus von ihrem Mikrobiom ausgelöst worden sein. Nicht das Kind verspürt einen Mangel an Nährstoffen, sondern sein Mikrobiom. Durch Unwohlsein machen sich die Mikroben aber auch bei Erwachsenen bemerkbar, wenn ihnen Nahrung fehlt. Es gibt die Hypothese, dass die Bakterien die für Schmerzsignale zuständigen Nervenzellen ganz gezielt ansteuern können. Aber das sind noch längst nicht alle Instrumente, die den Mikroben zur Verfügung stehen, um ihren Menschen zu manipulieren.[3]

In einer Untersuchung von keimfreien Bubble-Mäusen wurde festgestellt, dass sie über andere Geschmacksrezeptoren für Fett auf der Zunge und im Darm verfügen als Mäuse mit einem normalen Mikrobiom. Eine andere Untersuchung zeigte, dass Bubble-Mäuse stärker süße Nahrung bevorzugen und eine größere Zahl von Süßerezeptoren besitzen als ihre vom Mikrobiom besiedelten Artgenossen. Offensichtlich sind die Mikroben in der Lage, die Nahrungsmittelpräferenzen ihrer Wirte durch eine Umwandlung der Geschmacksrezeptoren oder durch eine Veränderung der Wahrnehmungsfähigkeit dieser Rezeptoren umzugestalten. Damit lässt sich dann auch das Sättigungsgefühl der Wirte steuern.[4]

Es ist bekannt, dass der Vagusnerv das Essverhalten und das Körpergewicht reguliert. Daher ist es naheliegend, dass die Darmmikroben durch Neurochemikalien die Aktivitäten des Vagus beeinflussen, mit dem Ergebnis, dass der Mensch mehr isst, als er es normalerweise getan hätte. Mehr als 50 Prozent der beiden Stimmungshormone Dopamin und Serotonin werden bei Säugetieren vom Darm gebildet. Daran wirken auch einige der Darmbewohner mit. Die Produktion von Hormonen, die den Appetit anregen, ist somit für das Mikrobiom ein sehr einfacher Weg, den Menschen zu manipulieren. Wer dann im Einzelfall den Appetit und das Hungergefühl tatsächlich steuert, bleibt offen.[5]

Der Wunsch, viel zu essen, entsteht nicht dadurch, dass nur wenig Nahrung zur Verfügung steht oder der Mensch, wie bei einer Fastenkur, nur wenig zu sich nimmt. Das Gegenteil ist der Fall. Je mehr Energie aufgenommen wird und je einseitiger die Ernährung ist, desto größer wird das Verlangen, noch mehr zu essen. Das liegt wahrscheinlich daran, dass sich die Zusammensetzung des Mikrobioms aufgrund des Nahrungsangebots einseitig verändert. Wenn die ungünstigen Mikroben es erst einmal geschafft haben, die Oberhand zu gewinnen, wird der Mensch nicht mehr in der Lage sein, sein Essverhalten selbst zu kontrollieren.

Die Forscher fanden sogar Beweise dafür, dass Fettleibigkeit ansteckend ist. Dabei geht es nicht um eine »Ansteckung« auf der sozialen Ebene durch Änderung der Essnormen innerhalb einer bestimmten Gruppe, sondern es handelt sich tatsächlich um eine Infektion mit Darmkeimen. Es ist inzwischen nachgewiesen, dass das gesamte Mikrobiom eines Menschen auch in seinem Lebensraum wie zum Beispiel seiner Wohnung nachgewiesen werden kann. Das trifft sogar auf Hotelzimmer zu, die binnen weniger Stunden von neuen Gästen mit neuen Mikroben besiedelt werden. Wenn also Menschen miteinander Kontakt haben, ist es nahezu unvermeidlich, dass auch Darmkeime übertragen werden. Wenn diese jetzt in der Lage sind, das Essverhalten ihres Wirts zu verändern, werden sie es auch bei einem neuen Wirt tun können.[6]

Esssucht unterscheidet sich übrigens ganz erheblich von der Sucht nach Drogen oder Alkohol. Diese erfordern immer höhere Dosen, um den gewünschten Effekt beim Konsumenten zu erzielen. Da die Mikroben, die das Essverhalten steuern, nicht süchtig sind, sondern nur ihren Nährstoffbedarf decken wollen, wird sich ein an sich gesunder Vielesser nicht notwendigerweise »überfressen«, es sei denn, es liegen andere Krankheitsursachen zugrunde. Es gibt allerdings durchaus Menschen, die an ihrer Völlerei Vergnügen finden. Drogenmissbrauch und Völlerei folgen aber unterschiedlichen Mechanismen wie aktuelle Studien nahelegen.

Durch Probiotika lässt sich aber die Zusammensetzung und damit auch die Arbeitsweise des Mikrobioms durchaus dahingehend verändern, dass der Mensch bei gleicher Energieaufnahme trotzdem an Gewicht verliert. Es ist nämlich keineswegs so, dass nur die Mikroben den Mensch manipulieren, umgekehrt geht es eben auch. Durch Präbiotika, Probiotika und Antibiotika lässt sich die Zusammensetzung des Mikrobioms innerhalb kürzester Zeit verändern. Es kommt nur darauf an, diese Veränderung auch dauerhaft zu gestalten.[7]

Die vermutete Manipulation des eigenen Verhaltens durch das Mikrobiom kann vom einzelnen Menschen nicht erkannt werden, weil er mit seinem Mikrobiom eine Lebensgemeinschaft bildet und es nicht vom Körper getrennt wahrnehmen kann. Die Nahrungsaufnahme wird in der Regel nicht rational gesteuert, sondern von Gefühlen und körperlichen Wahrnehmungen. Da deren Ursachen auch dem Mikrobiom entspringen können, ist es wichtig, die einzelnen Arten innerhalb des Mikrobioms zu klassifizieren, deren Funktionen zu beschreiben und die Zusammenhänge zwischen ihnen zu verstehen. Das soll jedoch nicht bedeuten, dass man deshalb in Zukunft auf die Betrachtung der Lebensumstände der Menschen verzichten könnte, um das Ernährungsverhalten zu verstehen.

Traditionen, Ernährungsmythen und ideologische Trends

Das individuelle Essverhalten wird in Gesellschaften westlicher Prägung immer weniger von Traditionen und immer stärker durch aktuelle äußere Einflüsse aus dem sozialen Umfeld geprägt. Die einzige Ausnahme bilden Ernährungsweisen, die religiös begründet sind und durch eine mehr oder weniger große Zahl von Geboten oder Verboten reguliert werden.

In der Kindheit erworbene Ernährungspräferenzen und -gewohnheiten, die oft ein Leben lang beibehalten werden, sind dem Sozialisationsprozess zuzurechnen und nicht der Aufrechterhaltung von Traditionen. Trotzdem hat das Essverhalten in allen Gesellschaften nichts von seiner Bedeutung als Träger von Botschaften verloren. Mit dem, was wir essen, wie wir essen und wo wir essen, teilen wir anderen etwas über uns selbst mit. Nahrung und Ernährung dienen uns selbst als Standortbestimmung und um anderen zu kommunizieren, was uns wichtig ist.

Ernährungsmythen statt Wissen

Das konkrete Wissen über die Lebensmittelherstellung und über Qualitätsaspekte wird oftmals ersetzt durch vagen Romantizismus und Ernährungsmythen. Neben dem Geschmack werden Kriterien wie Frische, Herkunft, Natürlichkeit (Verzicht auf Konservierungsstoffe und Geschmacksverstärker) sowie Regionalität als entscheidende »Hilfsgrößen« zur Beurteilung der Qualität hinzugezogen. Doch deren Aussagekraft ist fraglich.

Nach Ansicht von zwei Dritteln der Verbraucher liegen die größten qualitätsrelevanten Faktoren bei Nahrungsmitteln vor allem in deren Verarbeitung.[8] Hinsichtlich der Transparenz der Produktionskette und beim Thema Nachhaltigkeit herrscht Unklarheit. Wie umweltschonend ein Produkt von Anfang an hergestellt wird, wie lange und über welche Wege es transportiert wurde und ob soziale Standards bei der Produktion eingehalten wurden, ist für den Verbraucher insbesondere dann schwer einzuschätzen, wenn es sich nicht um verlässliche Markenprodukte handelt.

Das zum Teil geringe Verbraucherwissen äußert sich bis heute in Ernährungsängsten, von denen einige ihren Ausgangspunkt im

Jahr 1961 hatten. Damals veröffentlichte die American Heart Association ihre Cholesterin-Studien. Darin machten sie Lebensmittel wie Milch, Butter und Rindfleisch für die zunehmende Zahl von Herzinfarkten und Schlaganfällen verantwortlich. Inzwischen hat allerdings die Journalistin Nina Teicholz in ihrem Buch *The Big Fat Surprise: Why Butter, Meat and Cheese belong in a Healthy Diet* demonstriert, dass die von Regierungs- und Verbraucherorganisationen diesbezüglich gegebenen Ernährungsratschläge auf ungenügend gesicherter wissenschaftlicher Arbeit beruhten.[9]

Fast 50 Jahre lang haben viele Amerikaner auf rotes Fleisch, Käse, Milch und Eier verzichtet oder sie nur mit schlechtem Gewissen konsumiert, ohne dass es dafür evidenzbasierte wissenschaftliche Studien gab. Alles, was vorlag, waren Assoziationsstudien, die Zusammenhänge verknüpften, die plausibel schienen, oder ungeprüften Hypothesen folgten. Der Historiker Warren J. Belasco nannte die daraus entstehende Bewegung »Negative Nutrition«.[10]

Zurück zur Natur – die Sehnsucht nach dem Ursprünglichen

Auf diesen zum Teil subjektiven Beurteilungen, verbunden mit unpräzisen Wunschbildern, gründet sich vielerorts das Konzept der bewussten Ernährung. Es geht weit über die Ausrichtung auf eine ausgewogene und gesunde Ernährung hinaus und ist eine weltanschauliche Positionierung, die auch die Herkunft und Produktionsmethoden von Lebensmitteln einbezieht.[11]

Verbraucher, die sich ausgewogen und gesund ernähren, legen gleichzeitig weit überdurchschnittlich darauf Wert, dass Obst und Gemüse saisonal angeboten werden und dass das Fleisch aus artgerechter Tierhaltung stammt. Die Produkte sollen aus der Region kommen, naturbelassen und ohne gentechnologische Verfahren hergestellt sein. Diese Faktoren rangieren in der Präferenzskala der Konsumenten höher als die Klassifizierung Bio-Produkte. Diese Vorlieben zeigen, dass es weit verbreitet eine Sehnsucht nach dem Ursprünglichen gibt, nach einer Lebensmittelproduktion, die von

Naturbelassenheit, artgerechter Tierhaltung und einem Leben mit den Jahreszeiten gekennzeichnet ist. Wie weit diese Idealvorstellungen aber auch konsequent realisiert werden, steht auf einem anderen Blatt.

Grundsätzlich beschäftigen sich Frauen wesentlich mehr mit dem Thema Ernährung als Männer und sie tendieren weitaus stärker als Männer dazu, Ernährung unter weltanschaulichen Kategorien zu bewerten. Dies findet sich auch in der Typologie der Ernährungsgewohnheiten wieder. Die Studie »Ernährung in Deutschland« der Nestlé AG hat 2009 sieben Ernährungstypen definiert, die auch heute noch relevant sind. Sie lassen sich in drei Gruppen aufteilen.[12]

Fast die Hälfte der Deutschen sind nach dieser Studie der Gruppe der Gesundheitsbewussten zuzuordnen, es handelt sich um die Ernährungstypen Gesundheitsidealisten, Problembewusste und Nestwärmer. Ein Drittel der Bevölkerung gehört der Gruppe der Zeitknappen an. Dort finden sich die Ernährungstypen der Gehetzten und der modernen Multi-Optionalen. Die Gruppe der Uninteressierten hat einen Anteil von 20 Prozent, bestehend aus den Ernährungstypen Maßlose und Leidenschaftslose.[13]

Die sieben Ernährungstypen

1. Die Gesundheitsidealisten:
Sie leben aktiv ihre Ideale und Überzeugungen aus. Der Lebensmittelpunkt dieser Männer und Frauen ist ein bewusstes und kreatives Leben im Einklang mit der Natur. Ihre hohen Ansprüche basieren auf einer sehr hohen Lebensqualität, Fitness und Gesundheit sind ihnen sehr wichtig. Sie kaufen frische Bio-Produkte direkt vom Erzeuger und kochen in der Regel mehrmals am Tag.

2. Die Problembewussten:
Die traditionelle Lebenseinstellung dieser Männer und Frauen ist von hohem Gesundheitsbewusstein geprägt. Dennoch leiden sie unter Diabetes, hohen Cholesterinwerten, Bluthochdruck und

Kreislaufproblemen. Sie legen Wert auf Frische und Qualität, achten aber sehr stark auf einen günstigen Preis. Sie haben eine tägliche Ernährungsroutine, sind erfahrene und gute Köche und essen am liebsten zu Hause.

3. Die Nestwärmer:

Sie sind überwiegend weiblich und suchen nach Harmonie in allen Lebensbereichen. Ihren Lebensmittelpunkt finden sie in der Verantwortung für die Familie. Sie sind Genussmenschen, die mit sich und ihrer Umwelt im Gleichgewicht leben. Sie legen Wert auf frische und ausgewogene Ernährung und sind leidenschaftliche Köche. Für Qualität sind sie bereit, einen höheren Preis zu zahlen.

4. Die Gehetzten:

Sie sind immer unter Zeitdruck und für das Essen im Alltag gibt es bei ihnen kaum einen Platz. Es handelt sich meist um Männer jungen bis mittleren Alters, die nur schwer eine Balance zwischen Beruf und Freizeitvergnügen finden. Sie leiden unter Stresssyndromen wie Schlafstörungen, Müdigkeitserscheinungen und Übergewicht. Einkaufen ist für sie eine lästige Pflicht und hochwertige Produkte spielen für sie keine Rolle. Essen ist für sie Nebensache, Snacks und Fast Food sind an der Tagesordnung.

5. Die modernen Multi-Optionalen:

Sie haben einen hohen Anspruch an sich selbst und stehen ebenfalls dauernd unter Zeitdruck. Sie versuchen ständig, zwischen Ich-Zeit und Wir-Zeit eine gute Mischung zu schaffen. Sie leiden unter Stress, deshalb treten bei ihnen die gleichen Symptome auf wie bei den Gehetzten. Sie essen unregelmäßig, gehetzt und oft erst sehr spät am Tag. Die modernen Multi-Optionalen wünschen sich eine große Auswahl an frischen Produkten und geben für Qualität gern mehr aus. Essen ist für sie ein Gemeinschaftserlebnis, das sie jedoch nur selten genießen können.

6. Die Maßlosen:

Sie legen mehr Wert auf Quantität und Bequemlichkeit als auf Qualität und Gesundheit. Es sind meist jüngere, ledige Männer, die schnellen Spaß und oberflächlichen Genuss suchen. Ihr Gesundheits- und Fitnesszustand ist schlecht und sie leiden häufig an Übergewicht. Das Einkaufen empfinden sie als lästig. Sie wollen kurze Wege und einen günstigen Preis. Sie nehmen ihr Essen unreflektiert auf und zum Teil in maßlosen Portionen. Mikrowellengerichte und Tiefkühlkost erleichtern ihnen die Zubereitung ihrer Mahlzeiten, da ihnen meist die Kocherfahrung fehlt.

7. Die Leidenschaftslosen:

Sie stehen vielen Dingen im Leben völlig leidenschaftslos gegenüber. Es sind meist Männer, die Wert legen auf materielle Sicherheit und ihren guten Ruf. Sie haben kein Gesundheitsbewusstsein und gute, ausgewogene Ernährung ist für sie kein Thema. Der Einkauf muss möglichst schnell gehen und günstig sein. Einfache Gerichte, Tiefkühlgerichte und Konserven bestimmen ihre Ernährung. Kochen dient ausschließlich der Ernährung und keinem sozialen Aspekt.

Bis auf die Gesundheitsidealisten und die Nestwärmer klafft bei den meisten Deutschen im Hinblick auf den gesundheitlichen Aspekt in Ernährungsfragen eine deutliche Lücke zwischen Denken und Handeln. Die öffentlich zur Schau getragenen Wertevorstellungen werden im Alltag nur von einer Minderheit gelebt.

Zu diesen Wertevorstellungen gehören:

- die wachsende Gesundheitsorientierung der Konsumenten,
- die zunehmende Ausrichtung auf eine Work-Life-Balance,
- die zunehmende Genussorientierung,
- das zunehmende Bedürfnis nach Abwechslung, neuen Eindrücken und Erfahrungen,

- die Sensibilisierung für Umwelt- und Tierschutz sowie für Nachhaltigkeit sowie
- eine ideelle Bewegung »Zurück zur Natur«.[14]

Qualität als wachsender Trend?

Nur jeder vierte Verbraucher (26 Prozent) zählt zur Gruppe der »Quality Eater«, die besonders hohe Maßstäbe an die Lebensmittelqualität stellen. Neben gutem Geschmack (89 Prozent) und hoher Sicherheit (92 Prozent) müssen die Lebensmittel für diese Gruppe auch gut für die Gesundheit sein (92 Prozent) und Nachhaltigkeitsaspekte wie eine artgerechte Tierhaltung abdecken (81 Prozent).[15]

»Quality Eater« sind mehrheitlich (62 Prozent) weiblich und älter als 30 Jahre, in der Regel überdurchschnittlich gebildet und verfügen über ein höheres Haushaltseinkommen. Sie kaufen überdurchschnittlich häufig ihre Lebensmittel in Wochenmärkten und Hofläden ein. Denn Frische, Natürlichkeit, Regionalität, Saisonalität, Bio, Transparenz bei der Herkunft und Nachhaltigkeit sind ihnen wichtig. 67 Prozent der »Quality Eater« gehören der Gruppe der Gesundheitsbewussten (Nestwärmer, Problembewusste und Gesundheitsidealisten) an, 28 Prozent der Gruppe der Zeitknappen (gehetzte und moderne Multi-Optionale), aber auch fünf Prozent der Gruppe der Uninteressierten (Maßlose und Leidenschaftslose).

Aus Ernährung wird Lifestyle

Alles, was mit Ernährung zusammenhängt, ist schon heute ein wichtiges Element des Lifestyle. Unabhängig davon, wie groß die Küche ist oder wie teuer ihre Einrichtung, ständig gibt es neue Trends, welche die Küche zu einem Statussymbol machen. Küchenzubehör ist für alle Möbelhäuser und Wohnungseinrichter eine wichtige Einnahmequelle. Dabei gerät das Essen selbst oft zur Nebensache. Das sommerliche Symbol für Geselligkeit und Gastlichkeit ist der Grill. Grillen ist eine Domäne der Männer und der Grill selbst ein richtiges Statussymbol. Meist spielen Marke und Ausstattung eine größere Rolle als das, was man darauf zubereitet.

Ganz wesentlich gefördert und gestützt wird dieser Trend, Ernährung zu einem Teil des Lifestyle zu machen, von den Medien. Es gibt wohl kaum noch einen Fernsehsender, der keine Kochshow zeigt. Aus Rezeptzeitschriften sind längst teure Lifestyle-Magazine geworden. Das reicht von »Beef« für männliche Fleischesser bis hin zu »Vegan«. Gerade die Zeitschriften für vegane Ernährung nutzen diese als Basis, um einen insgesamt neuen Lebensstil zu propagieren. Dass Kochbücher regelmäßig auf den Bestsellerlisten erscheinen und Köche zu Medienstars avancieren, ist bei dieser Entwicklung nicht mehr verwunderlich.

Ein besonderes Phänomen ist der sprunghafte Anstieg von Foodblogs im Internet. Weltweit bietet die Suchmaschine Google dazu knapp 800 Millionen Einträge, auf denen sich Amateure und Profis mit ihren Rezepten, ihren Essgewohnheiten und Lebensstilen in Wort und Schrift präsentieren.

Diejenigen, die sich als Eliten verstehen, sind schon einen Schritt weiter. Für sie steht nicht mehr der Begriff »Food« mit all seinen Varianten von Slow Food bis Green Food im Vordergrund, sondern der neue Begriff »Healthy Wealth«. Er beschreibt einen neuen, auf Gesundheit ausgerichteten Lebensstil, bei dem nicht mehr Produkte die zentralen Statussymbole sind, sondern die eigene Wellness. Das Vermeiden und Vorbeugen von Krankheiten hat einen höheren Stellenwert als deren mögliche spätere Behandlung. Dafür ist man auch bereit, mehr zu bezahlen.[16]

Da alle Trends in der Gesellschaft von oben nach unten durchgereicht werden, kann man also davon ausgehen, dass dieses neue Gesundheitsbewusstsein auch bald in breiten Schichten ankommen wird. Davon werden dann nicht nur die Menschen selbst, sondern auch Dienstleister, Berater und nicht zuletzt die Nahrungsmittelindustrie profitieren.

Wie das soziale Umfeld unsere Essgewohnheiten formt

Das Tempo des gesellschaftlichen Wandels hat sich in den vergangenen 30 Jahren deutlich beschleunigt. Die Gesellschaft verändert sich strukturell, aber auch in ihrer Alltagskultur.

Zu den Facetten des tief greifenden Strukturwandels, die das Ernährungsverhalten prägen, gehören:

- die Alterung der Gesellschaft
- die Zunahme von Single- und Zwei-Personen-Haushalten
- der wachsende Anteil berufstätiger Frauen
- die Entwicklung des Wohlstands in den verschiedenen sozialen Schichten
- die zunehmende Heterogenität der Bevölkerung durch den wachsenden Anteil von Personen mit Migrationshintergrund

Parallel dazu verändert sich die Alltagskultur, vor allem durch:[17]

- die Individualisierung des Lebensstils
- die teilweise Auflösung fester Gewohnheiten in der Tagesgestaltung, bei den Freizeit- und Konsumpräferenzen
- die Auflösung fester Rollenmuster
- die veränderten Beziehungen zwischen den Generationen
- die Internationalisierung der Erfahrungswelten der Bevölkerung
- die Mobilität der Bevölkerung
- die Fülle der Optionen für Information, Freizeitgestaltung und Konsum
- die Zunahme der Zeitknappheit

Entstrukturierung der Tagesabläufe führt zur Snackkultur

Einer der wichtigsten gesellschaftlichen Einflussfaktoren auf das Ernährungsverhalten ist die sukzessive Entstrukturierung der Tagesabläufe. 35 Prozent der Gesamtbevölkerung und 41 Prozent der

Berufstätigen haben kontinuierlich oder häufiger einen unregelmäßigen Tagesablauf. Bei den 20- bis 29-Jährigen liegt der Prozentsatz sogar bei 52 Prozent. Menschen mit wenig regelmäßigem Tagesablauf essen nur selten zu festgelegten Tageszeiten und auch nicht dann, wenn sie Hunger haben, stattdessen bestimmen freie Zeitfenster, ob und wann gegessen wird.[18]

So werden Hauptmahlzeiten oft durch Snacks ersetzt, vor allem bei jüngeren Menschen. In Deutschland essen mehr als zwei Drittel aller unter 30-Jährigen ab und zu eine Kleinigkeit statt einer Hauptmahlzeit. Andere überbrücken die Zeit zwischen Mittagessen und Abendessen mit Snacks. Allerdings achten auch diese »Heavy Snacker« immer mehr auf Geschmack und gesundheitliche Aspekte.

Das Bewusstsein über die Definition von Snacks und kleinen Leckerbissen geht immer stärker verloren. Zu diesem Ergebnis kommt die Studie »Snacking Motivations and Attitudes US 2015« des Marktforschungsinstituts Mintel.

Sieben von zehn erwachsenen US-Amerikanern sehen nicht nur Donuts als Snack für zwischendurch an, sondern auch Pizzas und Wraps. Sie sind der Meinung, dass sämtliche Lebensmittel auch einmal zwischendurch ein Snack sein könnten. »Millenials« greifen sehr viel öfter zu einem Snack als die älteren Generationen. Ein Viertel der jüngeren Erwachsenen in den USA essen täglich vier Zwischenmahlzeiten zusätzlich zu den drei Hauptmahlzeiten.[19]

Häufig greift man auch bei emotionalen Problemen und bei Stress zu Snacks. Die meisten emotionalen Esser essen sehr schnell, vor dem Kühlschrank oder im Stehen. Sie suchen nicht nach dem Genuss, sondern nach dem emotionalen Effekt, den das Essen ihnen verschafft. So kann zum Beispiel ein Stück Schokolade kurzfristig negative Gefühle wie Angst und Unsicherheit dämpfen. Doch auf Frustessen folgt das schlechte Gewissen.

Mangelnde Essdisziplin durch Stress

Ein erheblicher Anteil der Bevölkerung attestiert sich selber mangelnde Disziplin bei der Ernährung. Fast jeder Fünfte isst öfter etwas zwischendurch, ohne Hunger zu haben. Jeder Zehnte isst zumindest gelegentlich als Reaktion auf Frustrationserlebnisse oder Stress.[20]

Forscher in Zürich haben herausgefunden, dass schon leichter Stress die Selbstkontrolle mindert. Wer unter Stress steht, hat eher Probleme, sich zu kontrollieren als entspannte Menschen. Wer am Morgen unter Druck gerät, der hat den ganzen Tag damit zu kämpfen und neigt eher dazu, sich ungesund zu ernähren. In einem Labortest wurde ein Teil der Probanden moderatem Stress ausgesetzt, indem diese drei Minuten lang eine Hand in Eiswasser tauchen mussten. Danach beurteilten alle Probanden 180 verschiedene Speisen, für wie gesund und schmackhaft sie diese halten. Dabei zeigte sich, dass die Personen mit Eisbehandlung mit größerer Wahrscheinlichkeit ungesunde Speisen auswählten als die anderen. Anschaulich wurde dieses Ergebnis durch Aufnahmen des Gehirns. Sie zeigten, dass Stress sich im Gehirn über mehrere Wege auswirkt. Zum einen werden Signale verstärkt, die den Geschmack in den Vordergrund stellen, zum anderen werden Signale abgeschwächt, die den Gesundheitswert der Speisen übertragen.[21]

Zeitknappheit beeinflusst das Ernährungsverhalten

Die Entstrukturierung verschärft ein Problem, mit dem insbesondere Berufstätige kämpfen: im Alltag ausreichend Zeit für die Ernährung zu finden. Sie nehmen sich in der Regel nur beim Abendessen ausreichend Zeit. 80 Prozent aller Vollzeit-Berufstätigen nehmen das Mittagessen außer Haus ein und immer mehr auch das Frühstück. Der »Mobile Eater« wird zum Standard. Immer häufiger ersetzt er das Frühstück durch einen Kaffee im Pappbecher unterwegs.[22] Die Nestlé-Studie 2009 ermittelte, dass 56 Prozent der

Berufstätigen es teilweise nur an den Wochenenden schaffen, sich so zu ernähren, wie sie es eigentlich wünschen und für vernünftig halten.

Der Trend geht zu Convenience-Produkten

Zeitknappheit prägt auch die Kochgewohnheiten. Fast jeder zweite Berufstätige versucht, während der Woche möglichst zeitsparend zu kochen, und greift daher zu Convenience-Produkten. Doch Zeitknappheit ist nur einer von vielen Gründen für Convenience. Kochen mit Convenience-Produkten ist nicht nur schnell, sondern auch einfach und relativ billig. Häufig ist es so, dass keiner im Haushalt mehr kochen kann oder will. Man beschränkt sich deshalb auf das Erhitzen eines Fertiggerichts, ob auf dem Herd, im Ofen oder in einem Mikrowellengerät. Dies ist vor allem bei den Single- und Zweipersonenhaushalten der Fall, deren Anzahl in der Gesellschaft zunimmt.[23]

Auf der anderen Seite bietet Convenience die Möglichkeit, sich abwechslungsreich zu ernähren und selbst bei mäßigen Kochkünsten anspruchsvolle, mehrgängige Mahlzeiten zuzubereiten. Convenience-Gerichte können darüber hinaus individuell verfeinert werden und so den Wunsch der Hausfrau oder des Hausmanns nach Selbstverwirklichung erfüllen.

Der Einfluss der Ernährung auf die Gesundheit

Wir stehen heute an der Schwelle zu einer neuen Zeit, in der Ernährung primär nicht mehr als Energiezufuhr für den menschlichen Körper betrachtet wird. Sie ist ein entscheidendes, aktives Steuerungsinstrument für die eigene Gesundheit und ein langes Leben. Diese Erkenntnis wird nicht nur die Nahrungsmittelproduktion tief greifend verändern, sondern auch das Verhalten und die Gewohnheiten zumindest der Menschen, die sich und ihren Kindern ein langes und gesundes Leben wünschen.

Das auf Wissenschaft basierende Ernährungswissen ist auch bei der Bevölkerung in den hoch entwickelten Ländern immer noch erschreckend gering. Das mag unter anderem daran liegen, dass die Ernährungsforschung lange Zeit glaubte, die notwendigen Informationen zur Vorbeugung von Krankheiten zur Verfügung gestellt zu haben. Die Empfehlungen des öffentlichen Gesundheitswesens waren dementsprechend mangelhaft. Sie basierten, wie wir inzwischen erkannt haben, häufig auf Irrtümern.

Mithilfe der digitalen Medien können die Menschen weltweit immer leichter einen Zugang zu immer mehr Informationen finden. Das Problem ist nur, richtige und nützliche Informationen von falschen zu unterscheiden, die oftmals unter einem wissenschaftlichen Deckmantel daherkommen. Bildung ist heute weitaus mehr, als nur schreiben, lesen und rechnen zu können. Die Fähigkeit, sich in den elektronischen Medien und mit deren Hilfe zu orientieren, hat inzwischen eine überproportional hohe Bedeutung.

Gerade das Ernährungswissen muss bei allen Menschen und besonders bei Kindern und Jugendlichen stärker ausgebaut und auf eine wissenschaftliche Basis gestellt werden. Heute bestehen noch viele Defizite und falsche Vorstellungen über den Zusammenhang zwischen Ernährung und Gesundheit. Es mangelt aber auch nach wie vor an klaren wissenschaftlichen Erkenntnissen.

Gluten und Laktose – Der Free-off-Trend

Dienten vor einigen Jahren noch fettarme oder vegetarische Produkte als Symbol für gesundes Essen, müssen die Speisen heute laktose- und glutenfrei sein. Immer mehr Menschen verzichten aus Angst und aufgrund des weitverbreiteten Ernährungshalbwissens freiwillig auf laktose- und glutenhaltige Produkte, weil sie sich davon Gesundheit und mehr Wohlbefinden versprechen. Der Markt für glutenfreie Produkte wächst rasant, obwohl diese durchschnittlich 2,4-mal so teuer sind wie »normale Produkte«. In Deutschland liegt der Umsatz mit glutenfreien Produkten inzwischen bei fast 60 Millionen Euro.[24] Das offizielle »Glutenfrei-Siegel« der Deutschen Zöliakie Gesellschaft klebt heute selbst auf vielen Nahrungsmitteln, die nie Gluten enthalten haben.

In den USA ist dieser »Free-off-Trend« bereits weit fortgeschritten. Fast jeder Dritte verzichtet dort auf Gluten. Viele folgen prominenten Schauspielerinnen, die berichten, dass glutenfreie Ernährung ihr Wohlbefinden positiv beeinflusst hat und sie dadurch an Gewicht verloren haben. Tatsächlich hat bei gesunden Menschen eine glutenfreie Ernährung keine wissenschaftlich nachweisbaren positiven Effekte. Das Proteingemisch Gluten ist weder wichtig noch schädlich für den Körper. Ohne medizinischen Grund darauf zu verzichten, macht niemanden schlanker oder gesünder.

Für Patienten, die wirklich an der Zöliakie, einer Form der Glutenunverträglichkeit, leiden, ist eine glutenfreie Ernährung dagegen lebenswichtig. Von dieser Autoimmunerkrankung ist nach Schätzungen nicht mehr als ein Prozent der Bevölkerung betroffen. Bei Zöliakie-Patienten führt der Verzehr von glutenhaltigen Nahrungsmitteln zu einer Abwehrreaktion des Immunsystems. Die Forschung geht von einer genetischen Veranlagung aus. Allerdings erkranken längst nicht alle Menschen mit entsprechender genetischer Disposition an der Zöliakie.

Ganz ähnliche Beschwerden wie bei der Zöliakie haben auch Menschen mit einer Glutensensibilität. Sie leiden häufig an Verdauungsbeschwerden, aber auch an Migräne und Depressionen, Müdigkeit sowie Taubheitsgefühl und Kribbeln in den Gliedern. Die Häufigkeit von Glutensensibilität variiert von 1:10 000 in Dänemark und den USA, bis zu 1:300 in Schweden und Großbritannien.[25] Menschen mit Glutensensibilität können geringe Mengen Gluten vertragen, Zöliakie-Patienten nicht.

Den gleichen Trend wie bei glutenfreien Produkten kann man auch bei laktosefreien Nahrungsmitteln beobachten. In Südamerika haben 50 Prozent der Bevölkerung eine Lactoseintoleranz, in Nordamerika (USA) wurde in einer Studie nachgewiesen, dass 15 Prozent der weißen Amerikaner, 53 Prozent der mexikanischen Amerikaner und 80 Prozent der Afro-Amerikaner eine Laktoseintoleranz haben.[26]

Dass der Markt für laktosefreie Milchprodukte boomt, liegt daran, dass 80 Prozent der Käufer dieser Produkte gar nicht von Laktoseintoleranz betroffen sind und freiwillig auf Laktose verzichten. Dabei ist Laktose zwar ein wichtiger Nährstoff, ohne den man allerdings auch gut auskommen kann. Es ist ein Doppelzucker, der gespalten werden muss, weil der menschliche Körper nur dessen Bestandteile Glukose und Galaktose verwerten kann. Das Verdauungsenzym Laktase spaltet im Dünndarm die Laktose. Es wird vom Körper hergestellt. Geschieht dies nicht in ausreichenden Mengen, spricht man von Laktoseintoleranz.

Bei Menschen mit Laktoseintoleranz, die Laktose zu sich nehmen, zeigen sich Beschwerden wie Blähungen, Bauchmerzen oder Übelkeit. Es handelt sich dabei nicht um eine ernsthafte Erkrankung wie die Zöliakie, sondern eher um eine Befindlichkeitsstörung. Evolutionsmäßig betrachtet ist die Laktoseintoleranz der »Normalzustand«. Bis vor 7500 Jahren konnten alle Menschen keinen Milchzucker verdauen und in vielen Regionen Afrikas und Asiens ist es heute noch so. Dass Europäer und Nordamerikaner Laktose vertragen, liegt an einer Genveränderung. Diese führte dazu, dass ihre Körper größere Mengen Laktase herstellen und sie deshalb Milch ohne Beschwerden trinken können. Der evolutionäre Vorteil ermöglicht also, eine zusätzliche Nahrungsquelle zu nutzen.[27]

Kaffee ist mehr als nur ein Wachmacher

Kaffee ist wohl das am besten untersuchte Lebensmittel, denn jedes Jahr werden weltweit mehrere Hundert Studien veröffentlicht, die sich mit seiner Wirkung auf den menschlichen Körper befassen. Dass es immer wieder neue Erkenntnisse gibt, liegt sicherlich auch daran, dass im Kaffee mehr als 1000 unterschiedliche Substanzen identifiziert worden sind, wovon das Koffein die bekannteste ist. Daneben gibt es im Kaffee unter anderem Kohlenhydrate, Proteine, Lipide und Mineralstoffe.

Rohkaffee enthält mehr als 80 verschiedene Säuren, gerösteter und danach aufgebrühter Kaffee mehr als 800 verschiedene Aromen in unterschiedlicher Zusammensetzung. Es kommt beim Kaffee nicht nur darauf an, welche Sorten verwendet und miteinander gemischt werden, sondern auch auf den Röstprozess und die anschließende Form der Zubereitung.[28]

Koffein ist zwar die am häufigsten konsumierte pharmakologisch aktive Substanz, doch sie führt kaum zur Abhängigkeit, weil sie nicht das Belohnungssystem im Gehirn stimuliert. Koffein kommt übrigens nicht nur im Kaffee vor, sondern auch in Bitterschokolade und Tee. Etwa 20 Minuten, nachdem man eine Tasse Kaffee getrunken hat, setzt die Wirkung des Koffeins ein. Im Körper wirkt es der müde machenden Substanz Adenosin entgegen. Koffein unterdrückt also die Müdigkeit und ermöglicht schnellere Reaktionszeiten. Es verbessert auch die Aufmerksamkeit und fördert das Gedächtnis, weil es die Einspeicherung von neu gelernten Informationen verbessert.

Koffein hat aber nicht nur positive Wirkungen auf das Gehirn, sondern auch auf den Körper. Wie Untersuchungen zeigen, verbessert es die Ausdauer. Auch das Risiko, an einer Herzinsuffizienz zu erkranken oder einen Herzinfarkt oder Schlaganfall zu erleiden, sinkt. Das Gleiche gilt auch für Krebserkrankungen. Da Kaffee eben nicht nur Koffein, sondern auch zahlreiche Antioxidantien enthält, erkranken Kaffeetrinker weniger häufig an Diabetes Typ 2, an Morbus Parkinson und an Alzheimer-Demenz.[29]

Wer glaubt, nach dem Genuss von Kaffee nicht mehr gut schlafen zu können, ist in den meisten Fällen im Irrtum. Was ihn nicht einschlafen lässt, ist die Erwartungshaltung, die mit dem Kaffeegenuss verbunden wird. Es kann allerdings durchaus sein, dass abendliches Kaffeetrinken die Länge des Schlafs verkürzt.[30]

Die Kraft der Gewürze

Zwei Anfang 2015 veröffentlichte Studien des Nestlé Research Center (NRC) in Zusammenarbeit mit dem Laboratory of Neuronal Microcircuitry der Ècole Polytechnique Féderale de Lausanne gaben Hinweise darauf, dass bestimmte Substanzen in Gewürzen eine positive Wirkung auf Fettleibigkeit, Diabetes oder Epilepsie haben können.[31] Dies muss nun noch in weiteren Studien untermauert und vertieft werden. Viele traditionelle Medizinsysteme auf der Welt haben ja schon die Erfahrung mit der positiven Wirkung von Gewürzen gemacht. Allerdings fehlt noch der entsprechende Beleg durch Evidenzstudien.

Bisher untersuchte das NRC hauptsächlich Zimt und Pfefferminz. Die Wissenschaftler haben auch nachgewiesen, dass bestimmte Wirkstoffe im Gehirn neuronale Signale dämpfen können, die im Zusammenhang mit epileptischen Anfällen stehen: Eugenol, das in Gewürznelken, Pimentblättern, aber auch in Zimt oder in Lorbeer, Basilikum und Muskat vorkommt, ähnlich wie das Capsaicin des Chilis oder das Menthol der Pfefferminzpflanze. Man hofft, dass mit diesen Wirkstoffen auch neurodegenerative Krankheiten wie zum Beispiel Alzheimer behandelt werden können. Die Wirkstoffe im Zimt sind außerdem in der Lage, das Hungergefühl zu dämpfen. Die Erforschung der Kraft der Gewürze steht aber damit erst am Anfang.

Von der allgemeinen Ernährungsberatung zu speziellen Empfehlungen

Der Verbraucher kann sich heute aus verlässlichen Quellen darüber informieren, welche Nährstoffe der menschliche Körper in welchen Mengen braucht und welche Funktionen diese ausüben. Ein Beispiel ist die Broschüre »Gesund genießen. Essen und Trinken für mehr Wohlbefinden« der Nestlé Deutschland AG.[32] Aber auch Verbraucher- und andere gemeinnützige Organisationen bieten ebenso wie Krankenkassen und staatliche Einrichtungen eine Fülle von Informationen, aus denen der Konsument auswählen kann.

Doch die Ernährungsforschung stößt immer noch an ihre Grenzen, wenn es um den Metabolismus geht, weil es sehr schwierig ist, die gesamten Abläufe und Zusammenhänge zu verstehen, was im Körper mit Nahrung geschieht. Die genetische und epigenetische Forschung hat gezeigt, dass die Anforderungen an eine gesunde Ernährung nicht nur vom Lebensalter und den täglichen körperlichen Aktivitäten bestimmt werden. Sie hängen auch von der (epi)genetischen Ausstattung eines Menschen ab. Auch weil wir noch lange nicht alles verstehen, kann eine allgemeine Ernährungsberatung immer nur grundsätzliche Aussagen machen und nicht auf die speziellen Anforderungen des Einzelnen eingehen.

Wir wissen heute, dass die Ernährung junger Frauen schon in den Monaten vor der Befruchtung eine entscheidende Rolle für die lebenslange Gesundheit ihres Kindes hat. Die Ernährung sollte vielseitig und ausgewogen sein. Sie sollte nicht zu viel Fett, Zucker und Salz enthalten, dafür aber ausreichend Mikronährstoffe.

Die meisten Vitamine und alle Mineralstoffe können nicht vom Körper selbst gebildet werden, sind aber lebensnotwendig und müssen deshalb mit der Nahrung aufgenommen werden. Ein Mangel an Mikronährstoffen kann zu zahlreichen Stoffwechselstörungen führen, das allgemeine Wachstum, den Aufbau von Knochen und Zähnen sowie die Funktion des Immunsystems, der Nerven und Muskeln beeinträchtigen. Sie spielen eine Rolle beim Aufbau von Hormonen, Enzymen und Blutzellen und wirken sich auch auf die Beschaffenheit der Haut aus.[33]

Auch eine Fehlernährung der Mutter während der Schwangerschaft hat Auswirkungen auf die spätere Entwicklung des Kindes. Die Ernährung der Mutter beeinflusst die epigenetischen Schalter des Kindes, die den Aufbau und die Funktionen des Körpers steuern. Zahlreiche Untersuchungen haben gezeigt, dass Übergewicht der Mutter sowie eine allgemeine hohe Gewichtszunahme während der Schwangerschaft das Risiko für Übergewicht des Kindes deutlich erhöhen. Der menschliche Fötus ist besonders empfindlich gegenüber einem Nährstoffmangel, aber auch gegenüber einer übermäßigen Nährstoffzufuhr.

Kinder von Müttern, die während der Schwangerschaft hungern mussten, erkranken später eher an Diabetes, Fettsucht oder Herz-Kreislauf-Erkrankungen als andere Kinder. Dass sich diese Auswirkungen selbst auf die Enkel übertragen können, hat eine Studie über die Auswirkungen des »Hungerwinters« 1944/45 in den Niederlanden ergeben. Die Zusammenhänge zwischen Hungern in der Schwangerschaft und der späteren Erkrankung der Kinder werden zurzeit im Rahmen zweier von der Europäischen Union geförderten Projekten weiter untersucht.[34]

Die ersten 1 000 Tage sind die wichtigsten

Die ersten 1 000 Tage nach der Empfängnis sind die wahrscheinlich wichtigsten im Leben eines Menschen. Zu dieser Zeit werden die Weichen für die Entwicklung des Immunsystems, für die metabolischen Prozesse und die Gehirnentwicklung gestellt. Maßgeblich daran beteiligt ist, wie schon an anderer Stelle gesagt, ein gesundes Mikrobiom.

Der Slogan »breast is best« fasst kurz und knapp die Ergebnisse der gesamten wissenschaftlichen Forschung über die Entwicklung eines Kindes zusammen. Muttermilch ist reich an lebenswichtigen Nährstoffen in der jeweils richtigen Menge und damit am besten für das Kind geeignet. Untersuchungen haben gezeigt, dass gestillte Säuglinge im Schulalter seltener übergewichtig sind. Die Gewichtsentwicklung im späteren Verlauf des Lebens wird bereits in den ersten neun Lebensmonaten vorbestimmt.

Säuglingsnahrung diente zur Zeit von Henri Nestlé dem Überleben eines Säuglings, der Muttermilch nicht vertrug. Heute geht es Nestlé bei der Entwicklung von Säuglingsnahrung vor allem darum, für Säuglinge, die nicht gestillt werden können, einen gesunden Start ins Leben zu gewährleisten. So hat die unabhängige Langzeitstudie GINI bestätigt, dass Säuglingsnahrungsmittel von Nestlé eine Verringerung des Allergierisikos auf Milcheiweiß bewirken.

Der Geschäftsbereich Nestlé Nutrition bietet hochwertige, wissenschaftlich fundierte Ernährungsprodukte für Mütter und Säuglinge an. Richtige Fütterungspraktiken in der frühen Kindheit tragen auch dazu bei, dass sich Kinder vernünftige Ernährungsmuster angewöhnen.

Nestlé will Menschen befähigen, fundierte Ernährungsentscheidungen zu treffen. Deshalb unterstützt das Unternehmen Mütter mit umfangreichem Aufklärungs- und Informationsmaterial. Das interaktive wissenschaftliche Aufklärungsprogramm »Start Healthy Stay Healthy« hilft Eltern und Betreuern bei einer guten, entwicklungsgerechten Ernährung in den wichtigen ersten 1 000 Lebenstagen ihres Kindes. Es ist mittlerweile in 25 Ländern eingeführt und erreichte Ende 2015 weltweit über 20 Millionen Mütter und Betreuer.

Für medizinische Fachkräfte ist das Nestlé Nutrition Institute (NNI) mit seinen Diensten und Programmen zur Ernährungserziehung und zu ernährungsbedingten Gesundheitsproblemen die weltgrößte Quelle von Ernährungsinformationen. Bis 2017 soll es über eine internationale und zwölf länderspezifische Websites in zehn Sprachen und 50 Ländern diese Informationen bereitstellen.[35]

Die richtige Ernährung für jedes Lebensalter

In der danach folgenden Lebenszeit eines Kindes kommt es nicht nur auf eine dem Alter entsprechende Ernährung an, sondern auch darauf, dass alle an der Erziehung eines Kindes Beteiligten mit ihrer eigenen Ernährung eine Vorbildfunktion haben, die das Essverhalten des Kindes und damit auch sein späteres Leben beeinflusst. Durch die Zusammensetzung ihrer Produkte und zusätzlich durch Aufklärung und Informationen hilft die Nahrungsmittelindustrie den Eltern dabei.

Dazu gehören auf der Produktseite neben der Reduzierung von Zucker, Salz und gesättigten Fettsäuren sowie der Anreicherung mit Mikronährstoffen die Verwendung von Vollkorngetreide und Ballaststoffen. 85 Prozent der Nestlé-Frühstückszerealien für Kinder und Jugendliche enthalten bereits Vollkorngetreide als Hauptzutat.

Zur Information des Verbrauchers dienen Nährwertangaben auf den Verpackungen und Portionsangaben für Kinder und Familien auf allen Produkten. 2015 verwendete Nestlé Richtwertangaben für die Tageszufuhr auf 89,2 Prozent aller Produkte und, soweit gesetzlich zulässig, auf 91,4 Prozent der Kinderprodukte. Noch sind Tagesrichtwerte auf Etiketten nicht in allen Ländern gesetzlich erlaubt.

Es wird immer wieder auf die Bedeutung der richtigen Portionsgröße für eine gesunde Ernährung hingewiesen. Trotzdem ist es nicht einfach, die Portionierungsgewohnheiten der Konsumenten zu ändern. Nestlé Portion Guidance ist eine freiwillige Initiative, die internationale Ernährungsempfehlungen und Kennzeichnungsvorschriften verbindet. Ende 2015 enthielten 63,3 Prozent aller Produkte für Kinder und Familien Portionsangaben und 76,9 Prozent der Produkte, die erheblich zur Gesamternährung beitragen, wie häufig verzehrte Nahrungsmittel oder Snacks.

Gemüse ist ein wichtiger Bestandteil einer gesunden Ernährung, gehört aber meistens nicht zu den Lieblingsgerichten von Kindern. Eine Studie des Nestlé Research Center hat gezeigt, dass Kinder, die ihren Eltern beim Zubereiten der Mahlzeiten halfen, deutlich mehr Gemüse aßen als diejenigen, die nicht mitgeholfen haben. Die Einbindung der Kinder kann also einen positiven Effekt auf die Entwicklung von gesunden Ernährungsgewohnheiten haben.[36]

Das Nestlé Healthy Kids Programme verfolgt das Ziel, weltweit Kinder im Schulalter zu einem gesünderes Ess- und Trinkverhalten sowie einem gesünderen Lebensstil anzuregen. Dazu dient die Vermittlung von Wissen über Ernährung und Gesundheit, gleichzeitig sollen durch Wettbewerbe und Workshops die körperlichen Aktivitäten der Kinder gefördert werden. Dieses Programm wurde 2015 in 84 Ländern gemeinsam mit fast 285 Partnern, darunter nationale und lokale Regierungsorganisationen, NGOs und andere Institutionen, die sich mit Ernährung und Gesundheit befassen, sowie Sportverbände, durchgeführt. Ende 2015 beteiligten sich mehr als acht Millionen Kinder an dem Healthy Kids Programme.[37]

Anfang 2015 startete ein völlig neues Bildungsangebot des Nestlé Museum Alimentaire, die Alimentarium Academy. Diese Online-Plattform bietet für Kinder und ihre Lehrer beziehungsweise Eltern Lektionen und Kurse zum Thema Nahrung und Ernährung, ergänzt durch Spiele, Videos und andere Aktivitäten. Dabei haben die Lehrer oder Eltern die Möglichkeit, die Fortschritte der Kinder zu verfolgen und an deren Ausbildung teilzunehmen.[38]

Eltern müssen aber oft selbst erst lernen, sich richtig zu ernähren. Dazu trägt das Maggi-Kochkursprogramm, das derzeit in 32 Ländern läuft, bei. Es legt besonderen Wert auf das Kochen mit Vollkornprodukten und Gemüse.

Ein bisher noch weitgehend unerforschtes Gebiet ist die Ernährung Heranwachsender und junger Erwachsener.

Wie die Ernährungsgewohnheiten geformt werden

Die Ernährungsgewohnheiten werden schon in der frühesten Kindheit, also in den ersten Wochen und Monaten, erlernt und fest im Gehirn verankert (hard-wired). Es sind dabei nicht nur die mit der Zunge wahrgenommenen Basisgeschmäcke, welche die späteren Vorlieben nachhaltig prägen, sondern auch die komplexen Informationen aus dem Mund-, Rachen- und Nasenraum. Dabei spielen sowohl genetische Veranlagungen wie wohl auch das Mikrobiom eine große Rolle.

Über unser Geschmackserlebnis beim Essen entscheidet neben unseren fünf Sinnen Schmecken, Riechen, Sehen, Fühlen (»Mouthfeeling«) und Hören vor allem das Gehirn. Jeder dieser Sinne sendet Botschaften dorthin, die dann analysiert und interpretiert werden. Nur der Mensch verfügt über dieses Gehirn-Geschmackssystem.[39] Beim Essen und Trinken sprechen unterschiedliche Bereiche des

Gehirns auf Geschmack, Geruch und andere sensorische Eigenschaften der Nahrung an. Wissenschaftler im Nestlé Research Center benutzen die Elektroenzephalografie (EEG), um festzustellen, wann und wo im Gehirn die Verarbeitung geschieht, also wie Körper und Psyche auf bestimmte Speisen reagieren.

Auch das Aussehen der Speisen beeinflusst unsere Wahrnehmung. Das Auge isst mit. Eine Studie des Nestlé Research Center hat ergeben, dass den Probanden etwas besser schmeckt, wenn ihnen vorher kalorienhaltige Speisen gezeigt wurden, und dass umgekehrt nach dem Anblick kalorienarmer Nahrungsmittel die Speisen schlechter schmecken. Der Anblick kalorienhaltiger Nahrungsmittel scheint also die persönliche Erwartung an die Resonanz auf die anschließend präsentierten Geschmackseindrücke zu erhöhen.[40]

Als die heutigen Erwachsenen über 30 Jahre auch noch die älteren Säuglinge waren, ging es bei der Ernährung hauptsächlich darum, dass diese nahrhaft war und die Kinder satt und zufrieden machte. Dass diese Personen bis heute deshalb zucker-, salz- und fetthaltige Nahrung bevorzugen, wird niemanden verwundern.

Während der Kindheit und als Erwachsener entwickelt sich das Geschmacksempfinden weiter. Das ist abhängig vom jeweiligen regionalen Nahrungsangebot und auch von der Einkommenssituation und sozialen Stellung der Familien. Im Zuge der Globalisierung hat sich auch das Geschmacksempfinden geändert. So hat sich zum Beispiel die japanische Esskultur in westlichen Ländern stark ausgebreitet, nicht nur weil dort immer mehr Japaner leben. In vielen Teilen Europas fanden zunächst die sozial besser Gestellten Geschmack an der japanischen Küche, das wurde allmählich nach unten »durchgereicht«. Gab es zunächst nur einige japanische Restaurants in den Zentren der Metropolen, kann man heute schon japanische Speisen bei Discountern überall in der Provinz kaufen. In die USA kam die japanische Küche über Kalifornien.

Es geht also bei der Entwicklung des Geschmacksempfindens zunächst darum, den nachfolgenden Generationen die Grundlage für Gesundheit und Lebensqualität zu verschaffen. Aber natürlich gibt es von der Ernährungsseite für alle Menschen jederzeit und in jedem Alter die Chance, sich wohler zu fühlen, Krankheiten vorzubeugen oder Krankheiten zu lindern. Allerdings muss man sie dazu bringen, ihre ungesunden Ernährungsgewohnheiten zu ändern. Das ist äußerst schwierig.

Die Essgewohnheiten zu ändern ist schwierig

Das Verhalten von Menschen zu ändern ist sehr schwierig und das trifft besonders auf deren Essgewohnheiten zu. Rationale Appelle an die Vernunft haben nur bei wenigen Menschen Erfolg. Der Grund liegt darin, dass die meisten Entscheidungen unbewusst und nach simplen Heuristiken getroffen werden, bei denen die schnelle Erfüllung aktueller Wünsche im Vordergrund steht.

Im Zusammenhang mit diesen heuristischen Entscheidungen nach einfachen Mustern stehen auch Wahrnehmungsverzerrungen (cognitive biases), die Verhaltensänderungen verhindern. Die Mehrzahl der Menschen bevorzugt Informationen, die ihr Verhalten bestätigen und es nicht verändern wollen. Die Gegenwart ist wichtiger als die Zukunft. Einfache Sachverhalte werden gegenüber komplexen Zusammenhängen bevorzugt. All dies führt dazu, dass viele gute wissenschaftliche Argumente ungehört verhallen. Wie lässt sich trotzdem bei Erwachsenen etwas verändern?

Der Vorschlag der Verhaltensökonomen lautet, den Menschen kleine »Schubser« (nudges) zu geben, um sie in die richtige Richtung zu lenken.[41] Diese »Schubser« sind keine Gebote oder Verbote, weelche die Menschen in ihrer Entscheidungsfreiheit einschränken. Es handelt sich um einfache, psychologisch fundierte Maßnahmen, welche die Menschen zu vernünftigerem, also auch zu gesünderem Verhalten bewegen sollen. Dabei spielt besonders die Bequemlichkeit eine große Rolle.

Wenn in einer Kantine die Salatbar leichter zu erreichen ist als die Süßspeisen, hat das erwiesenermaßen ebenso eine Auswirkung wie die Unterteilung von Einkaufswagen im Supermarkt, bei denen die Hälfte des Platzes für »gesunde Nahrungsmittel« reserviert ist. Tatsächlich lassen sich über entsprechende Platzierungen im Handel die Gewohnheiten und Verhaltensweisen der Konsumenten lenken. Aber das allein wird noch nicht reichen. Man muss den Verbrauchern auch Nahrungsmittel bieten, die ihnen vertraut sind, die genauso aussehen, genauso schmecken und genauso zubereitet werden, wie es ihren Gewohnheiten entspricht. Nur müssen diese Nahrungsmittel gesünder zusammengesetzt sein. Dies ist die große Herausforderung an die Nahrungsmittelindustrie.

KAPITEL 8:
MEILENSTEINE AUF DEM WEG
IN DIE ZUKUNFT

Gesund lange zu leben ist der Wunsch aller Menschen. Dass dabei die Ernährung eine ganz entscheidende Rolle spielt, habe ich deutlich gemacht. Für den ärmeren Teil der Menschheit bedeutet das, dass ausreichend gesunde Nahrung, angereichert mit Mikronährstoffen, und sauberes Wasser zur Verfügung stehen. Für den reicheren Teil der Weltbevölkerung sieht es heute aber ganz anders aus. Fortschritte in den Life Sciences und die strategische Neuorientierung der Nahrungsmittelindustrie eröffnen zahllose neue Möglichkeiten für ein längeres, besseres Leben. Und es gilt, sich der Herausforderung der negativen Auswirkungen von Erfolgen der Vergangenheit zu stellen: Ein Zuviel an verfügbarer Nahrung sowie falsche Anreize und Überzeugungen haben bis zur Mitte der 1990er-Jahre bei vielen Menschen zu einer Überernährung geführt, die krank macht.

Industriell hergestellte Nahrungsmittel werden im Rahmen der personalisierten Ernährung für spezielle Bevölkerungsgruppen deutlich gesundheitliche Vorteile gegenüber einfachen und scheinbar »naturbelassenen« Lebensmitteln bieten. Allerdings werden bei diesen Nahrungsmitteln mit dem Wert auch die Kosten pro verzehrte Kalorie steigen. Was diese Nahrungsmittel teurer machen wird, sind der Anteil an aufgewendeter wissenschaftlicher Forschungsarbeit, die Differenzierung und die zu erwartenden komplexeren Herstellungsverfahren, um auch den Geschmack und das Genusserlebnis zu erhalten und vielleicht sogar noch zu steigern.

Um die wachsende Weltbevölkerung auch in Zukunft ihren Bedürfnissen entsprechend ernähren zu können, bedarf es aber auch eines bewussteren Umgangs mit den natürlichen Ressourcen, vor allem Wasser und Ackerland. Es müssen Anreize geschaffen werden, weniger Wasser zu verbrauchen, weniger Urwälder für Ackerland zu roden und die Umwelt weniger zu verschmutzen. Jede Verringerung des Ressourceneinsatzes muss belohnt werden und nicht mehr die hemmungslose Ausbeutung der Natur. Dass dies möglich ist, wissen wir bereits heute. Zum Beispiel wird Millionen von Kleinbauern geholfen, die Erträge von Landwirtschaft und Tierhaltung zu steigern, ohne mehr Ressourcen einzusetzen.

Bei der Verbesserung der Ernährung der Menschen gilt es aber auch, zahlreiche Hindernisse zu überwinden, die in den Köpfen verankert sind. Die industrielle wissenschaftsbasierte Herstellung von Nahrung wird auch in Zukunft nicht zu einer weltweiten Vereinheitlichung des Essens führen. Wie wir uns ernähren, hängt von den jeweiligen kulturellen, religiösen und sozialen Verhältnissen ab, in denen wir leben. Hinzu kommen die natürlichen Umweltbedingungen, die unsere Lebensweise bestimmen, und die ganz persönlichen genetischen Eigenschaften, welche die Menschen voneinander unterscheiden.

Gerade im Bereich der Ernährung gibt es bei der Bevölkerung in den hoch entwickelten Ländern Wahrnehmungsverzerrungen, die teilweise ideologisch und teilweise durch widersprüchliche Erkenntnisse der Wissenschaft begründet sind. Dass zum Beispiel zubereitete Nahrung weniger gesund sein soll als Rohkost, hat sich als weitgehend falsch herausgestellt.

Überzeugungen können die Wahrnehmung verändern und sich sogar auf metabolische Prozesse auswirken. Deshalb ist es so wichtig, neue wissenschaftliche Erkenntnisse auf breiter Basis zur Verfügung zu stellen. Nur durch ein neues ganzheitliches Denken und einen neuen Qualitätsanspruch im Hinblick auf ein gesundes und langes Leben werden wir für alle nachvollziehbare Fortschritte erreichen können. Wie die richtige Ernährung in Zukunft aussehen wird, ist erst in Ansätzen erkennbar. Aber es ist Aufgabe der Industrie und der Gesellschaft, sowohl in den Bereichen der Nutzung natürlicher Ressourcen als auch bei der personalisierten Ernährung neue Qualitätsansprüche zu formulieren und umzusetzen.

Was ist denkbar, was ist möglich?[1]

Sowohl die gegenwärtige als auch die zukünftige Ernährungsforschung auf molekularer Basis muss mit sehr genauen und detaillierten Fragestellungen arbeiten, um präzise Antworten zu erhalten, die sich dann wieder verallgemeinern lassen. Die Life Sciences haben aber mittlerweile schon bewiesen, dass die »optimale Ernährung« der Menschen beträchtlich variiert.[1]

Die Nutrigenomik und die Nutri(epi)genetik werden die wissenschaftlichen Grundlagen für eine persönliche optimale Ernährung liefern. Die Sequenzierungs- und Methylierungstechniken sind immer weiter verbreitet und leicht zugänglich. Die Menschen können zwar schon heute wertvolle Informationen aus ihren persönlichen (epi)genetischen Codes erhalten. Aber die Umsetzung und Anwendung der Fülle von neuen Informationen wird noch eine längere Zeit in Anspruch nehmen.

Nahrung mit neuer Qualität

Die Revolution in der Lebensmittelproduktion wird in den kommenden Jahrzehnten nicht primär darin bestehen, dass wir Algen als Basis für neue pflanzliche Nahrungsmittel nehmen, dass wir in einem bestimmten Umfang Proteine vielleicht aus Insekten gewinnen und auch nicht, dass wir In-vitro-Fleisch in Retorten züchten. Bei all diesen Themen geht es nur um den Ersatz bestehender Rohstoffe durch andere mit ähnlichen Eigenschaften und von ähnlicher Qualität, zuweilen auch um den Schutz der Ressourcen. Die

tiefergreifende Revolution besteht darin, dass wir den Nahrungsmitteln unter dem Aspekt Gesundheit eine vollkommen neue Qualität geben. Die neuen Nahrungsmittel werden sich gegen die großen Volkskrankheiten richten: Alzheimer, Depressionen, Diabetes,
Herz-Kreislauf-Probleme und Übergewicht.[2]

Die Zukunft wird auch nicht in »Super-Lebensmitteln« liegen,
wie zum Beispiel den Chia-Samen, die schon die Maya und Azteken
verwendet haben sollen. Solches Superfood ist nichts weiter als eine
kurzfristige Modeerscheinung, häufig auf kurzfristigen Gewinn
ausgerichtet. Vielleicht hat Superfood für die Verbraucher einen gewissen Placebo-Effekt, der jedoch spätestens dann verfliegt, wenn
ein neuer Consumertrend auftaucht.[3]

Viele Start-ups in den USA versuchen, das Essen neu zu erfin-
den, indem sie ökologisch verträgliche »Kunstnahrung« auf pflanzlicher Basis entwickeln. An der Spitze dieser Bewegung stehen Firmen wie Beyond Meat und Hampton Creek. Beyond Meat bietet
Kunstfleisch aus Erbsenproteinen und Hampton Creek Mayonnaise und Cookies aus pflanzlichen Ersatzstoffen. Beide Unternehmen
konnten einflussreiche Investoren für ihre Ideen gewinnen und
werden auch von Bill Gates zum Teil finanziell, aber auf jeden Fall
ideell unterstützt.[4]

Einen anderen Weg ging der Elektroingenieur Robert Rhinehart.
Mit der von ihm entwickelten Kunstnahrung mit dem Namen Soylent, zusammengesetzt aus den englischen Worten »Soy« für Soja
und »Lentils« für Linsen, will er für sich und seine Kollegen aus der
Computerbranche vor allem Zeit und Geld sparen. Warum sollte
man viel Zeit für das Einkaufen und Kochen oder den Gang in ein
Restaurant verschwenden, wenn es doch auch möglich ist, am Ar-
beitsplatz und überall sonst eine Flüssignahrung für den Preis von
vier Dollar pro Mahlzeit zu sich zu nehmen, die den Körper mit allem versorgt, was er braucht? Man braucht sich so nie wieder um
das Essen zu kümmern und kann sich auf all das konzentrieren,
was einem wirklich wichtig ist, lautet seine Philosophie.[5]

Soylent ist ein bräunliches Pulver, das mit Wasser angerührt wird. Es schmeckt fad und hat ein schleimiges Mundgefühl. Wie groß die Zahl der Konsumenten ist, die sich auf diese Weise ernähren wollen, muss sich erst noch zeigen.

Der Nutzen von Gentests ist noch nicht absehbar

Es ist sehr wahrscheinlich, dass immer mehr Menschen ihr Genom entschlüsseln lassen werden, um auf diese Weise ihre persönlichen Gesundheitsrisiken besser zu kennen und ihnen vorbeugen zu können. Die Kosten für eine Genomsequenzierung liegen schon heute bei nur noch rund 1 000 Dollar und werden in einigen Jahren vielleicht bis auf 10 Dollar sinken.[6]

Der damit verbundene Nutzen ist aber noch gar nicht vollständig absehbar. Denn es geht nicht nur um die Entschlüsselung des persönlichen Genoms, sondern auch um das Genom des sehr viel komplexeren Mikrobioms, und, darüber hinaus darum, mit den entsprechenden elektronischen Geräten und ihrer Vernetzung zu vollkommen neuen Gesundheitsempfehlungen zu kommen.

Mit kleinen »Wearables«, also tragbaren internetfähigen Geräten, wie zum Beispiel einer Gesundheitsuhr, einem Blutdruckmessgerät oder einem Ohrthermometer, können die unterschiedlichsten Körperdaten (z. B. Blutdruck, Puls, Blutzuckergehalt, Körpertemperatur, Ruhe-, Bewegungs- und Schlafphasen) gesammelt und über Bluetooth an eine Smartphone-App geschickt werden. Diese werden unsere Gesundheitsdaten überwachen und uns daraus resultierende Ernährungs- und Verhaltensweisen empfehlen.[7]

Das kann zu einer erheblichen Veränderung des Lebensstils in großen Bevölkerungskreisen führen. Gerade Menschen über 40 werden sich verstärkt für Fitness-Armbänder interessieren, die Herzprobleme, Bluthochdruck oder invasiv den Blutzuckerpegel analysieren können. Dadurch erhalten auch die Hausärzte Informationen, die ihnen heute noch nicht zur Verfügung stehen.

Mehr Wissen über unseren Körper und unsere Lebensmittel schafft einen neuen Rahmen der Selbstbestimmung. Lifelogging-Geräte werden den gesamten Tagesablauf ihres Benutzers, vom Schlafen über das Aufwachen bis hin zu den gelaufenen Schritten, protokollieren. Dann kommt es allerdings noch darauf an, nun auch die daraus resultierenden Ernährungsempfehlungen richtig umzusetzen.[8]

Das »Internet der Dinge« ermöglicht es zunehmend, über verschiedenste technische Geräte Daten auszutauschen. Es bietet Unternehmen die Chance, neue Produkte oder Systeme zu entwickeln, mit denen sich Nahrungsmittel stärker denn je personalisieren lassen, ohne dass die Kosten übermäßig ansteigen. Die eigentliche Herausforderung besteht darin, diese Daten zu nutzen, um zum Beispiel über einen tragbaren Sensor zu erfassen, wie viele Kalorien im Tagesverlauf verbraucht wurden, und anschließend die nächste Mahlzeit so zu planen, dass sie genau diese Kalorien und Nährstoffe wieder zuführt – und nicht mehr. Die Chancen des digitalen Wandels werden in den kommenden Jahren weiter zunehmen.

So wird das Nestlé-Projekt, das von der Presse den Namen »Iron Man« erhielt, die Ernährung revolutionieren. Mithilfe einer Kapsel ähnlich der von Nespresso werden die Menschen individuelle Nährstoffcocktails zu sich nehmen können oder per 3D-Drucker ihr Essen gemäß den elektronisch erfassten Gesundheitsempfehlungen zubereiten. Das hört sich zwar noch wie Science-Fiction an, wird aber schon innerhalb der nächsten zehn Jahre Realität werden. Personalisiert arbeitende Küchengeräte, personalisierte Einkaufsempfehlungen im Handel und personalisierte Menüempfehlungen in Restaurants, Schul- und Betriebskantinen werden dann nicht mehr Utopie sein.

ANHANG

WHO-Richtwerte für den Konsum von Zucker, Salz und Transfetten

Die Richtlinien der Weltgesundheitsorganisation enthalten grundsätzliche Aussagen zu einer gesunden Ernährung (healthy diet) und speziell Richtwerte für den Konsum von Zucker, Salz und Fetten für Kinder und Erwachsene. Beim Zucker geht es um sogenannte »free sugars«, die Speisen und Getränken beigemischt werden, und nicht um den natürlichen Zuckergehalt von Obst, Gemüse und Milch, der von der WHO nicht als gesundheitsschädlich eingeschätzt wird. Zum Thema Salz gehören auch der Konsum von Kalium (potassium) und Natrium (sodium).

Da keine offiziellen Übersetzungen ins Deutsche existieren, werden hier Auszüge aus den Originaltexten wiedergegeben, um eine einheitliche Sprachregelung zu gewährleisten.

1. Healthy diet

A healthy diet for adults contains:

- Fruits, vegetables, legumes (e.g. lentils, beans), nuts and whole grains (e.g. unprocessed maize, millet, oats, wheat, brown rice).

- At least 400 g (5 portions) of fruits and vegetables a day. Potatoes, sweet potatoes, cassava and other starchy roots are not classified as fruits or vegetables.
- Less than 10% of total energy intake from free sugars which is equivalent to 50 g (or around 12 level teaspoons) for a person of healthy body weight consuming approximately 2 000 calories per day, but ideally less than 5% of total energy intake for additional health benefits. Most free sugars are added to foods or drinks by the manufacturer, cook or consumer, and can also be found in sugars naturally present in honey, syrups, fruit juices and fruit juice concentrates.
- Less than 30% of total energy intake from fats. Unsaturated fats (e.g. found in fish, avocado, nuts, sunflower, canola and olive oils) are preferable to saturated fats (e.g. found in fatty meat, butter, palm and coconut oil, cream, cheese, ghee and lard. Industrial trans fats (found in processed food, fast food, snack food, fried food, frozen pizza, pies, cookies, margarines and spreads) are not part of a healthy diet.
- Less than 5 g of salt (equivalent to approximately 1 teaspoon) per day and use iodized salt.

WHO fact sheet N°394; updated September 2015
http://www.who.int/mediacentre/factsheets/fs394/en/

2. Information note about intake of sugars recommended in the WHO guideline for adults and children

The World Health Organization's new *Guideline: Sugars intake for adults and children* recommends reduced intake of free sugars throughout the life course. In both adults and children, the intake of free sugars should be reduced to less than 10% of total energy intake. A further reduction to below 5% of total energy intake would provide additional health benefits.

Free sugars versus intrinsic sugars

Recommendations in the guideline focus on documented health effects associated with the intake of »free sugars«. These include monosaccharides and disaccharides added to foods by the manufacturer, cook or consumer, and sugars naturally present in honey, syrups, fruit juices and fruit juice concentrates.

Free sugars are different from intrinsic sugars found in whole fresh fruits and vegetables. As no reported evidence links the consumption of intrinsic sugars to adverse health effects, recommendations in the guideline do not apply to the consumption of intrinsic sugars present in whole fresh fruits and vegetables.

Strong recommendations

The recommendations to reduce the intake of free sugars and to do so throughout the life course are based on analysis of the latest scientific evidence. This evidence shows, first, that adults who consume less sugars have lower body weight and, second, that increasing the amount of sugars in the diet is associated with a comparable weight increase. In addition, research shows that children with the highest intakes of sugar-sweetened drinks are more likely to be overweight or obese than children with a low intake of sugar-sweetened drinks.

The recommendation is further supported by evidence showing higher rates of dental caries when the intake of free sugars is above 10% of total energy intake compared with an intake of free sugars below 10% of total energy intake.

Based on the quality of supporting evidence, these recommendations are ranked by WHO as »strong«: they can be adopted as policy in most situations. Countries can act on these recommendations by developing food-based dietary guidelines, taking into consideration locally available food and dietary customs.

Other policy options include food and nutrition labelling, consumer education, regulation of marketing of food and non-alcoholic beverages that are high in free sugars, and fiscal policies targeting foods that are high in free sugars. Individuals can implement these recommendations by changes in their food choices.

Further reduction: a conditional recommendation

Given the nature of existing studies, the recommendation of reducing intake of free sugars to below 5% of total energy is presented as »conditional« in the WHO system for issuing evidence-based guidance.

Few epidemiological studies have been undertaken in populations with a low sugars intake. Only three national population-wide studies allow a comparison of dental caries with sugars intakes of less than 5% of total energy intake versus sugars intakes of more than 5% of total energy intake, but less than 10% of total energy intake.

These population-based ecological studies were conducted during a period when sugars availability dropped dramatically from 15 kg per person per year before the Second World War to a low of 0.2 kg per person per year in 1946. This »natural experiment«, which demonstrated a reduction in dental caries, provides the basis for the recommendation that reducing the intake of free sugars below 5% of total energy intake would provide additional health benefits in the form of reduced dental caries.

The treatment of dental diseases absorbs from 5% to 10% of health budgets in wealthy countries. Dental caries goes largely untreated in lower income countries, where the cost would exceed all financial resources available for the health care of children.

WHO issues conditional recommendations even when the quality of evidence may not be strong on the issues related to public health importance. A conditional recommendation is one where the desirable effects of adhering to the recommendation probably outweigh the undesirable effects but these tradeoffs could not be clarified; therefore, stakeholder dialogue and consultations are needed before the recommendation is implemented as policy.

http://www.who.int/nutrition/publications/guidelines/ sugar_intake_information_note_en.pdf

3. WHO guidance on dietary salt and potassium

Adults should consume less than 2,000 mg of sodium, or 5 grams of salt, and at least 3,510 mg of potassium per day, according to new guidelines issued by the WHO. A person with either elevated sodium levels and low potassium levels could be at risk of raised blood pressure which increases the risk of heart disease and stroke.

Sodium is found naturally in a variety of foods, including milk and cream (approximately 50 mg of sodium per 100 g) and eggs (approximately 80 mg/100 g). It is also found, in much higher amounts, in processed foods, such as bread (approximately 250 mg/100 g), processed meats like bacon (approximately 1,500 mg/100 g), snack foods such as pretzels, cheese puffs and popcorn (approximately 1,500 mg/100 g), as well as in condiments such as soy sauce (approximately 7,000 mg/100 g), and bouillon or stock cubes (approximately 20,000 mg/100 g).

Potassium-rich foods include: beans and peas (approximately 1,300 mg of potassium per 100 g), nuts (approximately 600 mg/100 g), vegetables such as spinach, cabbage and parsley (approximately 550 mg/100 g) and fruits such as bananas, papayas and dates (approximately 300 mg/100 g). Processing reduces the amount of potassium in many food products. Currently, most people consume too much sodium and not enough potassium.

»Elevated blood pressure is a major risk for heart disease and stroke – the number one cause of death and disability globally,« says Dr Francesco Branca, Director of WHO's Department of Nutrition for Health and Development. »These guidelines also make recommendations for children over the age of 2. This is critical because children with elevated blood pressure often become adults with elevated blood pressure.«

The guidelines are an important tool for public health experts and policymakers as they work in their specific country situations to address non-communicable diseases such as heart disease, stroke, diabetes, cancer and chronic respiratory diseases. Public health measures to reduce sodium and increase potassium consumption and thereby decrease the population's risk of high blood pressure and heart disease can include food and product labelling, consumer education, updating national dietary guidelines, and negotiating with food manufacturers to reduce the amount of salt in processed foods.

http://www.who.int/mediacentre/news/notes/2013/salt_potassium _20130131/en/

4. Total fat and fatty acids

Interim Summary of Conclusions and Dietary Recommendations on Total Fat & Fatty Acids; from the Joint FAO/WHO Expert Consultation on Fats and Fatty Acids in Human Nutrition, 10–14 November, 2008, WHO, Geneva

There are the inherent limitations with the convention of grouping fatty acids based only on the number of double bonds, i.e. saturated fatty acids (SFA), monounsaturated fatty acids (MUFA) and polyunsaturated fatty acids (PUFA) insofar as describing the effects of fatty acids on human health and in developing dietary recommendations. The large body of epidemiological evidence about total fats, fatty acids, and human health apply these groupings and show that the major groups of fatty acids are associated with different health effects. However, the consultation experts recognise that individual fatty acids within each broad classification of fatty acids may have unique biological properties and health effects. This has relevance in making global recommendations because intakes of the individual fatty acids that make up the broad groupings will differ across regions of the world depending on the predominant food sources of total fats and oils. The experts also recognized that in spite of these limitations, the scientific community in general and an increasing proportion of the general population continue to use the groupings based on chemical structure and thus, there would be disadvantages in abandoning them. Moreover, few countries have food composition databases that enable dietary assessment of individual fatty acid intake.

Summary of Total Fat and Fatty Acid Requirements for Adults, Infants (0–24 months) and Children (2–18 years)

There was convincing evidence that energy balance is critical to maintaining healthy body weight and ensuring optimal nutrient intakes, regardless of macronutrient distribution expressed in energy percentage (%E). The requirements on total fat and different fatty acid groups are summarized in the tables below: the first for adults and the second for infants and children. It is emphasized that requirements should be tailored to individuals and that the general requirements for certain groups, e.g. children and elderly subjects, have not yet been adequately established.

Minimum total fat intakes for adults:

- 15%E to ensure adequate consumption of total energy, essential fatty acids, and fat soluble vitamins for most individuals.

- 20%E for women of reproductive age and adults with BMI < 18.5, especially in developing countries in which dietary fat may be important to achieve adequate energy intake in malnourished populations.
- Maximum total fat intakes for adults:
- 30–35%E for most individuals

Conclusions and Recommended dietary requirements for trans-fatty acid intake (TFA)

The Consultation devoted substantial time and discussion to the issue of *trans*-fatty acid (TFA) but in doing so drew heavily from the conclusions of the recently concluded and published reports of the *WHO Scientific Update on trans fatty acids* (Nishida & Uauy, EJCN, Vol 63, Suppl 2, 2009). There is convincing evidence that TFA from commercial partially hydrogenated vegetable oils (PHVO) increase CHD risk factors and CHD events – more so than had been thought in the past. There also is probable evidence of an increased risk of fatal CHD and sudden cardiac death in addition to an increased risk of metabolic syndrome components and diabetes. In promoting the removal of TFA, which are predominantly a by-product of industrial processing (partial hydrogenation) usually in the form of PHVO, particular attention must be given to what would be their replacement; this is a challenge for the food industry. It was noted that among adults, the estimated average daily ruminant TFA intake in most societies is low. The experts acknowledged the current recommendation of a mean population intake of TFA of less than 1%E may need to be revised in light of the fact that it does not fully take into account the distribution of intakes and thus the need to protect substantial subgroups from having dangerously high intakes. This could well lead to the need to remove partially hydrogenated fats and oils from the human food supply.

http://www.who.int/nutrition/topics/FFA_human_nutrition/en/

ANMERKUNGEN

Einleitung

1 Http://ourworldindata.org/data/population-growth-vital-statistics/li fe-expectancy/ und http://www.geoba.se/population.php?pc=world&-type=15.
2 Vgl. Maddison, Angus: The World Economy – A Millenial Perspective, Paris 2001.
3 Http://www.who.int/gho/mortality_burden_disease/life_tables/situa tion_trends/en/.
4 Nestlé CT-ENT Charts Economics and Context ob/tv #4.

Kapitel 1: Auf dem Weg zur Ernährung der Zukunft

1 Vgl. Naisbitt, John: Megatrends. 10 Perspektiven, die unser Leben verän-dern werden, München 1985.
2 Http://de.statista.com/statistik/daten/studie/2995/umfrage/entwick lung-der-weltweiten-mobilfunkteilnehmer-seit-1993.
3 Vgl. United Nations Department of Economic and Social Affairs Popular Division: World Population Prospects. The 2015 Revision. Key findings and Advance Tables, New York 2015.
4 Vgl. Transgenerational Design Matters, The Demographics of Aging, http://transgenerational.org/demographics.html.
5 Vgl. http://www.un.org/depts/german/millenium MDG%20Report%20 2013_german.pdf.
6 Vgl. ebenda.
7 Vgl. ebenda.

8 Http://www.census.gov/population/projections/data/national/2012/ summarytables.html.

9 Vgl. Zukunftsinstitut https://www.zukunftsinstitut.de.

10 Vgl. ebenda.

11 Vgl. ebenda.

12 Vgl. ebenda.

13 Vgl. World Health Summit http://www.worldhealthsummit.org/ World Health Summit.

14 U.S. Department of Health & Human Services http://www.cdc.gov/ chronicdisease/.

15 Vgl. International Diabetes Federation (IDF): IDF Diabetes Atlas 2014.

16 Vgl. UN World Population Prospects.

17 Vgl. http://www.spiegel.de/gesundheit/diagnose/demenz-zahl-der-erkrankten-steigt-in-zukunft-rasant-a-937318.html.

18 Vgl. stern.de vom 10.10.2010.

19 Vgl. WHO Global status report of noncommunicable diseases 2014.

20 Vgl. pharmazeutische-zeitung.de Ausgabe 18 aus 2011.

21 Vgl. Zeit Magazin 11/2013.

22 Vgl. Briesen, Detlef: Das gesunde Leben. Ernährung und Gesundheit seit dem 18. Jahrhundert. Frankfurt/New York 2010, S. 233ff.

23 Vgl. Tomorrow Focus Media, http://www.forward-adgroup.de/fileadmin /customer_files/public_files/downloads/studien/TFM_SocialTrends_ Gesundheit.pdf?PHPSESSID=295e1c582953f740d0d9fc8d12bda56c.

24 Vgl. healthon.de.

25 Vgl. Nestlé Zukunftsforum/tns infratest: NZF-Factbook II, Consumer Confusion.

26 Vgl. UN/ESA http://esa.un.org/unup.

27 Leitzmann, Claus/Cannon, Geoffrey: Die Gießener Erklärung zum Projekt »Die neue Ernährungswissenschaft«, in: Ernährungs-Umschau 53 (2006) Heft 2.

28 Vgl. ebenda.

29 Vgl. Briesen.

30 Vgl. ebenda.

31 Vgl. Bundesministerium für Bildung und Forschung: Stoffwechselforschung. Wie Ernährung und Gene auf die Gesundheit wirken. Bonn, Berlin 2008.

32 Vgl. ebenda.

33 Vgl. Constantin, Nathalie/Wahli, Walter: Die Nutrigenomik oder der Königsweg zu einer präventiven Ernährung, in SVDE (Schweizerischer Verband diplomierter Ernährungsberater/innen) ASDD Info 6/2013.

34 Vgl. Ahmed, Farooq, Tales of adversity, in: Nature, Vol. 468, 23/30 December 2010.

35 Vgl. EpiGen Global Research Consortium, Press Release 4th February 2015 http://www.epigengrc.com/news.

Kapitel 2:
Von den Anfängen der industriellen Nahrungsproduktion bis heute

1 Vgl. Teuteberg, Hans J./Wiegelmann, Günter: Nahrungsgewohnheiten in der Industrialisierung des 19. Jahrhunderts, Berlin 2005.

2 Vgl. ebenda.

3 Vgl. ebenda.

4 Briesen, S. 15

5 Vgl. http://www.vulkane.net/vulkanismus/katastrophen/ tambora.html.

6 Vgl. http://www.welt.de/kultur/history/article106227344/Es-war-ein-Pilz-der-eine-Million-Iren-toetete.html.

7 Vgl. http://suite101.de/article/steckruebenwinter-im-ersten-welt-krieg-a62563.

8 Http://www.zeit.de/2012/17/Riesenreich-China/seite-4.

9 Briesen, S. 37.

10 United Nations (UN), 1973, The Determinants and Consequences of Population Trends, p.10.

11 Briesen, S. 37.

12 Briesen, S. 38.

13 Vgl. Briesen, S. 58ff.

14 Vgl. Technoseum Landesmuseum für Technik und Arbeit in Mannheim (Hrsg): Unser täglich Brot ... Die Industrialisierung der Ernährung, : Katalog zur Ausstellung vom 28.10.2011–29.4.2012, Mannheim, 2011.

15 Vgl. Briesen, S. 58.

16 Vgl. Nestlé AG (Hrsg.): Heer, Jean: Nestlé hundertfünfundzwanzig Jahre von 1866 bis 1991, Vevey 1991.

17 Vgl. Technoseum

18 Vgl. ebenda.

19 Vgl. ebenda.

20 Vgl. Briesen, S. 59.

21 Vgl. http://www.nestle-marktplatz.de/view/Marken/Libbys.

22 Vgl. http://www.campbellsoupcompany.com/about-campbell/.

23 Vgl. http://www.heinzketchup.de/UeberHeinz/OurHistory.

24 Vgl. http://www.weck.de/index.php/ueber-uns.

25 Vgl. Briesen, S. 62.
26 Vgl. Briesen, S. 65.
27 Vgl. Briesen, S. 65.
28 Vgl. IDF Faktenblatt des Internationalen Milchwirtschaftsverbandes (IDF) Februar 2013.
29 Vgl. http://www.famoustexans.com/GailBorden.htm.
30 Notizen von Brian Suter, Generaldirektor Forschung und Entwicklung Nestlé AG 1987–1997, und Nestlé hundertfünfundzwanzig Jahre.
31 Vgl. http://www.britannica.com/biography/Hippolyte-Mege-Mou ries.
32 Vgl. http://www.unilever.de/ueberuns/unseregeschichte/.
33 Vgl. Technoseum.
34 Vgl. Briesen, S. 63.
35 Vgl. König, S. 158.
36 Vgl. König, S. 137 und S. 158.
37 Vgl. Technoseum.
38 Vgl. http://cailler.ch/de/alles-uber-cailler/geschichte/19-jahrhundert/.
39 Vgl. http://cailler.ch/de/alles-uber-cailler/geschichte/20-jahrhundert/.
40 Vgl. König, S. 143.
41 Vgl. http://www.the-linde-group.com/internet.global.thelindegroup.global/de/images/chronik_d%5B1%5D16_9855.pdf.
42 Vgl. Technoseum.
43 Vgl. http://www.biography.com/people/clarence-birdseye-9213147.
44 Vgl. König, S. 145.
45 Vgl. König, S. 138.
46 Vgl. König, S. 172.
47 Vgl. Briesen, S. 60.
48 Vgl. König, S. 174.
49 Vgl. Heimann, Jim: Car Hops and Curb service. A History of American Drive-In Restaurants 1920–1960. Chronicle Books / Edition Stemmle, Kilchberg 1996.
50 Vgl. König, S. 178.
51 Vgl. Spiekermann, S. 362.
52 Vgl. http://de.mintel.com/pressestelle/china-ueberholt-usa-als-weltweit-groesster-eiscreme-markt.
53 Vgl. http://euroglaces.eu/en/Facts-figures/General Overview/.
54 Vgl. Pendergrast, Mark: Für Gott und Coca-Cola. Die unautorisierte Geschichte der Coca-Cola Company. München 1993.
55 Https://www.aid.de/verbraucher/convenience.php.
56 Vgl. Technoseum, S. 257.
57 Vgl. Fenner Thomas: Flagschiff Nescafé – Nestlés Aufstieg zum größten Lebensmittelkonzern der Welt, Baden 2015.

58 Vgl. http://www.kelloggs.de/de_DE/who-we-are-landing/our-histo ry.html.
59 Vgl. Briesen, S. 63.
60 Vgl. Porter, Michael u.a.: Nestlé`s Creating Shared Value Strategy, Harvard Business School N9-716-4229.
61 Vgl. Nestlé hundertfünfundzwanzig Jahre und Nestlé (Hrsg.): Pfiffner, Albert/Renk, Hans-Jörg: Wandel als Herausforderung. Nestlé 1990– 2005, Cham und Vevey 2007.
62 Vgl. Nestlé: Nestlé in society – Creating Shared Value and meeting our commitments, 2014.

Kapitel 3:
Der Weltbevölkerung ein gesundes und längeres Leben ermöglichen

1 Vgl. Briesen.
2 Vgl. UN World Population Prospects 2015.
3 Http://esa.un.org/unpd/wup/highlights/wup2014-highlights.pdf.
4 Vgl. Lang/Heasman S. 18ff.
5 Vgl. Nestlé in der Gesellschaft. Gemeinsame Wertschöpfung und umsere sozialen Verpflichtungen 2015.
6 Vgl. Fraunhofer-Institut.
7 Vgl. Fraunhofer-Institut.
8 Vgl. ebenda.
9 Vgl. ebenda.
10 Vgl. FoodDrinkEurope.
11 Vgl. USDA Research Investments.
12 Vgl. https://www.landwirtschaft-bw.info/pb/MLR.Ernaehrung,Lde/Start seite/Empfehlungen/Kohlenhydrate_+Fett+und+Eiweiss+_+Hauptnaehr stoffe+im+Ueberblick/?LISTPAGE=1063164.
13 Vgl. Nestlé: Nestlé Policy on Micronutrient Fortification of Foods & Beverages.
14 Vgl. Nestlé in der Gesellschaft. Gemeinsame Wertschöpfung und unsere sozialen Verpflichtungen 2015.
15 Vgl. Nestlé: Nutrition landscaping for effective fortification http://www.nestle.com/Media/NewsAndFeatures/.
16 Zitiert in Biesalski, Taschenatlas Ernährung.
17 Vgl. Leitzmann, Ernährung in Prävention.
18 Vgl. ebenda.

19 Vgl. http://www.fh-erfurt.de/lgf/fileadmin/GB/Dokumente/For
schung/Bioaktive_Substanzen_im_Gemuese.pdf.

20 Vgl. ebenda.

21 Vgl. Nestlé in der Gesellschaft. Gemeinsame Wertschöpfung und unsere sozialen Verpflichtungen 2015.

22 Gespräch mit Stephan Palzer, Vice President Global Research & Development Manager Beverage Strategic Business Unit.

23 Gespräch mit Thomas Beck, Director of Nestlé Research Center.

24 Gespräche mit Stephan Palzer.

25 Vgl. FoodDrinkEurope.

26 Vgl. ebenda.

27 Vgl. ebenda.

28 Vgl. United States Department of Agriculture Economic Research Service.

29 Vgl. ebenda.

30 Vgl. ebenda.

31 Vgl. Confederation of the food and drink industries of the EU CIAA.

32 Vgl. FoodDrinkEurope.

33 Vgl. FoodDrinkEurope.

34 Vgl. ebenda.

35 Nestlé Jahresbericht 2014.

36 Http://www.spektrum.de/lexikon/geographie/agrobusiness/191.

37 Vgl. Nestlé, Wandel als Herausforderung, S. 58ff.

38 Vgl. Metro-Handelslexikon.

39 Vgl. Nestlé, Wandel als Herausforderung, S. 74.

40 Vgl. ebenda.

41 Vgl. European Commission, Food Safety.

42 Http://www.who.int/mediacentre/factsheets/fs330/en/.

43 World Health Organization http://www.who.int/bulletin/volumes/93/4/
15-154831/en/.

44 European Food Information Council (EUFIC) und WHO Codex Alimentarus Commission http://www.who.int/mediacentre/events/meetings/
2015/codex-alimentarius-commission/en/ und http://www.who.int/medi
acentre/factsheets/fs399/en/.

45 Vgl. PWC Deutschland.

Kapitel 4:
Life Sciences und die Revolution von Biologie, Ernährung und Gesundheit

1 Vgl. http://www.planet-wissen.de/natur/forschung/epigenetik/pww bepigenetik100.html.
2 Gespräch mit Emmanuel E. Baetge, Direktor des Nestlé Institute of Health Sciences.
3 Vgl. Kussmann/Dean u.a.: http://www.research.nestle.com/resources/ downloads/Documents/Nestle%C3%A9%20White%20paper%20Nutri genomics%20FINAL.pdf
4 Vgl. Kussmann & Van Bladeren 2011.
5 Vgl. Kussmann & Fay 2008.
6 Vgl. Kussmann, Krause u.a.: http://onlinelibrary.wiley.com/doi/10.1111/j. 1753-4887.2010.00326.x/abstract.
7 Vgl. http://www.research.nestle.com/newscenter/news/nestl%C3%A9re searchcenterannouncescollaborationwiththepigen,aleadingconsortiumfo repigeneticsresearch.
8 Http://www.nestle.com/media/newsandfeatures/nestle-research-epige netics.
9 Vgl. http://earlybirddiabetes.org./findings.php.
10 Vgl. Kussmann/Dean u.a.: http://www.research.nestle.com/resources/ downloads/.
11 Vgl. Nestlé, Unlocking the metabolic ›master switch‹ http://www.nestle. com/media/newsandfeatures/ampk-metabolic-master-switch.
12 Http://www.vfa-bio.de/vb-de/aktuelle-themen/forschung/mikrobiom. html.
13 Vgl. Charisius/Friebe, 2014.
14 Vgl. Kahlert/Müller, 2014.
15 Vgl. Kussmann/Van Bladeren, 2011.
16 Vgl. ebenda.
17 Vgl. http://www.diaetologen.at/fileadmin/user_upload/documents/Kon gress/Abstracts_Ernaehrungskongress/Holzer.pdf.
18 Vgl. Focus Nr. 30/2013, Wo die Gesundheit sitzt, S. 79ff.
19 Vgl. Der Spiegel Wissen 4/2013, Bauchsache S. 108ff.
20 Antony Fodor, zitiert in www.spiegel.de vom 14.08.2012.
21 Vgl. Charisius/Friebe, 2014.
22 Vgl. ebenda.
23 Vgl. Kussmann & Van Bladeren 2011.
24 Vgl. ebenda, S. 112.
25 Nestlé Nutrition Institute https://www.nestlenutrition-institute.org/ country/in/News/Pages/the-pattern-of-infants-gut-bacteria-biomarkers-

of-future-food-allergy.aspx).

26 Vgl. Agency for Science, Technology and Research http://www. a-star.edu.sg/Media/News/Press-Releases/ID/3816/Infant-gut-micro biota-linked-with-gestation-duration-delivery-method-and-he althy-weight-gain.aspx.

27 Vgl. NIHS News from the Institute NIHS 3.5.2015: https://www.nest leinstitutehealthsciences.com/news/newsinstitute/nestl%C3%A9%20 institute%20of%20health%20sciences%20steps%20up%20a%20 gear%20in%20the%20fight%20against%20muscle%20loss%20in%20 old%20age.

28 Vgl. https://www.nestlehealthscience.com/ newsroom/press-releases/ the-role-of-nutrition-in-dementia-prevention-and-management.

29 Vgl. Verbraucherzentrale Bundesverband e.V. (vzbv)(Hrsg.): Essen im Alter, 2004.

30 Vgl. https://www.nestleinstitutehealthsciences.com/news/newsinstitute/ press-release-three.

Kapitel 5:
Die Verantwortung der Lebensmittelindustrie

1 Gespräch mit Stefan Catsicas, Executive Vice President Nestlé S.A., Chief Technology Officer, Head of Innovation, Technology, Research and Development.

2 Ebenda.

3 Http://www.euromonitor.com/passport.

4 Vgl. Fraunhofer-Institut.

5 Vgl. http://time.com/3706693/its-time-to-embrace-lifestyle-medicine/.

6 Vgl. Frankfurter Allgemeine Zeitung, 25. Oktober 2014, Die Welt ist dem Silicon Valley nicht genug.

7 Vgl. https://www.futuremanagementgroup.com/.../Transhumanismus?

8 Vgl. https://www.nestlehealthscience.de/Ern%C3%A4hrungsthemen/ HCP/Kau-und-Schluckst%C3%B6rung.

9 Vgl. http://www.nestle.de/themenwelten/news-storys/ernaeh rung-der-zukunft-stoffwechsel.

10 Vgl. GEO kompakt Nr. 42, 2015, S.30.

11 Http://www.nestle.de/themenwelten/news-storys/lebensmittel-so lar-impulse.

Kapitel 7:
Die Verantwortung eines jeden Einzelnen

1 Vgl. Alcock u.a. n: Bioessays 36: 940–949, www.bioessays.de.
2 Vgl. ebenda.
3 Vgl. ebenda.
4 Vgl. ebenda.
5 Vgl. ebenda.
6 Vgl. ebenda.
7 Gespräch mit Thomas Beck.
8 Vgl. Nestlé Deutschland AG, Studie 2012.
9 Vgl. www.heart.org und Teicholz.
10 Vgl. Belasco.
11 Vgl. Nestlé Deutschland AG, Studie 2009.
12 Vgl. ebenda.
13 Vgl. Nestlé Deutschland AG, Studie 2012.
14 Vgl. Nestlé Deutschland AG, Studie 2009.
15 Vgl. Nestlé Deutschland AG, Studie 2012.
16 Bain Company, Pressemitteilung vom 30. Januar 2014.
17 Vgl. Nestlé Deutschland AG, Studie 2009.
18 Vgl. Nestlé Deutschland AG, Studie 2011.
19 Vgl. Mintel http://mintel.com.
20 Vgl. Nestlé Deutschland AG, Studie 2009.
21 Vgl. http://www.welt.de/gesundheit/psychologie/article144879242/Schon-leichter-Stress-mindert-die-Selbstkontrolle.html.
22 Vgl. http://www.nestle.de/themenwelten/einblicke/out-of-home.
23 Vgl. Nestlé Deutschland AG, Studie 2009.
24 Vgl. www/nestle.de/themenwelten/dossier/gluten-und-zoeliakie.
25 R. Keller: *Klinische Symptomatik »Zöliakie, ein Eisberg«*. In: *Monatsschrift Kinderheilkunde*. Heidelberg 151.2003, 706–714
26 Vgl. http://www.nahrungsmittel-intoleranz.com/laktoseintoleranz-informationen-symptome/ethnische-betrachtung-laktoseintoleranz.html.
27 Vgl. 3sat.online: Laktoseintoleranz ist der Ur-Zustand, Sendung vom 9.10.2014 »Der Feind in meinem Bauch«.
28 Vgl. Gehirn und Geist Nr. 4/2014, S. 76ff.
29 Gespräch mit Stephan Palzer.
30 Vgl. Gehirn und Geist 4/2014.
31 Vgl. EPFL, http://actu.epfl.ch/news/nestle-research-center-and-epfl-uncover-the-medi-2/.
32 Vgl. Nestlé Deutschland AG, Gesund genießen.
33 Vgl. ebenda.
34 Vgl. http://www.nestle.de/themenwelten/dossier/die-ersten-1000-tage.

35 Vgl. Nestlé Lagebericht 2015.
36 Vgl. http://www.nestle.de/themenwelten/news-storys/kochen-mit-kin dern.
37 Vgl. Nestlé in der Gesellschaft. Gemeinsame Wertschöpfung und unsere sozialen Verpflichtungen 2015.
38 Vgl. http://www.alimentarium.ch/de/academy.
39 Vgl. Shepherd http://www.ncbi.nlm.nih.gov/pmc/ articles/PMC406401/.
40 Vgl. http://www.ealimentarium.ch/de/magazine/eine-welt-fuenf-sinne Essen mit Sinn und Verstand.
41 Vgl. Thaler.

Kapitel 8:
Meilensteine auf dem Weg in die Zukunft

1 Vgl. Kussmann/Van Bladeren 2011.
2 Vgl. http://www.nestle.de/themenwelten/einblicke/ entstehung-der-zukunftsstudie und http://www.nestle.de/zukunftsstudie.
3 Vgl. http://www.stern.de/wirtschaft/superfoods-acai-beeren-chia-same n-und-goji-beeren-sind-gar-nicht-so-super-6424094.html.
4 Vgl. Der Spiegel Nr. 36/29.8.2015.
5 Vgl. ebenda.
6 Vgl. Frankfurter Allgemeine Zeitung, 7. Juni 2011.
7 Vgl. Frankfurter Allgemeine Zeitung, 27. Januar 2015.
8 Vgl. Gurrin/Smeaton.

LITERATUR

Adler, A. J., Taylor, F., Martin, N., Gottlieb, S., Taylor, R. S., & Ebrahim, S. (2014): Reduced dietary salt for the prevention of cardiovascular disease. The Cochrane Library.

Ahmed, Farooq, Tales of adversity, in: Nature, Vol. 468, 23/30 December 2010

Alexander, E. Y. (2011): Major multinational food and beverage companies and informal sector contributions to global food consumption: implications for nutrition policy. Globalization and health, 7(1), 26.

Ames BN, Elson-Schwab I, Silver EA.: High does vitamin therapy stimulates variant enzymes with decreased coenzyme binding affinity (increased Km): relevance to genetic disease and polymorphisms. AJCN 75, 616 – 658 (2002)

Andlauer, W., & Fürst, P. (2002): Nutraceuticals: a piece of history, present status and outlook. Food Research International, 35(2), 171–176.

Astarita, G., & Langridge, J. (2013): An Emerging Role for Metabolomics in Nutrition Science. Journal of nutrigenetics and nutrigenomics, 6(4–5), 179–198.

Astley, S. B., & Elliott, R. M. (2004): The European Nutrigenomics Organisation–linking genomics, nutrition and health research. Nutrition Bulletin, 29(3), 254–261.

Bakker, M. (2014, June 10): Google Food Team's Big Vision for Hacking A Better Future of Dining. (F. T. Connect, Intervieweur)

Ballke, C., & Meisterernst, A. (2012): Nutrigenomics – A new trend from a legal perspective. European Food and Feed Law Review : EFFL, 7(1), 14–21.

Barclay, D./Haschke, F.: The food industry and consumer nutrition and health (2015), World Review of Nutrition and Dietetics, 111, pp. 198–204

Barker DJP, Gluckman PD, Godfrey KM, Harding JE, Owens JA, Robinson JS: Fetal nutrition and cardiovascular disease in adult life. The Lancet 341, 938 (1993)

Belasco, Warren J.: Appetite for Change: How the Counter Culture Took on the Food Industry, 1966–1988, New York 1989

Bergmann, Karin: Industriell gefertigte Lebensmittel. Hoher Wert und schlechtes Image? Berlin 1999

Bergmann, M. M., & Mathers, J. C. (2011): Ethical challenges in human nutrigenomics research. Maturitas, 68(4), 297–298.

Berner, Louise A./Keast, Debra R./Bailey, Regan L./ Dwyer, Johanna T.: Fortified Foods Are Major Contributors to Nutrient Intakes in Diets of US Children and Adolescents,

Journal of the Academy of Nutrition and Dietetics, Volume 114, Issue 7, July 2014, Pages 1009–1022

Betoret, E., Betoret, N., Vidal, D., Fito, P. (2011): Functional foods development: Trends and technologies. Trends in Food Science & Technology, 22 (11), 498–508.

Bhardwaj M (2007): From farm to pharma: public health challenges of nutrigenomics. Personalized Med 4: 423–430

Biesalski, Hans Konrad u.a.: Taschenatlas Ernährung, 2015

Bigliardi, B., & Galati, F. (2013). Innovation trends in the food industry: the case of functional foods. Trends in Food Science & Technology, 31(2), 118–129.

Borius-Gunning, A. A. (2014): European Consumer. Healthy Trend for the Food & Beverage Sector. Morgan Stanley Research Europe.

Bouwman, L. I., & van Woerkum, C. (2009). Placing healthy eating in the everyday context: towards an action approach of gene-based personalized nutrition advice. Nutrition and Genomics: Issues of Ethics, Law, Regulation and Communication, 123.

Boyle, M., & Holben, D. (2012). Community Nutrition in Action: An Entrepreneurial Approach. Belmont, CA: Cengage Learning.

Briesen, Detlef: Das gesunde Leben. Ernährung und Gesundheit seit dem 18. Jahrhundert. Frankfurt/New York 2010

Brown, L./van der Ouderaa, F.: Nutritional genomics. Food industry applications from farm to fork(2007) British Journal of Nutrition, 97 (6), pp. 1027–1035

Brownell, K. D./Warner, K. E. (2009): The Perils of Ignoring History: Big Tobacco Played Dirty and Millions Died. How Similar Is Big Food? Milbank Quarterly, 87: 259–294

Bund für Lebensmittelrecht und Lebensmittelkunde e.V. (BLL), Unsere Lebensmittelwirtschaft – eine starke Kraft für Deutschland

Bundesministerium für Bildung und Forschung: Ernährungsforschung. Gesünder essen mit funktionellen Lebensmitteln. Berlin 2010

Ders. Stoffwechselforschung. Wie Ernährung und Gene auf die Gesundheit wirken. Bonn, Berlin 2008

Bundesvereinigung der Deutschen Ernährungsindustrie (BVE): Ernährungsindustrie 2014

Ders.: Ernährungsindustrie 2015

Ders.: Jahresbericht 2014–2015

Ders.: Die Ernährungsindustrie in Zahlen 2015

Buttriss, J.L.: Food reformulation. The challenges to the food industry (2013) Proceedings of the Nutrition Society, 72 (1), pp. 61–69

Carstensen, L.: The New Age of Much Older Age. Time Magazine Feb 12, 2015

Castle, D. (2009): The Personal and the Public in Nutrigenomics. Nutrition and Genomics: issues of ethics, law, regulation and communication (D. Castle and NL Ries, Eds.) pp, 245–262.

Castle, D., Cline, C., Daar, A. S., Tsamis, C., & Singer, P. A. (2006): Nutrients and norms: ethical issues in nutritional genomics. Discovering the Path to Personalized Nutrition, 419–434.

Dies.: P. A. Nutritional Genomics: Opportunities and Challenges. Science, Society, and the Supermarket: The Opportunities and Challenges of Nutrigenomics, 1–17.

Caulfield, T., Shelley, J., Bubela, T., & Minaker, L. (2009): Framing nutrigenomics for individual and public health: public representations of an emerging field. Nutrition and genomics: Issues of ethics, law, regulation and communication, 223.

Charisius, Hanno/Friebe, Richard: Bund fürs Leben. Warum Bakterien unsere Freunde sind. München 2014

Chou, C. J./Affolter, M. & Kussmann, M. (2011) : A nutrigenomics view of protein intake. macronutrient, bioactive peptides, and protein turnover. Progress in molecular biology and translational science, 108, 51–74

CIAA. (2005). Food and Drink Industry, Initiatives on Diet, Physical Activity and Health. CIAA CONGRESS 2004: Food Futures. Eating Well, Feeling Good. Confederation of the food and drink industries of the EU.

Compher, C., & Mehta, N. M. (2016). Diagnosing Malnutrition: Where Are We and Where Do We Need to Go? *Journal of the Academy of Nutrition and Dietetics*, 116(5), 779–784. doi:10.1016/j.jand.2016.02.001

Confederation of the food and drink industries of the EU CIAA, Data & trends of the European Food and Drink Industry 2009

Constantin, Nathalie/Wahli, Walter: Die Nutrigenomik oder der Köningsweg zu einer präventiven Ernährung, in SVDE (Schweizerischer Verband diplomierter Ernährungsberater/innen) ASDD Info 6/2013

Cordain, L., Eaton, S. B., Sebastian, A., Mann, N., Lindeberg, S., Watkins, B. A., ... & Brand-Miller, J. (2005): Origins and evolution of the Western diet: health implications for the 21st century. The American journal of clinical nutrition, 81(2), 341–354.

Crogan, N. L., & Pasvogel, A. (2003): The influence of protein-calorie malnutrition on quality of life in nursing homes. The Journals of Gerontology Series A: Biological Sciences and Medical Sciences, 58(2), M159-M164.

Darnton-Hill, I., Margetts, B., & Deckelbaum, R. (2004): Public health nutrition and genetics: implications for nutrition policy and promotion. Proceedings of the Nutrition Society, 63(01), 173–185.

DeBusk, R. (2009): Diet-related disease, nutritional genomics, and food and nutrition professionals. Journal of the American dietetic association, 109(3), 410–413.

DeBusk, R. M., Fogarty, C. P., Ordovas, J. M., & Kornman, K. S. (2005): Nutritional genomics in practice: Where do we begin?. Journal of the American dietetic association, 105(4), 589–598.

DeFelice, S. L. (1995). The nutraceutical revolution: its impact on food industry R&D. Trends in Food Science & Technology, 6(2), 59–61.

DeFroidmont-Görtz, I. B. (2009). Emerging technologies and perspectives for nutrition research in European Union 7th Framework Programme. European journal of nutrition, 48(1), 49–51.

Denkwerk Zukunft: Stiftung kulturelle Erneuerung. Factbook 1: Die gegenwärtige und künftige Bedeutung von Essen und Trinken für den gesellschaftlichen Zusammenhalt in Deutschland. Im Auftrag des Zukunftsforums der Nestlé Deutschland AG, Bonn 2010

Dennis, C. A. (2009). Technologies Shaping the Future. Dans FAO, & A. C. da Silva (Éd.), Agro-industries for Development (pp. 92–135). Bodmin: MPG Books Group.

Diabetes Prevention Program Research Group. (2002). Reduction in the incidence of type II diabetes

Der Spiegel Nr. 36/29.8.2015, S.114 f, Abschied vom Analogkäse

Der Spiegel Wissen 4/2013, Bauchsache S. 108 ff

De Schutter, O. (2014). Report of the Special Rapporteur on the right to food. *Final report: The transformative potential of the right to food.* doi:10.1093/oxfordhb/9780199560103.003.0005.

Deutscher Bauernverband: Situationsbericht 2014/15

Doell, D./Folmer, D./Lee, H./Honigfort, M. & Carberry, S.: Updated estimate of trans fat intake by the US population, Food Additives & Contaminants: Part A Volume 29, Issue 6, 2012

Dwyer, JT, Fulgoni, VL, et al. (2012). Is »Processed« a Four-Letter Word ? The Role of Processed Foods in Achieving Dietary Guidelines. *Adv Nutr, 3*(1), 536–548. doi:10.3945/an.111.000901.536

Earle, M. D. (1997): Innovation in the food industry. Trends in Food Science & Technology, 8(5), 166–175.

European Commission: From farm to fork, Safe food for Europe's consumers, Brüssel 2004.

Ders.: 50 years of Food Safety in the European Union, Luxemburg: Office für Official Publications of the European Communities, 2007

Fallaize, R., Macready, A. L., Butler, L. T., Ellis, J. A., & Lovegrove, J. A. (2013): An insight into the public acceptance of nutrigenomic-based personalised nutrition. Nutrition Research Reviews, 26(1), 39–48. doi:http://dx.doi.org/10.1017/S0954422413000024

Feldman, Z., Bradley, D.G., Greenberg, D. The food and beverage industry's efforts regarding obesity prevention (2010) Obesity Epidemiology: From Aetiology to Public Health

Feng J He, Sonia Pombo-Rodrigues, Graham A MacGregor: Salt reduction in England from 2003 to 2011: its relationship to blood pressure, stroke and ischaemic heart disease mortality BMJ Open 2014;4:e004549

Focus Nr. 30/2013, Wo die Gesundheit sitzt, S. 79 ff.

FoodDrinkEurope: Data & Trends of the European Food and Drink Industry 2013–2014

Frankfurter Allgemeine Zeitung, 7. Juni 2011, Jedermanns Gentest

Frankfurter Allgemeine Zeitung, 25. Oktober 2014, Die Welt ist dem Silicon Valley nicht genug

Frankfurter Allgemeine Zeitung, 27. Januar 2015, Die Fitness-Falle

Fraunhofer-Institut für Verfahrenstechnik und Verpackung (IVV) und Technische Universität München Wissenschaftszentrum Weihenstephan (WZW) Lehrstuhl für Ernährungsphysiologie im Auftrag des deutschen Bundesministeriums für Bildung und Forschung (BMBF) (Hrsg.): Studie zum Innovationssektor Lebensmittel und Ernährung, Freising/Berlin 2010

Freedhoff, Yoni, and Paul C. Hébert: Partnerships between health organizations and the food industry risk derailing public health nutrition. Canadian Medical Association Journal 183.3 (2011): 291–292.

Fuchs, Richard: Functional Food. Medikamente in Lebensmitteln. Chancen und Risiken. Berlin 1999

Galesi, D. (2014): Towards the Genomization of Food? Potentials and Risks of Nutrigenomics as a Way of Personalized Care and Prevention. Italian Sociological Review, 4(2).

Gedrich, Kurt /Oltersdorf, Ulrich (Hrsg.): Ernährung und Raum: Regionale und ethnische Ernährungsweisen in Deutschland, Karlsruhe, 2002.

Gehirn und Geist Nr. 4/2014, S. 76ff

GEO kompakt Nr. 42, 2015, S.30, Wie Essen unser Fühlen bestimmt

German, J. B., Zivkovic, A. M., Dallas, D. C., & Smilowitz, J. T. (2011): Nutrigenomics and personalized diets: what will they mean for food?. Annual review of food science and technology, 2, 97–123

Ghosh, D., Skinner, M. A., & Laing, W. A. (2007): Pharmacogenomics and nutrigenomics: Synergies and differences. European Journal of Clinical Nutrition, 61(5), 567–74. doi:http://dx.doi.org/10.1038/sj.ejcn.1602590

Gill, R. (2009): Business applications of nutrigenomics: an industry perspective. Nutrition and genomics. Issues of ethics, laws, regulations and communication, 1st edn. Academic Press/Elsevier, 45–61.

Godard, B., & Ozdemir, V. (2008): Nutrigenomics and personalized diet: from molecule to intervention and nutri-ethics. OMICS: A Journal of Integrative Biology, 12(4), 227+.

Gottlicher M, Widmark E, Li Q, and Gustafsson J-A.: Fatty acids activate a chimera of the clofibric acid-activated receptor and the glucocorticoid receptor. PNAS 89 4653 – 4657 (1993)

Green, H.: Global obesity. Nestlé initiatives in nutrition, health, and wellness (2006), Nutrition Reviews, 64 (SUPPL. 1), pp. S62-S64

Griffin, J. D., & Lichtenstein, A. H. (2013): Dietary cholesterol and plasma lipoprotein profiles: randomized controlled trials. Current nutrition reports, 2(4), 274–282.

Gurrin, Cathal/Smeaton, Alan F./Doherty, Aiden R.: LifeLogging: Personal Big Data, in: Foundations and Trends in Information Retrieval. Vol. 8, No. 1 (2014) 1–107

Harcombe, Z., Baker, J. S., Cooper, S. M., Davies, B., Sculthorpe, N., DiNicolantonio, J. J., & Grace, F. (2015): Evidence from randomised controlled trials did not support the introduction of dietary fat guidelines in 1977 and 1983: a systematic review and meta-analysis. Open heart, 2(1), e000196.

Hawkes, Corinna/Harris, Jennifer L.: An analysis of the content of food industry pledges on marketing to children, Public Health Nutrition 14.08 (2011): 1403–1414.

Heimann, Jim: Car Hops and Curb service. A History of American Drive-In Restaurants 1920–1960. Chronicle Books / Edition Stemmle, Kilchberg 1996.

Hesketh, J.: Personalised nutrition. How far has nutrigenomics progressed? (2013), European Journal of Clinical Nutrition, 67 (5), pp. 430–435.

Hirschfelder, Gunther: Europäische Esskultur: Eine Geschichte der Ernährung von der Steinzeit bis heute, Frankfurt, 2005.

Horrigan, L. L. (2002): How Sustainable Agriculture Can Address the Environmental and Human Health Harms of Industrial Agriculture. Environmental health perspectives, 110(5), 445–456.

Huber M./Knottnerus J. A./Green L./Horst HVD/Jadad AR/ Kromhout D/ Leonard B/Lorig K/Loureiro MI/Meet KWMVD/ Schnabel P/Smith R/ Weel CV/Smid H.: How should we define health? BMJ 343, d4163-d4163

IDF: Faktenblatt des Internationalen Milchwirtschaftsverbandes Februar 2013

IFIC Foundation. (2009). 2009 Food & Health Survey. Washington, D.C.: International Food Information Council (IFIC) Foundation.

Index, A. t. (2013). Access to Nutrition Index Global Index 2013. Global Alliance for Improved Nutrition.

International Diabetes Federation (IDF): IDF Diabetes Atlas 2014

International Food & Beverage Alliance 2012 Progress Report

Jutzi, Sebastian: Der bewohnte Mensch. Darm, Haut, Psyche. Besser leben mit Mikroben München 2014

Kahlert, Christian/ Müller, Pascal, Mikrobiom – die Entdeckung eines Organs, in: Schweizer Med Forum 2014;14 (16–17):342–344

Kaput, J. (2006): An introduction and overview of nutritional genomics: application to Type 2 diabetes and international nutrigenomics. Nutritional Genomics: Discovering the Path to Personalized Nutrition, 1–35.

Ders.: Nutrigenomics research for personalized nutrition and medicine (2008) Current Opinion in Biotechnology, 19 (2), pp. 110–120.

Kaput J, Kussmann M, Mendoza Y, LeCoutre R, Cooper K, Roulin A. Enabling nutrient security and sustainability through systems research. Genes&Nutrition, in press 2015

Kaput J/Morine MJ: Discovery-based nutritional systems biology: developing N-of-1 nutrigenomic research. Int. J for Vitamin and Nutrition Research. 82, 333 -341 (2012)

Kaput J, Ning B. Nutrigenomics for Pet Nutrition and Medicine. Compendium: Continuing Education for Veterinarians. Supplement 31, 40 – 45 (2009)

Kaput, J., Ordovas, J. M., Ferguson, L., Van Ommen, B., Rodriguez, R. L., Allen, L., ... & Korf, B. R. (2005): The case for strategic international alliances to harness nutritional genomics for public and personal health. British Journal of Nutrition, 94(05), 623–632.

Kaput J./ Rodriguez RL.: Nutritional genomics: the next frontier in the post genomic era. Physiological Genomics 16, 166–177. 2004

Dies.: Nutritional Genomics, Discovering the Path to Personalized Nutrition. Wiley and Sons. 2006

Kaput J./Swartz, Paisely E, Mangian H, Daniel WL, Visek WJ: Diet-disease interactions at the molecular level: an experimental paradigm. J. Nutrition 124, 1265S – 1305S

Kauwell, G. (2008). Epigenetics: what it is and how it can affect dietetics practice. Journal of the American Dietetic Association, 108(6), 1056–1059.

Kessler, David: Das Ende des großen Fressens. Wie die Nahrungsmittelindustrie Sie zu übermäßigem Essen verleitet. Was Sie dagegen tun können. München 2011

Kilcast, David, and Fiona Angus, eds.: Reducing salt in foods: Practical strategies. Elsevier, 2007.

Klugger, J.:How your Mindset Can Change How You Age. Time Magazin feb 12, 2015

König, Wolfgang: Geschichte der Konsumgesellschaft (Vierteljahresschrift für Sozial- und Wirtschaftsgeschichte – Beihefte) gebundene Ausgabe 2000

Korthals, M. (2011): Deliberations on the Life Sciences: Pitfalls, Challenges and Solutions. Journal of Public Deliberation, 7(1), 8.

Korthals, M., & Komduur, R. (2010): Uncertainties of nutrigenomics and their ethical meaning. Journal of Agricultural and Environmental Ethics, 23(5), 435–454. doi:http://dx.doi.org/10.1007/s10806-009-9223-0

Korver, O.:›Healthy‹ developments in the food industry (1997) Cancer Letters, 114 (1–2), pp. 19–23

Kris-Etherton, P.M., Lefevre, M., R.P. Mensink, et al: »Trans Fatty Acid Intakes and Food Sources in the U.S. Population: NHANES 1999–2002«, Lipids October 2012, Volume 47, Number 10, Pages 931–940

Krul, E. S., & Gillies, P. J. (2009): Translating nutrigenomics research into practice: the example of soy protein. Nutrition and Genomics: Issues of Ethics, Law, Regulation and Communication, 25.

Kussmann, M., & Van Bladeren, P. J. (2011). The extended nutrigenomics – understanding the interplay between the genomes of food, gut microbes, and human host, in:. Frontiers in genetics 2. 2011, Vol. 2, Article 21

Kussmann, M., Blum, S. (2007): OMICS-derived targets for inflammatory gut disorders: opportunities for the development of nutrition related biomarkers. Endocrine, Metabolic & Immune Disorders-Drug Targets (Formerly Current Drug Targets-Immune, Endocrine & Metabolic Disorders), 7(4), 271–287

Kussmann, Martin/Fay, Laurent B.: Nutrigenomics and personalized nutrition: Science and concept (2008) in: Personalized Medicine, 5 (5), pp. 447–455.

Kussmann, Hager, Morine, Kaput: Systems Diabetes Frontiers 2013 4 205

Kussmann, M./Rezzi, S./Daniel, H. (2008): Profiling techniques in nutrition and health research. Current opinion in biotechnology, 19(2), 83–99.

Kussmann/Siffert: NutritionEpiGenetics, NutrRev 2010 68 S. 38–47

Lang, Timothy/Heasman, Michael: Food wars: the global battle for minds, mouths, and markets, Sterling/USA 2004

Larson IA, Ordovas JM, Barnard JR, Hoffmann MM, Feussner G, Lamon-Fava S, Schaefer EJ: Effects of apolipoprotein A-I genetic variations on plasma apolipoprotein, serum lipoprotein and glucose levels. Clin Genet 61, 176 – 184. (2002).

Laursen, L. (2010): Interdisciplinary research: Big science at the table. Nature, 468 (7327), S2-S4.

Leitzmann, Claus/Cannon, Geoffrey: Die Gießener Erklärung zum Projekt »Die neue Ernährungswissenschaft«, in: Ernährungs-Umschau 53 (2006) Heft 2

Leitzmann, Claus u.a.: Ernährung in Prävention und Therapie: Ein Lehrbuch, 2009

Ludwig, D.S./Nestle, M.: Can the food industry play a constructive role in the obesity epidemic? (2008) JAMA – Journal of the American Medical Association, 300 (15), pp. 1808–1811

Maddison, Angus: The World Economy – A Millenial Perspective, Paris 2001

Menzel, Peter/D'Alusio, Faith: What the World Eats, 2008

Metro AG (Hrsg): Metro-Handelslexikon 2014/2015, Düsseldorf, 2014

Mine, Y., Miyashita, K., & Shahidi, F. (2009): Nutrigenomics and proteomics in health and disease: An overview. Nutrigenomics and Proteomics in Health and Disease: Food Factors and Gene Interactions, 1.

Moco, S., Candela, M., Chuang, E., Draper, C., Cominetti, O., Montoliu, I., ... & Martin, F. P. J. (2014): Systems Biology Approaches for Inflammatory Bowel Disease: Emphasis on Gut Microbial Metabolism. Inflammatory bowel diseases, 20(11), 2104–2114.

Montoliu, I./Scherer, M./Beguelin, F./DaSilva, L./Mari, D./ Salvioli, S., ... & Collino, S. (2014): Serum profiling of healthy aging identifies phospho-and sphingolipid species as markers of human longevity. Aging (Albany NY), 6(1), 9.

Morine MJ, Monteiro JP, Wise C, Pence L, Williams A, Ning B, McCabe-Sellers B, Champagne C, Turner J, Shelby B, Bogle M, Beger RD, Priami C.: Genetic associations with micronutrient levels identified in immune and gastrointestinal networks. Genes&Nutrition

Moss, Mchael: Salt Sugar Fat. How the Food Giants Hooked Us. New York 2013

Ders, Das Salz Zucker Fett Komplott. Wie die Lebensmittelkonzerne uns süchtig machen, München 2014

Naisbitt, John: Megatrends. 10 Perspektiven, die unser Leben verändern werden, München 1985

Nestlé AG (Hrsg.): Heer, Jean: Nestlé hundertfünfundzwanzig Jahre von 1866 bis 1991, Vevey 1991

Ders.: Nestlé Research and Development at the dawn of the 21st Century, 2000

Ders.: People building brands, 2000

Ders.: The World Food Company, 2001

Ders. (Hrsg.): Pfiffner, Albert/Renk, Hans-Jörg: Wandel als Herausforderung. Nestlé 1990–2005, Cham und Vevey 2007

Ders.: Innovating the future. Research & Development for Nutrition, Health and Wellness, 2007

Ders: Ernährungsbedürfnisse und hochwertige Ernährung, Bericht zur Gemeinsamen Wertschöpfung 2008

Ders.:): Nestlé Good Food Good Life Trends. Understanding trends in nutrition, health and wellness. Wellness in action. fast forward to Good Food, Good Life. 2011, July

Ders: Nestlé in society – Creating Shared Value and meeting our commitments, 2014

Ders. Nestlé in der Gesellschaft, Gemeinsame Wertschöpfung und unsere sozialen Verpflichtungen, 2014

Ders. Annual Report 2014

Ders.: Corporate Governance Report 2014, Compensation Report 2014, Financial Statements 2014

Ders.: Jahresbericht 2014

ders.: Henri Nestlé 1814–1890. From Pharmacist's Assistant to Founder of the World's Leading Nutrition, Health and Wellness Company. Cham/Vevey 2014

ders: Nestlé Policy on Micronutrient Fortification of Foods & Beverages, Poliy Mandatory, June 2015

Nestlé Deutschland AG: Nestlé Studie 2009. Ernährung in Deutschland 2008

Ders.: Nestlé Studie 2011. So is(s)t Deutschland. Ein Spiegel der Gesellschaft

Ders.: Nestlé Studie 2012. Das is(s)t Qualität

Ders.: Gesund genießen. Essen und Trinken für mehr Wohlbefinden

Ders.: Bericht zur gemeinsamen Wertschöpfung 2014. Qualität nehmen wir wörtlich

Nestlé Fondation Alimentarium: Gen-Welten Ernährung

Nestle, Marion: Food politics: How the food industry influences nutrition and health.

Nestlé Research: Vision, Action, Value Creation, 2010

Nestlé Research Center: The Fountain of Knowledge. Research for Nutrition, Health and Wellness, 2004

Nestlé Zukunftsforum/tns infratest: NZF-Factbook II, Consumer Confusion

Neue Zürcher Zeitung Publishing: Business in a Changing Society. Festschrift für Peter Brabeck-Letmathe, Zürich 2014

Oaklander, M: How to Live Longer. Time Magazine Feb 12, 2015

Offord, E., Major, G., Vidal, K., Gentile-Rapinett, G., Baetge, E., Beck, T., & le Coutre, J.: Nutrition throughout life: innovation for healthy ageing.

van Ommen B, Keijer J, Heil SG, Kaput J.: Challenging homeostasis to define biomarkers for nutrition related health. Molecular Nutrition Food Research 53, 795 – 804 (22009)

Ordovas, J., & Shyong Tai, E. (2009): Gene–Environment Interactions: Where are we and where should we be Going?. Nutrition and Genomics: Issues of Ethics, Law, Regulation and Communication, 1.

Ornish, D.:. It's Time to Embrace Lifestyle Medicine. Time Magazine Feb 12, 2015

Pan, Y.(2011): Enhancing brain functions in senior dogs: a new nutritional approach. Topics in companion animal medicine, 26(1), 10–16. –

Ders.: Cognitive dysfunction syndrome in dogs and cats. CAB Reviews 2013 8, No. 051 (2013)

Ders.: Enhancing cognitive function through diet in cats. Nestle Purina Companion Animal Nutrition Summit: Nutrition for Life. March 27–29, 2014, Austin, Texas

Pan, Y., Larson, B., Araujo, J. A., Lau, W., De Rivera, C., Santana, R., ... & Milgram, N. W. (2010): Dietary supplementation with medium-chain TAG has long-lasting cognition-enhancing effects in aged dogs. British journal of nutrition, 103(12), 1746–1754

Panchaud, A., Affolter, M., & Kussmann, M. (2012): Mass spectrometry for nutritional peptidomics: how to analyze food bioactives and their health effects. Journal of proteomics, 75(12), 3546–3559

Park, A.: The Cure for Aging. Time Magazine Feb 12, 2015

Park E, Paisely E, Mangian HJ, Swartz DA, Wu MX, O'Morchoe PJ, Behr SR, visek WJ, Kaput J.: Lipid level and type alter stearoyl CoA desaturase mRNA abundance differently in mice with distinct susceptibilities to diet-influenced diseases. J Nutrition 127

Pendergrast, Mark: Für Gott und Coca-Cola. Die unautorisierte Geschichte der Coca-Cola Company. München 1993

Ders. Uncommon Grounds. The History of Coffee and How It Transformed Our World. 1999

Penders, B., Horstman, K., Saris, W. H., & Vos, R. (2007): From individuals to groups: a review of the meaning of ›personalized‹in nutrigenomics.

Perlmutter, David: Brain Maker. The Power of Gut Microbes to Heal and Protect Your Brain – for Life, 2015

Peters, Achim: Das egoistische Gehirn. Warum unser Kopf Diäten sabotiert und gegen den eigenen Körper kämpft, Berlin 2008

Pollan, Michael: 64 Grundregeln Essen. Essen Sie nichts, was Ihre Großmutter nicht als Essen erkannt hätte. München 2011

Qi, L.: Personalized nutrition and obesity (2014), Annals of Medicine, 46 (5), pp. 247–252

Reed, M.N., Doll, D., Simpkins, J.W., & Barr, T. (2014): Aging & stroke: The human condition. Proceedings Nestle Purina Companion Animal Nutrition Summit: Nutrition for Life. March 27–29, 2014, Austin, Texas.

Reilly, P. R., & DeBusk, R. M. (2008): Ethical and legal issues in nutritional genomics. Journal of the American dietetic association, 108(1), 36–40.

Rockhill B, Newman C, Wienberg R.: Use and misuse of population attributable fractions. Am Journal Public Health. 88, 15 – 19. (1998)

Ronald, P.C. & Adamchak R.W. (2008) Tomorrow's Table : Organic Farming, Genetics and the Future of Food. *Oxford University Press.*

Ronteltap, A., van Trijp, J. C. M., & Renes, R. J. (2007): Expert views on critical success and failure factors for nutrigenomics. Trends in food science & technology, 18(4), 189–200.

Dies. (2008): Making nutrigenomics work–Integrating expert stakeholder opinions and consumer preferences. Trends in food science & technology, 19(7), 390–398. Trends in food

science & technology, 18(6), 333–338.

Saguy, Sam I. (2011): Paradigm shifts in academia and the food industry required to meet innovation challenges. Trends in Food Science & Technology, 22(9), 467–475.

Schwarz, Friedhelm: Nestlé. Macht durch Nahrung. München 2000

Ders: Nestlé. The Secrets of Food, Trust and Globalization, Toronto 2002

Ders.: Nestlé. Macht durch Nahrung, Bergisch Gladbach 2003

Scriver, C.: Nutrient-gene interactions. The gene is not the disease and vice versa

Sela, D. C. (2008): The genome sequence of Bifidobacterium longum subsp. infantis reveals adaptations for milk utilization within the infant microbiome. Proceedings of the National Academy of Sciences, 105(48), 18964–69.

Sifferlin, A.: What Diet Helps People Live the Longest? Time Magazine. Feb 12, 2015.

Simopoulos, A. P., Bourne, P. G., & Faergeman, O. (2013): Bellagio report on healthy agriculture, healthy nutrition, healthy people. Nutrients, 5(2), 411–423. doi:http://dx.doi.org/10.3390/nu5020411

Sloan, E. (2002): The top 10 functional food trends: the next generation. Food Technologies, 56(4), 32–57.

Spiekermann, Uwe: Nahrung und Ernährung im Industriezeitalter, in: Materialien zur Ermittlung von Ernährungsverhalten, 35 – 73, Karlsruhe, 1997.

Ders.: Basis der Konsumgesellschaft: Entstehung und Entwicklung des modernen Kleinhandels in Deutschland 1850–1914 (Schriftenreihe zur Zeitschrift für Unternehmensgeschichte) 1999

Stauffer, J. E. (2004): Nutrigenomics. Cereal Foods World, 49(4), 247–248. Retrieved from http://search.proquest.com/docview/230356946?accountid=13876

Stover, P. J., & Caudill, M. A. (2008): Genetic and epigenetic contributions to human nutrition and health: managing genome–diet interactions. Journal of the American Dietetic Association, 108(9), 1480–1487.

Subbiah, M. R. (2008): Understanding the nutrigenomic definitions and concepts at the food-genome junction. OMICS A Journal of Integrative Biology, 12(4), 229–235.

Talbot, G.: Reducing Saturated Fats in Foods 2011 Woodhead Publishing Limited

Technoseum Landesmuseum für Technik und Arbeit in Mannheim (Hrsg): Unser täglich Brot ... Die Industrialisierung der Ernährung: Katalog zur Ausstellung vom 28.10.2011–29.4.2012, Mannheim, 2011.

Teicholz, Nina: The Big Fat Surprise: Why Butter, Meat and Cheese belong in a Healthy Diet, 2014

Teuteberg, Hans J./Wiegelmann, Günter: Nahrungsgewohnheiten in der Industrialisierung des 19. Jahrhunderts, Berlin 2005

Thaler, Richard H./Sunstein, Cass R.: Nudge. Improving Decisions About Health, Whealth, and Happiness, 2008

The Lancet 2014: Contribution of six risk factors to achieving the 25×25 non-communicable disease mortality reduction target: a modelling study Kontis, Vasilis et al. The Lancet, Volume 384, Issue 9941, 427 – 437

The Nielsen Company. (2014). Snack Attack. What Consumers are reaching for Around the World. Nielsen Global Survey of Snacking.

Thomas, D., & Frankenberg, E. (2002): Health, nutrition and prosperity: a microeconomic perspective. Bulletin of the World Health Organization, 80(2), 106–113.

Topol, E. J.: (2012). The creative destruction of medicine: How the digital revolution will create better health care. Basic Books.

Ders.(2014): Individualized medicine from prewomb to tomb. Cell, 157(1), 241–253. http://www.ncbi.nlm.nih.gov /pubmed/24679539

United Nations (UN), 1973, The Determinants and Consequences of Population Trends, Population Studies, No. 50

United Nations Department of Economic and Social Affairs Popular Division: World Population Prospects. The 2015 Revision. Key findings and Advance Tables, New York 2015

USDA: Research Investments and Market Structure in the Food Processing, Agricultural Input, and Biofuel Industries Worldwide, Executive Summary, Economic Information Bulletin Number 90, December 2011, http://www.ers.usda.gov/ media/193646/eib90_1_.pdf

Verbraucherzentrale Bundesverband e.V. (vzbv)(Hrsg.): Essen im Alter, 2004.

Virmani, A., Pinto, L., Binienda, Z., & Ali, S. (2013). Food, Nutrigenomics, and Neurodegeneration—Neuroprotection by What You Eat!. Molecular neurobiology, 48(2), 353–362.

Voûte, J./Heughan, A./Casimiro, J.: Non-communicable diseases and the food and beverage industry (2012) The Lancet, 379 (9814), pp. 410–411

Wanjek, C. (2005): Food at work: Workplace solutions for malnutrition, obesity and chronic diseases. Geneva: International Labour Office.

Warner A. (2016) Processed food bad, natural food good ? We got it so wrong. New Scientist, April 28th, 2016.

Weaver, C.M., Dwyer, J., Fulgoni III, V.L., King, J.C., Leveille, G.A., MacDonald, R.S., Ordovas, J., Schnakenberg, D.: Processed foods. Contributions to nutrition (2014) American Journal of Clinical Nutrition, 99 (6), pp. 1525–1542

Weaver, John D.: Carnation. the first 75 Years 1899–1974, 1974

Webster, J.; Trieu, K.; Dunford, E.; Hawkes, C.: Target Salt 2025: A Global Overview of National Programs to Encourage the Food Industry to Reduce Salt in Foods. Nutrients 2014, 6, 3274–3287

Wen Ng, Shu, Slining, Meghan M., Barry M. Popkin: The Healthy Weight Commitment Foundation Pledge: Calories Sold from U.S. Consumer Packaged Goods,

2007–2012, American Journal of Preventive Medicine, Volume 47, Issue 4, October 2014, Pages 508–519

WHO Global status report of noncommunicable diseases 2014

Williams, R. Biochemical Individuality: The Basis for the Genetotrophic Concept

Wolff GL, Kodell RL, Moore SR, Cooeny CA: Maternal epigenetics and methyl supplements affect agouti gene expression in Avy/a mice. FASEB Journal12, 949 – 957 (1998)

Yach, D.: Food companies and nutrition for better health (2008) Public Health Nutrition, 11 (2), pp. 109–111.

Yach, D., Lucio, A., Barroso, C. Can food and beverage companies help improve population health? Some insights from PepsiCo (2007) Medical Journal of Australia, 187 (11–12), pp. 656–657.

Yach, Derek MBCHC, MPH, Feldman, Zoë MPH, Dondeena Bradley PHD, Robert Brown: Preventive Nutrition and the Food Industry: Perspectives on History, Present, and Future Directions, Preventive Nutrition 2010, pp 769–792

Yach, D., Khan, M., Bradley, D., Hargrove, R., Kehoe, S., Mensah, G.: Young, V. R., & Scrimshaw, N. S. (1979). Genetic and biological variability in human nutrient requirements. The American journal of clinical nutrition, 32(2), 486–500

Zachwieja, J., Hentges, E., Hill, J.O., Black, R., Vassileva, M. Public-private partnerships: The evolving role of industry funding in nutrition research (2013) Advances in Nutrition, 4 (5), pp. 570–572

Zeit Magazin 11/2013.

Zivkovic, A.M., Smilowitz, J.T., Bruce German, J. Nutrigenomics and Personalized Diets: What Will They Mean for Food? (2011) Food Science and Technology, 25 (1), pp. 36–39.

Internet

3sat.online: Laktoseintoleranz ist der Ur-Zustand, Sendung vom 9.10.2014 »Der Feind in meinem Bauch«.

Agency for Science, Technology and Research http://www.a-star.edu.sg/Media/News/Press-Releases/ID/3816/Infant-gut-microbiota-linked-with-gestation-duration-delivery-method-and-healthy-weight-gain.aspx

Alcock, Joe/Maley, Carlo C./Aktipis, C. Athena: Is eating behavior manipulated by the gastrointestinal microbiota? Evolutionary pressures and potential mechanismus, in: Bioessays 36: 940–949, www.bioessays.de

http://www.alimentarium.ch/de/academy

http://www.bauernverband.de/11-wirtschaftliche-bedeutung-des-agrarsektors-638269

BDSI Bundesverband der Deutschen Süßwarenindustrie Eis Info-Service http://www.markeneis.de/datenfakten

http://www.biography.com/people/clarence-birdseye-9213147

Boyle, M. (2014, May 28): Nestle Accelerates Health-Care Shift With $1.4 Billion Buy. Consulté le February 20, 2015, sur Bloomberg: http://www.bloomberg.com/news/articles/2014-05-28/nestle-sheds-galderma-ties-with-1-4-billion-skin-care-plunge

Bruce, B. (2014, December 14): New Nutrition Business' 10 Key Trends in Food, Nutrition and Health 2015. Consulté le February 9, 2015, sur Food & Beverage International: http://www.foodbev.com/news/new-nutrition-business-10-key-trends-in

www.bve-online.de/download/deutsche-ernaerungsindustrie2015

https://www.bve-online.de/download/bve-statistikbroschuere2014

http://www.bve-online.de/themen/verbraucher/industrielle-produktion/wirtschaftliche-bedeutung

http://www.bve-online.de/themen/branche-und-markt/branchenportrait

http://cailler.ch/de/alles-uber-cailler/geschichte/19-jahrhundert/

http://cailler.ch/de/alles-uber-cailler/geschichte/20-jahrhundert/

http://www.campbellsoupcompany.com/about-campbell/

http://www.census.gov/population/projections/data/

CGF. (2013): Health & Wellness. Consulté le February 28, 2015, sur The Consumer Goods Forum: http://www.theconsumergoodsforum.com/images/the_forum_images/resources/multimedia/infographics/Measuring_Health_and_Wellness_Progress_Infographic.png

Denning, S. (2014, October 9): What's the Future of the Food Industry? Consulté le January 13, 2015, sur Forbes: http://www.forbes.com/sites/stevedenning/2014/09/10/whats-the-future-of-the-food-industry/

http://www.diaetologen.at/fileadmin/user_upload/documents/Kongress/Abstracts_Ernaehrungskongress/Holzer.pdf

http://www.ealimentarium.ch/de/magazine/eine-wlt-fuenf-sinne Essen mit Sinn und Verstand

http://earlybirddiabetes.org./findings.php

EPFL: Nestlé Research Center and EPFL uncover the medicinal power of spices, http://actu.epfl.ch/news/nestle-research-center-and-epfl-uncover-the-medi-2/

EpiGen Global Research Consortium, Press Release 4th February 2015 http://www.epigengrc.com/news

European Food Information Council (EUFIC): Food Today. Who's who der internationalen und europäischen Lebensmittelsicherheit und Ernährung? http://www.eufic.org/article/de/artid/who-is-who-internationale-europaeische-lebensmittelsicherheita-ernaehrung/

http://www.fh-erfurt.de/lgf/fileadmin/GB/Dokumente/Forschung/Bioaktive_Substanzen_im_Gemuese.pdf

FoodBev. (2015, February 15): New beauty drink is first to be enriched with fruit skin macroantioxidants. Consulté le February 16, 2015, sur FoodBev: http://www.foodbev.com/ news/new-beauty-drink-is-first-to-be-enriched

FoodBev. (2015, February 27); Sales of organic products rise, despite an overall fall in food spending. Consulté le March 18, 2015, sur FoodBev: http://www.foodbev. com/news/ sales-of-organic-products-rise-despite-a#.vPmFJUvdvHg https://www.futuremanagementgroup.com/.../Transhumanismus? http://www.geoba.se/population.php?pc=world&type=15

Goran, Michael I./Luc Tappy, Kim-Anne: Dietary Sugars and Health Lêhttp://www. crcpress.com/product/isbn/9781466593770

Griffin, E. (2014, April 10): Food startups are cookin': Munchery raises $28 million for meal delivery. Consulté le January 29, 2015, sur Fortune: http://fortune. com/2014/04/10/food-startups-are-cookin-munchery-raises-28-million-for-me al-delivery/healthon.de

www.heart.org

http://www.heinzketchup.de/UeberHeinz/OurHistory

IBM-WildDucks. (2015): Message from Mars: Big Data and Genomics Can Make Our Food Safer. Consulté le February 3, 2015, sur IBM: http://www.ibm.com/ smarterplanet/us/en/dispatches/wildducks/mars/#pod

IDFA International Dairy Food Association
http://www.idfa.org/news-views/media-kits/ice-cream

Insights, C. (2014, October 30): Corporate Investment into Digital Health & Health IT Industry Hits Record Level. Consulté le February 12, 2015, sur CB Insights: https://www.cbinsights.com/blog/corporate-digital-health-investment-2014/

http://www.kelloggs.de/de_DE/who-we-are-landing/our-history.html

Kussmann, Martin/ Dean, Jennifer/ Middleton P./ van Bladeren, Peter J./le Coutre, Johannes: Harnessing the power of epigenetics for targeted nutrition http://www. research.nestle.com/resources/downloads/Documents/Nestl%C3%A9%20 White%20paper%20Nutrigenomics %20FINAL.pdf

Kussmann, Martin/Krause, Lutz/Siffert, Winfried: Nutrigenomics: where are we with genetic and epigenetic markers for disposition and suspectibility http://onlinelibrary.wiley.com/doi/10.1111/j.1753-4887.2010.00326.x/abstract

http://www.the-linde-group.com/internet.global.thelindegroup.global/de/images/ chronik_d%5B1%5D16_9855.pdf

Mellentin, J. (2014, November 3): Key Trends in Functional Foods & Beverages for 2015: Understanding and connecting multiple trends can lead to long-term market success. Consulté le February 20, 2015, sur Nutraceuticals World: http://www.nutraceuticalsworld.com/issues/2014-11/view_features/key-trends-in-functional-foods-beverages-for-2015/

Mintel: Snacking Motivations and Attitudes US 2015
http://mintel.com

Nestlé: Nutrition landscaping for effective fortification, Pressemitteilung vom 16. Oktober 2013

http://www.nestle.com/Media/NewsAndFeatures/

http://www.research.nestle.com/newscenter /news/nestl%C3%A9researchcenteran-nouncescollaborationwithepigen,aleadingconsortiumforepigeneticsresearch

http://www.nestle.com/media/newsandfeatures/nestle-research-epigenetics

http://www.research.nestle.com/newscenter/news/correct-nutrition-has-cogniti-on-enhancing-benefits-for-older-cats, Cognition-enhancing benefits for older cats

http://www.nestle.com/media/newsandfeatures/nestle-purina-petcare-thermal-imaging-research, Can people make their pets happy?

Nestlé: Unlocking the metabolic ›master switch‹ to potentially echo exercise effect, Press Release Nov 19, 2014 http://www.nestle.com/media/ newsandfeatures/ampk-metabolic-master-switch

Nestlé: The Nestlé Healthy Kids Global Programme

http://www.nestle.com/nutrition-health-wellness/kids-best-start/childen-family/healthy-kids-programme

http://www.nestle.de/themenwelten/einblicke/out-of-home

www/nestle.de/themenwelten/dossier/gluten-und-zoeliakie

http://www.nestle.de/themenwelten/einblicke/entstehung-der-zukunftsstudie

http://www.nestle.de/themenwelten/news-storys/lebensmittel-solar-impulse, Lebensmittel entwickelt für extreme Situationen

http://www.nestle.de/themenwelten/news-storys/ernaehrung-der-zukunft-stoffwechsel

http://www.nestle.de/themenwelten/dossier/die-ersten-1000-tage

http://www.nestle.de/themenwelten/news-storys/kochen-mit-kindern

http://www.nestle.de/zukunftsstudie

https://www.nestlehealthscience.com/newsroom/press-releases/the-role-of-nutrition-in-dementia-prevention-and-management

https://www.nestlehealthscience.de/Ern%C3%A4hrungsthemen/HCP/Kau-und-Schluckst%C3%B6rung

https://www.nestlehealthscience.com/newsroom/press-releases/the-role-of-nutrition-in-dementia-prevention-and-management

NIHS News from the Institute NIHS 3.5.2015, Nestlé Institute of Health Science steps up a gear in the fight against muscle loss in old age

https://www.nestleinstitutehealthsciences.com/news/newsinstitute/nestl%C3%A9%20institute%20of%20health%20sciences%20steps%20up%20a%20gear%20in%20the%20fight%20against%20muscle%20loss%20in%20old%20age

https://www.nestleinstitutehealthsciences.com/news/newsinstitute/press-release-three

http://www.nestle-marktplatz.de/view/Marken/Libbys

Nestlé Nutrition Institute: The pattern of Infant's gut bacteria: Biomarkers of future food allergy?

https://www.nestlenutrition-institute.org/country/in/News/Pages/the-pattern-of-infants-gut-bacteria-biomarkers-of-future-food-allergy.aspx

http://ourworldindata.org/data/population-growth-vital-statistics/life-expectancy/

Purina: https://www.purinavets.eu/home/feline/innovations/ageing.htm

Neuroscience News. Do Gut Bacteria Rule Our Minds?

Neurociencenews.com

pharmazeutische-zeitung.de Ausgabe 18 aus 2011

http://www.planet-wissen.de/natur/forschung/epigenetik/pwwbepigenetik100.html

Purina: https://www.purinavets.eu/home/feline/innovations/ageing.htm

Pwc Deutschland: http://www.pwc.de/de/handel-und-konsumguter/usa-verschaer fen-regulierung-zur-lebensmittelsicherheit.html

Shapiro, H. (2015, January 13). Science AMA Series. Consulté le January 21, 21, sur The New Reddit Journal of Science: https://www.reddit.com/r/science/comments/2s9vhk/science_ama_series_im_howardyana_shapiro_chief

Shepherd, Gordon M.: The Human Sense of Smell: Are we better Than We Think? http://www.ncbi.nlm.nih.gov/pmc/articles/PMC406401/

Simpson, Stephen J./ Raubenheimer, David: The Nature of Nutrition (press.prince-ton.edu) http://press.princeton.edu/titles/9776.html

Smith, D. P. (2014). Nestlé Reformulates Products to Improve Nutrition. Consulté le February 10, 2015, sur Shared Value Initiative: http://sharedvalue.org/groups nestl%C3%A9-reformulates-products-improve-nutrition

http://www.spektrum.de/lexikon/geographie/ agrobusiness/191

http://www.spiegel.de/gesundheit/diagnose/demenz-zahl-der-erkrankten-steigt-in-zukunft-rasant-a-937318.html

http://www.spiegel.de/gesundheit/ernaehrung/nutrigenomik-und-individuelle-er-naehrung-essen-was-den-genen-schmeckt-a-936842.html

http://de.statista.com/statistik/daten/studie/2995/umfrage/entwicklung-der-weltweiten-mobilfunkteilnehmer-seit-1993

stern.de vom 10.10.2010

http://www.stern.de/wirtschaft/superfoods-acai-beeren-chia-samen-und-goji-beeren-sind-gar-nicht-so-super-6424094.html

http://suite101.de/article/steckruebenwinter-im-ersten-weltkrieg-a62563

http://time.com/3706693/its-time-to-embrace-lifestyle-medicine/

Tomorrow Focus Media, http://www.forward-adgroup.de/fileadmin/customer_files/pub lic_files/downloads/studien/TFM_SocialTrends_Gesundheit.pdf?PHPSES SID=295e1c582953f740d0d9fc8d12bda56c

Transgenerational Design Matters, The Demographics of Aging, http://transgenera-tional.org/demographics.html

http://www.un.org/depts/german/millennium/MDG%20Report%202013_german.pdf

UN/ESA: http://esa.un.org/unup

http://esa.un.org/unpd/wup/highlights/wup2014-highlights.pdf

United States Department of Agriculture Economic Research Service http://ers.usda.gov/data-products/ag-and-food-statistics-charting-the-essentials/ag-and-food-sectors-and-the-economy.aspx

U.S. Department of Health & Human Services http://www.cdc.gov/chronicdisease/

Verband forschender Arzneimittelhersteller: http://www.vfa-bio.de/vb-de/aktuelle-themen/forschung/mikrobiom.html

http://www.vulkane.net/vulkanismus/katastrophen/tambora.html

http://www.weck.de/index.php/ueber-uns

WEF. (2015): New Vision for Agriculture, A global initiative of the World Economic Forum. Consulté le January 9, 2015, sur World Economic Forum: http://www3.weforum.org /docs/WEF_CO_NVA_Overview.pdf

http://www.welt.de/gesundheit/psychologie/article144879242/Schon-leichter-Stress-mindert-die-Selbstkontrolle.html

http://www.welt.de/13707602

http://www.welt.de/kultur/history/article106227344/Es-war-ein-Pilz-der-eine-Million-Iren-toetete.html

WHO: Bulletin of the World Health Organization http://www.who.int/bulletin/volumes/93/4/15- 154831/en/, Keiji Fukuda, Food safety in a globalized world

WHO Codex Alimentarus Commission, http://www.who.int/mediacentre/events/meetings/2015/codex-alimentarius-commission/en/

WHO Media centre: Food safety. Fact sheet 399, November 2014 http://www.who.int/mediacentre/factsheets/fs399/en/

http://www.who.int/gho/mortality_burden_disease/life_tables/situation_trends/en/

World Health Summit http://www.worldhealthsummit.org/

http://www.zeit.de/2012/17/Riesenreich-China/seite-4

Zukunftsinstitut https://www.zukunftsinstitut.de

Nestlé CT-ENT Charts Economics and Context ob/tv #4

Nestlé CT-ENT Charts Economics and Context ob/tv #14

DANKSAGUNG

Dieses Buch beschreibt Entwicklungen, Veränderungen, das Entstehen neuen Wissens und neuer Einsichten sowie deren Umsetzung in Wirtschaft und Gesellschaft. Auf einige dieser Entwicklungen konnte ich im Rahmen meiner Möglichkeiten in den vergangenen Jahrzehnten Einfluss nehmen. Im Ergebnis waren alle Veränderungen, die stattgefunden haben, immer Gemeinschaftsleistungen.

Ohne unzählige Gespräche mit Fachleuten innerhalb von Nestlé, in Wissenschaft und Politik, in Regierungs- und auch Nichtregierungsorganisation sowie mit Kunden und Lieferanten hätten neue Ideen kaum Gestalt annehmen können, die zu konkreten Lösungen führten und noch führen werden.

Deshalb danke ich allen, mit denen ich gesprochen und diskutiert habe, die mir Vorschläge gemacht oder Erwartungen und Kritik formuliert haben. Ich danke dafür, dass ich zuhören durfte und dass man mir zuhörte. Indem Gedanken abgeglichen und neue Impulse gegeben wurden, formten sich immer wieder neue Bilder von einer realistischen und besseren Zukunft. Insofern soll auch dieses Buch ein Impuls zu einem weiteren fruchtbaren Dialog sein, an dem möglichst viele Menschen teilnehmen werden.

REGISTER